치과의사를 위한

의료문서 작성법

치과의사를 위한

의료문서 작성법

| 김명래 | 김영균 | 안종모 | 양승욱 | 윤필영 | 최용훈 | 한성희 |

dh 대한나래출판사

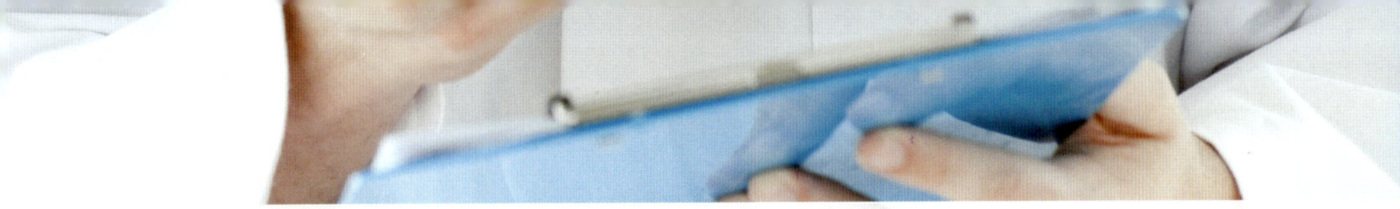

서 문

치과진료와 연관되어 발급되는 다양한 의료문서가 있으며 환자 측에서 요구할 경우 치과의사는 이를 발급해야 할 의무가 있다. 그러나 많은 치과의사가 진단서, 소견서 등과 같은 일부 문서를 제외하고 다른 의료문서에 대해서는 생소하게 느끼는 경향을 보인다. 치과대학 학부 및 전공의 수련 과정 중에 의료문서와 관련된 교육은 매우 미흡한 실정이며, 법적인 문제에 연루될 가능성이 있어 일부 치과의사들은 의료문서 발급을 기피하는 경향을 보이기도 한다.

치과의사가 발급할 수 있는 의료문서로는 소견서, 일반진단서, 상해진단서, 병사용진단서, 후유장애진단서, 향후치료비추정서, 신체감정서, 사망진단서 등이 있다. 의료문서에 관해 다룬 도서는 1996년 김명래 교수님이 저술한 "치과의료와 관련된 진단서 및 감정서의 작성과 실례"가 많은 치과의사에게 도움을 주었다고 평가되고 있다.

본 서는 김명래 교수님의 저서를 기반으로 하여 내용을 보충하고 임상 실례를 제시하면서 쉽게 이해할 수 있도록 하였지만 아직 내용이 빈약하고, 자료가 불충분하며, 집필진의 주관적인 의견이 일부 개입된 문제점이 있다. 그러나 의료문서 작성에 대한 명확한 기준이 없는 현시점에서 치과의사들이 많이 발급하는 문서들을 중심으로 집필하고자 노력하였으며, 임상가들이 많이 궁금해하는 내용들을 Q & A 부분에서 쉽게 정리해 보았고, 장애등급 및 노동력상실률 평가를 위해 사례와 관련법을 별도로 정리하였다.

본 서 출판을 위해 노고를 아끼지 않으신 대한나래출판사 최용원 사장님과 임직원들께 심심한 감사를 드리며, 본 저서가 치과의사들의 의료문서 작성에 조금이나마 도움이 될 수 있기를 바란다.

2013년 1월

저자 일동

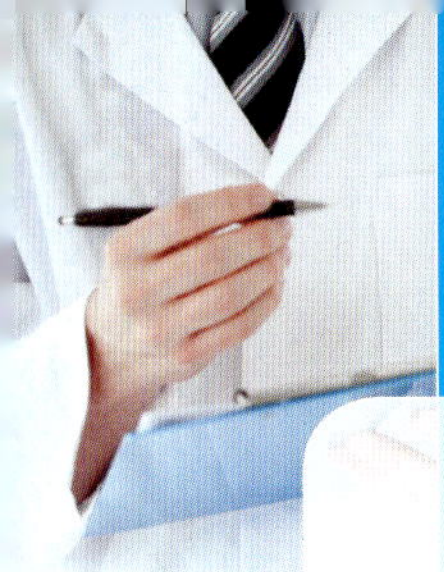

목 차

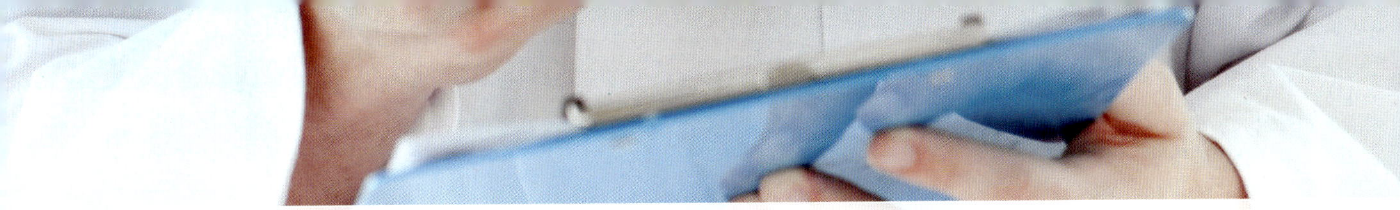

목 차

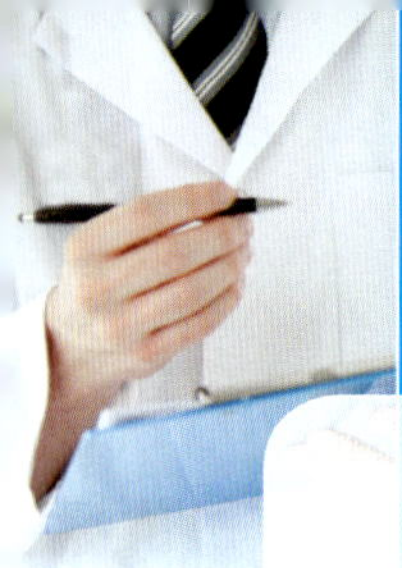

목 차

제 1 장

개요

의료문서(진단서나 각종 증명서)는 의료행위와 관련하여 의료인이 발급하는 문서로서 그 용도가 비의료 전문인에 의해 요구되고 판단되며, 그 내용은 의뢰인 또는 주변 사람들의 생활에 직접적인 영향을 미치는 공적인 문서이다. 치과의사들은 환자 본인으로부터 의료문서의 발급을 요구받았을 때 반드시 발급해야 할 의무가 있으며 이렇게 작성된 문서들은 공공기관에서 공적인 판단을 할 때 사용된다.

의료문서 작성 및 발급부터 법률적인 문제의 해결까지 의료 행위에 대한 모든 근거는 '진료기록'에서 시작된다고 해도 과언이 아니다. 진료기록이라고 하면 단순히 그날 치료한 행위만을 기록하는 경우가 많으나 환자의 병력, 질환에 대한 과거력 등 치과의사가 수집 가능하고 의미 있는 정보들은 빠짐없이 기록하여야 한다. 아무리 기억력이 좋다고 하더라도 기록으로 남아 있지 않은 정보는 문제 발생 시 아무런 도움이 되지 않으며, 기억에 의존한 진단서 작성은 허위 진단서로 처벌의 대상이 될 수 있다. 귀찮기도 하고 실제로 이런 일이 잘 일어나지 않으므로 진료기록 작성을 소홀히 하는 경향이 있는데, 앞으로 의료분쟁이 점점 늘어가는 현실을 직시하는 것이 바람직하다. 반대로 생각하면 충실한 진료기록은 치과의사의 유일하고도 강력한 대비책(보험)이 될 수 있다. 혹시 모를 부작용 또는 합병증, 치료 결과가 환자의 기대에 미치지 못하더라도 시술 전 이런 내용들을 진료기록에 빠짐없이 기록했다면 웬만한 일들은 큰 문제가 되지 않는다. 조금만 신경 쓰면 되는 진료기록은 비용이 들지 않는 강력한 보험이므로 반드시 직접 챙기는 것이 불미스러운 일을 사전에 예방하는 유일한 길이다.

수많은 의료문서가 있지만 본 저서에서는 그 중 치과의사들이 많이 발급하는 의료문서들(소견서, 일반진단서, 상해진단서, 병사용진단서, 후유장애진단서, 향후치료비추정서, 진료의뢰서 및 회신서, 신체감정서 등)을 중심으로 설명하도록 하겠다. 사망진단서 및 시체검안서의 경우 의료법, 병사용진단서의 경우 병역법, 장애진단서는 장애인복지법에 따라 양식을 별도로 규정하고 있다. 그 이외의 문서는 별도의 법적 양식이 마련되어 있지 않지만, 통상적으로 대한치과의사협회 또는 대한의사협회의 진단서 양식을 사용하고 있다. 모든 의료문서는 연도별로 종류에 따른 일련번호를 붙이고 반드시 그 부본을 비치해야 한다.

상병명은 1994년 이전에는 국제질병분류(ICD-code)를 사용하였으나, 1995년부터는 4자리의 ICD-Code(ICD-10)를 정리한 '한국표준질병사인분류표'에 의거하여 모두 4자리의 코드 번호를 기재하게 되어 있다(부록 참조).

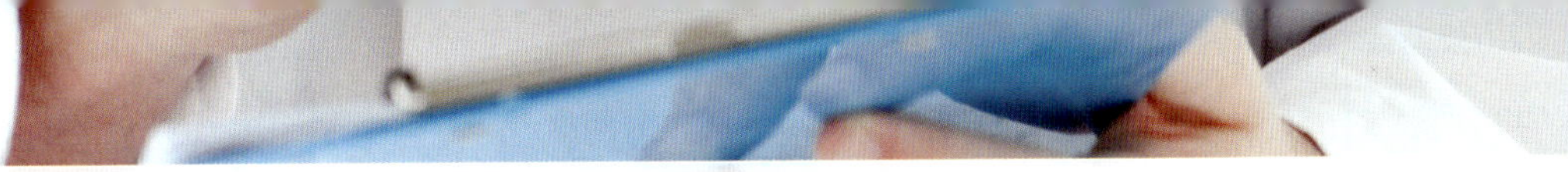

1. 의료문서의 종류

의료문서의 종류를 표 1-1에 정리하였다.

표 1-1. 의료문서의 종류

종류	용도
건강진단서	취업, 입학, 해외여행 등에서 의학적으로 건강하다는 것을 증명하는 것으로, 운전면허나 총포화약류 면허 등과 같이 진찰만으로 건강함을 증명하는 간단한 진단서가 있는가 하면, 취업이나 채용 신체검사 등에 사용되는 비교적 정밀한 검사를 요하는 진단서도 있다.
진단서	일반 진단서는 특별한 요구가 없는 경우에 두루 사용되며 주로 질병 상태에 관한 의학적 판단을 기재하는 경우에 쓰인다.
입퇴원확인서	입퇴원을 증명하는 서류로 병명 및 입퇴원 기간만 기재하고 환자 상태나 예후는 기록하지 않는다.
통원확인서 및 진료확인서	통원치료나 외래진료를 하였다는 것을 확인해 주는 증명서로 병명 및 통원 기간, 진료일을 기재한다.
소견서	소견서는 질병에 대한 의사의 소견을 진단서의 기준에 적용하여 발급하는 것으로서 주로 환자의 상태나 증상, 향후 치료계획 등의 소견을 기록한다.
출생증명서	사회적 법률적 관계로서 주체의 발생을 증명하는 것으로 임신에 상관없이 모체에서 완전히 배출 또는 말출되어 호흡과 기타 생명징후를 보이는 것을 증명하는 서류로 출생신고 시 필요하다.
사산(사태)증명서	사산증명서는 의사가 진료 중이던 임부가 임신 4개월 이상 된 태아를 사산하였을 때 발부하는 증명서이고, 자신이 진료하지 않았거나 사산아를 검안한 경우에는 사태증명서를 작성한다.
상해진단서	개인 간 다툼에 의해 인체 손상 시 신체의 상해 정도를 판단하기 위한 진단서이다. 법은 상해진단서에 의해 신체의 피해 정도를 판단한다. 따라서 의사가 발행하는 진단서가 가해자와 피해자 간의 법적 판단의 자료로 사용되므로 발급에 신중을 기하도록 한다.
사망진단서	개인의 사망을 증명하는 진단서이다. 사망진단서에 의해 개인의 의무와 권리가 말소되고 매장이나 화장이 가능하며 상속이나 보험 처리도 가능하다. 사망진단서에는 사망 원인(질병, 외인성, 불상 등)을 정확히 기록하여야 하며, 사망진단서 발급은 최종 진료 시 예후로 보아 48시간 이내 사망이 예견된 사망자는 다시 검안하지 않고 진단서를 발급할 수 있다(병사를 제외하고는 사망 시간부터 6시간 내에 관할 경찰서에 신고하여야 함).
병사용진단서	병무 관계에 사용되는 진단서로 병무청에서 지정한 병원에서 발급한다. 장기 입원 치료 중인 환자의 경우에는 지정 병원이 아니라도 발급이 가능하며, 자녀의 병무 관계로 부모의 진단서가 필요한 경우 부모의 병사용진단서를 발급하여야 한다. 모든 병사용진단서에는 증명사진(2매)이 첨부되어야 한다.
진료의뢰서 및 회신서	타 병의원이나 치과병의원으로 환자를 의뢰할 경우 혹은 의뢰받은 환자들에 대한 의견을 작성하는 문서로서 일정한 서식이 정해져 있는 것은 아니다. 환자 인적사항, 진단 및 치료 과정, 의뢰하는 목적 등을 명확히 기록해야 한다.
연령감정서	생체의 연령을 추정하는 감정서로, 출생 후 호적 입적 시의 착오를 정정할 때 필요한 서류로 사용되며 취학 시, 결혼 시, 입대 시 및 퇴직 시에 많이 발부 받는다.
신체감정서	민사상의 손해배상 청구 시에 많이 의뢰되며 위촉사항으로는 병력 및 현 증상, 치료 내역 및 치료비, 향후 치료가 예상되는 사항 및 노동력의 감퇴 정도와 수복물의 수명 등을 들 수 있다. 의료소송 관련 감정의 일반적인 유형으로 이 밖에 진료기록감정서와 의학적 사실 여부 및 조회에 대한 회신으로 사실조회촉탁회신서가 있다.

2. 진료기록 작성 시 유념할 사항들

1) 환자의 병력(medical history)

치과에 내원하는 환자들 중 만성질환(고혈압, 당뇨, 심혈관질환 등)을 보유한 환자들이 매우 많다. 치과치료에 영향을 미칠 수 있는 의과 질환은 반드시 체크하고 필요한 경우 관련 전문의에게 미리 의뢰(consult)하여 협진을 시행하여야 한다.

2) 주소(chief complaint) 및 과거력(past history)

치과치료의 특성상 재치료(retreatment)가 많으며 이런 추세는 계속 증가하고 있다. 이전에 치료받은 치아들을 다시 치료하게 되는 경우 해당 치아(질환)의 과거력을 상세히 듣고 기록해 두지 않으면 문제 발생 시 꼼짝없이 덮어쓰게 된다. 이전 치료로 인해 발생된 문제까지 최후의 술자가 모두 책임지게 되는 일이 벌어지는 것이다. 환자의 말을 경청하면서 향후 발생할 수 있는 문제점과 해결책에 대해 환자에게 충분히 설명하고 또 핵심 내용은 반드시 기록으로 남겨 둔다.

3) 부작용에 대해 미리 설명하고 기록하기

예를 들어 기존의 post를 제거했는데 crack을 발견하였다면 그것이 원래 있었던 것이라도 환자는 그렇게 생각하지 않게 마련이다. 치료계획 수립과 동시에 발생할 수 있는 문제점들에 대해 반드시 설명하고 동의를 받아 두어야 한다. 미리 설명했다면 이해하고 넘어가 주겠지만 그렇지 않다면 문제가 매우 복잡해진다. 억울한 일이지만 사후 설명은 환자에게 변명으로 들릴 뿐이다.

4) 사소한 것이라도 기록하기

환자가 이야기하는 것 중에 쓸데없는 것은 하나도 없다. 환자의 말을 요약하여 기록하는 습관을 들이고 아울러 본인이 이야기하는 것도 핵심 내용을 반드시 기록해 두는 습관을 가져야 한다. 필자의 경우도 예후를 확신할 수 없지만 환자의 동의하에 어떤 치료를 시도하는 경우 반드시 설명했다는 사실과 예후 불량에 대해 고지했다는 사실을 기록해 둔다. 기억이 기록을 이길 수 없음을 명심한다.

5) 환자와 상담하면서 즉시 기록하는 습관 갖기

환자가 많음을 핑계로 진료가 다 끝난 저녁에 한꺼번에 진료기록을 작성하는 경우가 종종 있다. 절대 해서는 안 되는 위험천만한 방식이다. 아무리 머리가 좋은 사람도 많은 환자들과의 대화 내용을 다 기억할 수 없기 때문에 부실한 진료기록이 될 것이 뻔하다. 간혹 녹음을 하는 치과의사들도 있는데 그럴 시간에 즉시 기록할 것을 추천한다. 만약 문제가 발생한다면 언제 그 내용을 다 듣고 찾아낼 것인가? 요즘은 전자진료기록(컴퓨터)을 사용

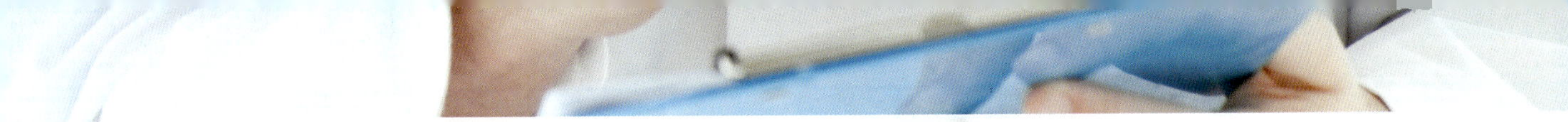

하기 때문에 진료기록 작성에 많은 시간이 걸리지 않으며 검색도 가능하므로 반드시 그때그때 기록하도록 한다.

6) 오타도 기록

혹시 잘못 기록한 경우라도 반드시 그 내용이 보이게 남겨 둬야 한다. 검게 칠하거나 수정액을 사용하는 것은 위조의 의도가 있다고 여겨지므로 절대 금물이다. 통상적으로 잘못된 기록 위에 붉은색 두 줄로 긋는 방법이 추천된다.

예) 수면 시 이갈이 ~~있음~~ 없음

7) 쉽게 기록하기

어려운 의학 용어를 꼭 사용할 필요는 없다. 환자가 말하는 증상 등을 그대로 적는 것이 좋다. 가령 감각 둔화를 주소로 내원한 환자가 "입술이 찌릿하고 간지럽다"고 말했을 때 어려운 의학 용어를 찾아서 'tingling', 'itching' 등으로 기록하는 것은 적절하지 않다. 환자의 증상을 올바르게 옮겨 적었다고 단정할 수 없으며, 추후 법원 등에 진료기록부를 제출하게 될 경우 영어로 작성한 의학 용어를 번역해서 다시 제출해야 하는 등의 번거로움이 있을 수 있다.

의료법 제17조는 의료인인 치과의사가 발급할 수 있는 진단서 등에 대해 규명한 조항이다. 치과의사가 발급하는 진단서와 기타 증명서는 환자나 이와 관련된 공공기관(학교, 법정 등)에서는 공문서의 역할을 하는 법률적 구속력을 갖게 되므로 그 내용에 따라 한 사람의 운명이 좌우될 수 있다는 점을 명심해야 한다. 사실(진료기록)에 근거하여 알기 쉽고 명료하게 작성하여 단 한 사람의 억울한 피해자도 발생하지 않도록 해야 한다. 따라서 진단서 등의 발급을 요구받았을 때 귀찮아하거나 남의 일이라고 여겨서는 절대로 안 되며, 주관적이기보다는 객관적으로 진료기록에 근거를 두고, 가급적이면 학문적으로 합당한 의료문서를 작성하는 것이 바람직하다. 모든 의료문서들은 동일한 법적 효력을 가진다. 소견서, 일반진단서가 상해진단서에 비해 법적 효력이 미약하다고 볼 수 없다. 의료인의 책임하에 작성되는 모든 의료문서들은 유사한 법적 효력을 가지고 있기 때문에 신중하게 사실(진료기록)에 입각하여 작성해야 한다.

제 2 장

(일반)진단서

1. 진단서의 정의

의사, 치과의사 또는 한의사가 개인의 건강 상태를 증명할 목적으로 개인을 진찰하고 의학적 방법을 통하여 형태적 및 생리적 변화와 기능장애를 관찰하여 이상의 유무, 병적 이상의 원인과 경과 및 치료 결과에 대한 전문적 의견을 기재한 의료문서이다.

2. 진단서에 필수적으로 기재해야 하는 내용

의료법 시행규칙 (타) 일부개정 2011. 12. 7 제88호
제9조(진단서의 기재 사항)
① 의사·치과의사 또는 한의사가 발급하는 진단서에는 다음 각 호의 사항을 적고 서명·날인하여야 한다.
1. 환자의 주소·성명 및 주민등록번호
2. 병명
3. 발병 연월일
4. 향후 치료에 대한 소견
5. 진단 연월일
6. 의료기관의 명칭·소재지, 진찰한 의사·치과의사 또는 한의사(부득이한 사유로 다른 의사 등이 발급하는 경우에는 발급한 의사 등을 말한다)의 성명·면허자격·면허번호

참고 상해진단서의 추가 기재 사항(제3장 참조)

의료법 시행규칙 (타) 일부개정 2011. 12. 7 제88호
제9조(진단서의 기재 사항)
② 질병의 원인이 상해(傷害)로 인한 것인 경우에는 제1항 각 호의 사항 외에 다음 각 호의 사항을 적어야 한다.
1. 상해의 원인 또는 추정되는 상해의 원인
2. 상해의 부위 및 정도
3. 치료 기간
4. 입원의 필요 여부
5. 외과적 수술 여부
6. 병발증(竝發症)의 발생 가능 여부
7. 통상 활동의 가능 여부
8. 식사의 가능 여부
9. 상해에 대한 소견

1) 환자의 주소·성명 및 주민등록번호(환자의 신원 확인)

(1) 진단서의 발급자는 피진단자가 본인이 맞는지 확인해야 한다.

(2) 주민등록증, 운전면허증, 여권 등 공공기관이 발급한 신분증으로 확인한다. 신분증에 의심이 가는 경우에는 신분증 사본, 환자의 사진이나 구강 모형 등을 보관하거나 진료기록부에 지문을 찍게 하는 등의 방법을 이용하여 증거를 남겨 두는 것이 좋다.

(3) 대리인이 내원한 경우에는 환자의 신분증 사본, 대리인의 신분증(사본 보관 필요), 환자가 자필 서명한 동의서와 위임장(위임 내용 확인) 등을 가지고 왔는지 반드시 확인하고 발급하여야 한다.

참고

최근 의무기록이 전산화되면서 진단서 작성 시 환자의 개인 정보를 자동으로 함께 가져오는 경우가 있으며, 이때 최근 정보로 업데이트가 되지 않은 과거의 주소와 나이 등이 기재될 우려가 있으므로 반드시 주소와 나이를 포함한 개인 정보를 확인하여야 한다.

2) 병명(진단명: 한국표준질병사인분류에 따름)

(1) 증상을 기록해서는 안 되고 한국표준질병사인분류표에 의한 진단명과 코드번호를 기입한다.

의료법 시행규칙 (타) 일부개정 2011. 12. 7 제88호
제9조(진단서의 기재 사항)
③ 제1항의 병명 기재는 「통계법」 제22조제1항 전단에 따라 고시된 한국표준질병 · 사인분류에 따른다.

한국표준질병사인분류는 의무기록자료 및 사망원인통계조사 등 질병이환 및 사망자료를 그 성질의 유사성에 따라 체계적으로 분류한 것이다.
동 분류는 질병 또는 사망 관련 통계자료의 정확성 및 비교성을 확보하기 위하여 작성된 것으로 일반 행정 목적과 맞지 않을 수 있다. 현행 한국표준질병사인분류는 2010년 7월 6일 통계청 고시 제2010-150호 및 2010년 11월 1일 통계청 고시 제2010-246호로 제6차 개정 고시하였고, 2011년 1월 1일부터 시행되었으며, WHO 국제표준질병사인분류 기초로 작성하였다.
※ 한국표준질병사인분류(제3편 내용예시표 및 제4편 신생물 형태분류 제외)는 저작권법에 의하여 보호되고 있다.

(2) 확실한 원인에 근거하여 병명을 정한다. 원인이 불확실하다면 병명을 뒷받침할 만한 방사선사진, 구강 모형, 얼굴 및 구강 사진, 치수생활력검사, 특수 검사 등과 같은 객관적 자료를 근거로 결정한다.

(3) 객관적 검사에서도 불분명할 경우에는 임상증상 및 소견(예: 개구량, 턱관절잡음, 통증, 환자가 주장하는 감각 둔화 부위 및 표현 등)을 진료기록부에 기록하고 진단명을 기재한 후 의증(혹은 임상적 추정)이라고 밝힌다. 또는 비고란에 객관적 소견이 불분명하므로 추가 진단이 필요할 수 있으며 전문적인 검사를 요한다고 기록하는 것이 좋다.

(4) 기왕증이 있는 경우에는 관련 질환의 진단명을 추가할 수 있지만 반드시 '기왕증'이라고 ( ) 안에 병기하는 것을 추천한다.

3) 발병 연월일

⑴ 치과의사가 질환의 발병일, 상해 날짜를 정확하게 아는 것은 어려운 경우가 많다. 환자 혹은 동반자의 진술에 의존하는 것은 문제의 소지가 있다. 따라서 확실하지 않은 경우에는 미상 혹은 '환자 또는 동반자의 진술에 의함'이라는 단서를 기술하는 것이 필요하다.

⑵ 하지만 응급으로 내원하거나 경찰관 혹은 목격자들과 함께 내원할 경우에는 그대로 인정할 수도 있다.

⑶ 타 병원 의무기록지를 근거로 할 경우에는 'OO병원 의무기록지 기록에 근거함'이라는 단서를 기술하는 것이 좋다.

4) 향후 치료에 대한 소견(진료 경과)

⑴ 초진일부터 진단서 발급 직전까지 행해진 진찰, 검사, 처치 및 경과를 정확히 기록한다. 타 병원 진찰 및 검사소견을 확보한 경우에는 '타 병원 자료에 근거한다는 점'을 명시하고 기록한다.

⑵ 타 병원에서 진찰 및 치료를 받은 후 내원하여 진단서를 요구할 경우 환자 및 동반자의 진술에 의존하여 기록하는 것은 바람직하지 않다. 진단하는 치과의사의 의견에 따라 필요한 검사들을 시행하는 것이 원칙이지만 환자측에서 거부할 경우에는 이전 의료기관에서 진단서를 발급받도록 권유하는 것이 좋다.

⑶ 향후 치료 의견은 일반적으로 통용되는 치료 방법에 기초하여 작성한다. 기왕증(치주질환, 턱관절장애 등)과 복합된 경우에는 일반적인 치료 사항을 먼저 밝힌 후 기왕증의 치료, 경우에 따라서는 특수한 치료가 시행될 수 있음을 별도로 기술할 수 있다.

5) 진단 연월일

⑴ 진단서를 발급하는 날짜에 진찰을 하고 그날의 상태를 진단서에 기재하는 것이 원칙이다. 부득이 환자가 내원하지 못한 상태에서 진단서를 발급할 경우에는 최종 진찰한 날짜의 진찰소견을 바탕으로 진단하고, 그 사유를 추가로 기술(예: 환자의 사정으로 내원하지 못하여 최종 진찰일 기준으로 진단하였음)하는 것이 좋다.

⑵ 환자가 내원하지 못한 경우에는 진찰 또는 치료의 사실이나 경과만을 기재하고 향후 치료계획은 현재 상태를 모르기 때문에 기재하지 않거나 추정할 수 없음을 밝혀야 한다.

⑶ 추가진단서를 발급하는 경우에는 반드시 환자를 진찰하여 과거의 진료기록과 현재 상태, 과거에 발급했던 진단서 등의 근거 자료에 입각하여 발급하고 추가진단서 발급 날짜를 기재하여야 한다.

6) 의료기관의 명칭 · 소재지, 발급한 치과의사의 성명 · 면허자격 · 면허번호

⑴ 의료기관의 명칭 및 주소, 발급하는 치과의사의 성명과 면허번호 등을 기재하여야 한다.

⑵ 병원급 이상의 의료기관에서는 병원의 직인이 포함되어야 한다. 그러나 직인이 누락되었다 하더라도 치과의사의 서명이 포함된 진단서는 법적 실효성을 발휘할 수 있다.

7) 비고

(1) 통상적인 진단서 양식에 진단서 발급의 용도를 기재하도록 되어 있다. 용도에는 보험회사 제출용, 직장 제출용, 학교 제출용, 경찰서 제출용 등이 있다.

(2) 치과의사가 부가적으로 기술하고 싶은 내용을 추가할 수 있다.

예) • 수술과(치료와) 관련된 부작용 및 합병증, 병소의 재발 등에 대해서는 추후 재판정 요함
• 합병증이 발생할 경우 추가 진단 및 치료가 필요할 수 있음
• 치료계획은 담당 치과의사의 의견에 따라 차이가 있을 수 있음
• 단, 상기 사항은 의사 지시에 따를 때에 한함
• 상기 질환의 정확한 예후를 예측할 수 없음

(3) 기타 필요한 사항을 진단서 양식 하단에 (참고) 사항으로 명기하고 빠뜨리지 않도록 하는 것이 도움이 될 수 있다.

예시

1. 본인 확인은 진단의사가 주민등록증과 대조(미성년자일 때는 기타 본인을 특징할 수 있는 방법으로 대체할 수 있다) 확인하고 날인한다.
2. 병명은 임상 진단명과 최종 진단명을 택일, 표에 V로 표한다.
3. 병명과 상병기호를 함께 기입한다.

3. 진단서 발급 시 주의사항

1) 진료기록부를 철저히 작성한다

치과의사로서 전문가적인 지식과 객관적인 자료(방사선검사, 임상검사 등)를 바탕으로 구체적이고 객관적인 진료기록을 작성해 두어야 한다. 다른 치과의사가 보았을 때도 논란이 없도록 진료기록은 논리적이어야 하며 추상적인 견해나 상상은 금물이다. 만약 검사 결과가 모호하거나 환자의 진술이 일관적이지 않아 판단이 어려운 경우, 추가적인 검사 또는 다른 기관에서의 평가 등이 필요하여 즉시 결론을 내리기 어려운 경우는 사실대로 기록해 두면 된다. 모르는 것은 문제가 되지 않지만 허위로 기재하는 것은 범죄 행위임을 기억하자. 어떤 치과의사라도 생소한 부분이 있게 마련이며 그런 경우 정확한 판단을 내리는 것은 더욱 어렵다. 결론을 내리지 못하더라도 시행했던 각종 임상 결과와 환자의 증언을 기록하는 것만으로도 충분하다. 성급하게 결론지으려 하지 말고 혹시 놓칠 수 있는 검사 및 환자의 증언 등을 꼼꼼히 챙기는 것만으로도 훌륭한 진료기록이라고 할 수 있다. 진료기록은 진단서의 출발점이자 종착점이며 혹시 발생할 수 있는 의료분쟁에서 치과의사를 지켜 줄 수 있는 유일한 대책임을 잊어서는 안 된다.

사례: 임플란트 치료 후 불만을 호소하는 환자의 의무기록지 일부

환자가 주장하는 말 그대로 의무기록지에 적고 그에 대한 답변 및 설명하였다는 내용을 충실하게 기록하는 것이 중요하다.

2006년 00월 00일

내원 시마다 지속적인 불평을 호소함. 상부 보철물 시적 후 보철물을 확인시켜 주었을 때 얼굴이 상기되고, 숨을 가쁘게 쉬며, 화를 내면서 다음과 같이 주장하였음.

- 왜 따로따로 하지 않고 묶었느냐?

→ 이전에도 두 차례 설명하였으며, 나사풀림저항 및 치간공극의 감소를 위하여 필요함을 설명하였음.

- 차후에 하나가 고장 나면 다시 모두 뜯어야 되지 않느냐?

→ 차후에 고장을 막기 위해 연결하여 고정(splinting)하는 것이 효율적임. 이후에라도 제거 가능함.

- 어금니 잇몸이 다 쪼그라들어 입술을 쳐들고 보면 치아가 길어 보인다. 그에 대해서 사전에 설명해 준 적 있느냐?

→ 구치부 치조제와 치은을 앞니 수준으로 증대시키는 것은 비효율적이며 수차례의 수술을 요함.

- 잇몸 수술, 뼈이식 수술하면서 잇몸이 다 쪼그라졌는데 한 번이라도 설명해 준 적이 있느냐, 왜 환자의 말을 들을 생각하지 않느냐?

→ 이전에도 수차례 설명하였는데 환자 분께서 이해를 못하시는 것이며 설명하였다는 기록이 있음.

- 지금 보철이 문제가 아니다, 본인은 수술 시부터 고통스럽고 불만족스러운 것이 너무 많다. 지금도 치료 과정의 고통을 생각하면 화가 나고, 감각이상, 양치질 곤란 등 얼마나 고통스러운 것이 많은 줄 아느냐?

→ 기타 불평 사항은 보철과에서 해결할 수 없는 내용임을 수차례 설명하였으나, 늘 반복적인 불평을 뭉뚱그려서 함(구강저가 낮고, 위 잇몸이 뺨과 붙어 양치질이 잘 안 된다고 극도로 불평하는 것을 구강 내에서 직접 설명해 보임으로써 그렇게 어려운 것이 아님을 지난 내원 시 설명하였음).

2) 치과의사는 형사가 아니다

상해진단서 발급을 원하는 환자들의 특징은 항상 자신이 피해자임을 부각시키려고 한다는 점이다. 실제로 환자가 억울한 일을 당했을 수도 있지만 그건 어디까지나 환자의 주장일 뿐임을 잊어서는 안 된다. 환자의 과거력은 환자의 표현대로 기록하되 말미에는 반드시 환자의 주장임을 반드시 기록해 두어야 한다. 또한 환자의 말을 듣다 보면 나도 모르게 환자의 편에서 기록하게 되는 실수를 하게 되는데, 진단서는 상해를 받고 내원한 당시의 상태에 대한 평가 및 예후(향후 치료계획서, 치료비추정서)를 판단하는 것이지 그 상해가 일어난 경위나 원인 등은 경찰서에서 가려야 할 문제이다. 이해관계가 대립되는 상황에서 무심코 환자측에 동조하였다가는 상대편의 항의 및 고발을 당할 수도 있음을 명심해야 한다. 무릇 다툼이 있을 때는 양측의 말을 다 들어야 시비를 가릴 수 있지만 현실적으로 불가능한 상황에서 우리는 치과의사로서 분쟁에 휘말리지 않도록 주의해야 한다. 환자가 치과의사로부터 자신에게 유리한 말을 듣기 위해 교묘하게 유도 질문을 할 때도 있으므로 감정을 차단하고, 냉정

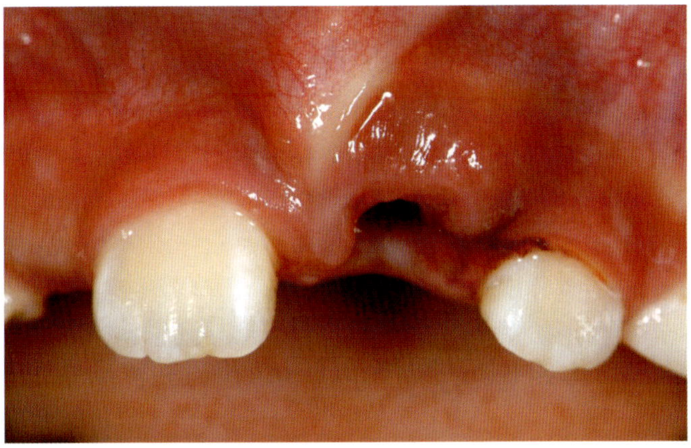

그림 2-1. 외상으로 내원한 환자들은 자신에게 유리한 진단서를 원한다. 인접 치아들이 시리고 사고로 인해 충격을 받았다고 주장할 가능성이 크다. 환자측에서 소실된 치아 외에 인접치와 연조직 손상에 대한 진단 및 장기적인 예후 불량 가능성 등을 기록해 달라고 요구할 수 있다. 냉정하고 객관적인 판단에 근거하여 진단서를 발급해야 할 것이다.

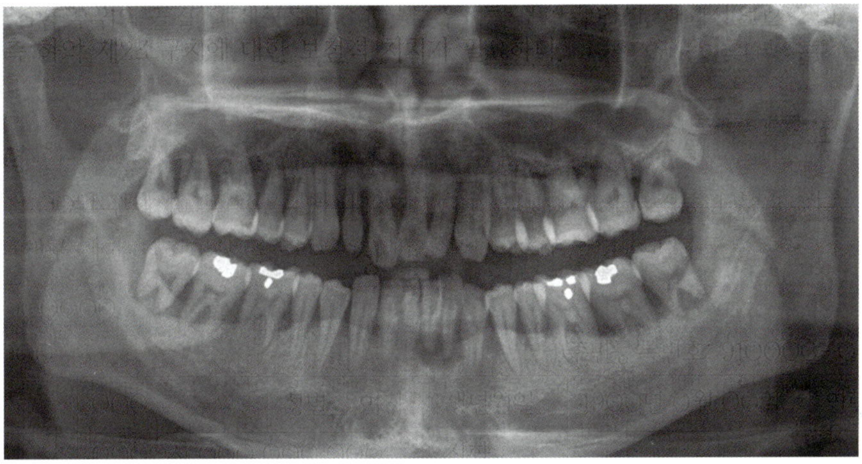

그림 2-2. 36세 남자 환자의 초진 시 파노라마 방사선사진. 교통사고 후 상하악 전치부가 흔들리고 통증이 심한 것을 주소로 내원하였다. 전반적인 치조골소실을 보이는 진행성 만성 치주염이 존재하는 환자이나 원래부터 치아유동성이 있던 치아가 사고 후 좀 더 악화되었을 가능성도 있다. 즉, 치주염이라는 기왕증이 동반된 사고이기 때문에 진단서 발급 시 신중을 기해야 한다. 환자측에서 주장하는 그대로 진단 및 치료계획을 수립하는 것은 바람직하지 않다.

하고, 논리적으로 현 상태에 대한 평가와 진단을 해야 한다(그림 2-1, 2-2).

3) 진단서를 읽을 사람을 생각하고 작성한다

진단서는 치과의사의 손을 떠나 환자 및 보호자, 보험 관계자, 변호사, 경찰 등 의학 용어를 처음 접하는 사람들이 읽게 된다. 아무리 한글로 적더라도 이해하기 어렵기는 마찬가지지만 그래도 최선을 다해 이해하기 쉽도록 작성하는 것이 기본이다. 문장은 짧고 간결하게 그 의미 파악이 쉽도록 쓰는 것이 좋다. 이해하기 어려운 난해한 문구, 어려운 의학 용어를 사용할 경우 진단서를 재발급하거나 혹은 부가적인 설명을 위해 불필요한 시간을 낭비할 수 있다.

4. 진단서 작성 사례

사례 1: 턱관절의 정복성 관절원판변위(anterior disc displacement with reduction), 관절낭염 (capsulitis), 근막동통장애증후군(myofascial pain dysfunction syndrome)

1. 병력

56세 여성으로 2005년 무면허 치과의사에게 다수의 보철치료를 받은 이후 개구 및 저작 시 좌측 턱관절 부위의 통증을 호소하여 통증클리닉과 한의원 및 치과의원에서 치료받은 후 2007년 6월 25일 본과에 의뢰되었다.

2. 임상증상, 방사선학적 및 기타 검사소견

1) 임상증상

무통성 개구량은 33mm, 최대 개구량은 43mm(좌측 턱관절 부위 통증 동반)이며, 개구 시 좌측 편향(deflection)을 나타내었다. 촉진 검사상 양측 교근의 압통, 좌측 턱관절의 압통 소견이 관찰되었으며, 주간과 야간의 이 악물기 습관이 존재하였다.

2) 방사선학적 검사

파노라마 방사선사진에서는 상악 전치부와 좌/우측 상/하악 구치부(#14-17, #11-22, #24-27, #35-37, #44-47)의 풍융도가 과도한 보철물이 관찰되었으며, 횡두개 방사선사진(transcranial radiograph)에서는 좌측 과두 움직임의 제한이 관찰되었다(그림 2-3, 2-4).

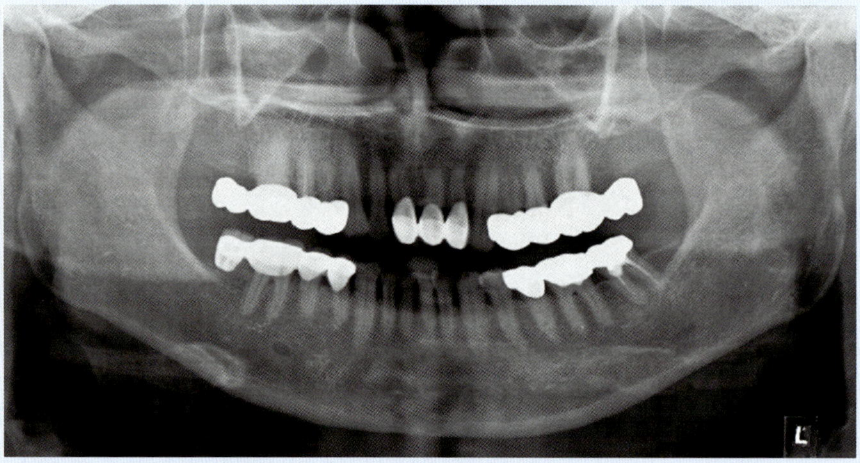

그림 2-3. 초진 시 파노라마 방사선사진.

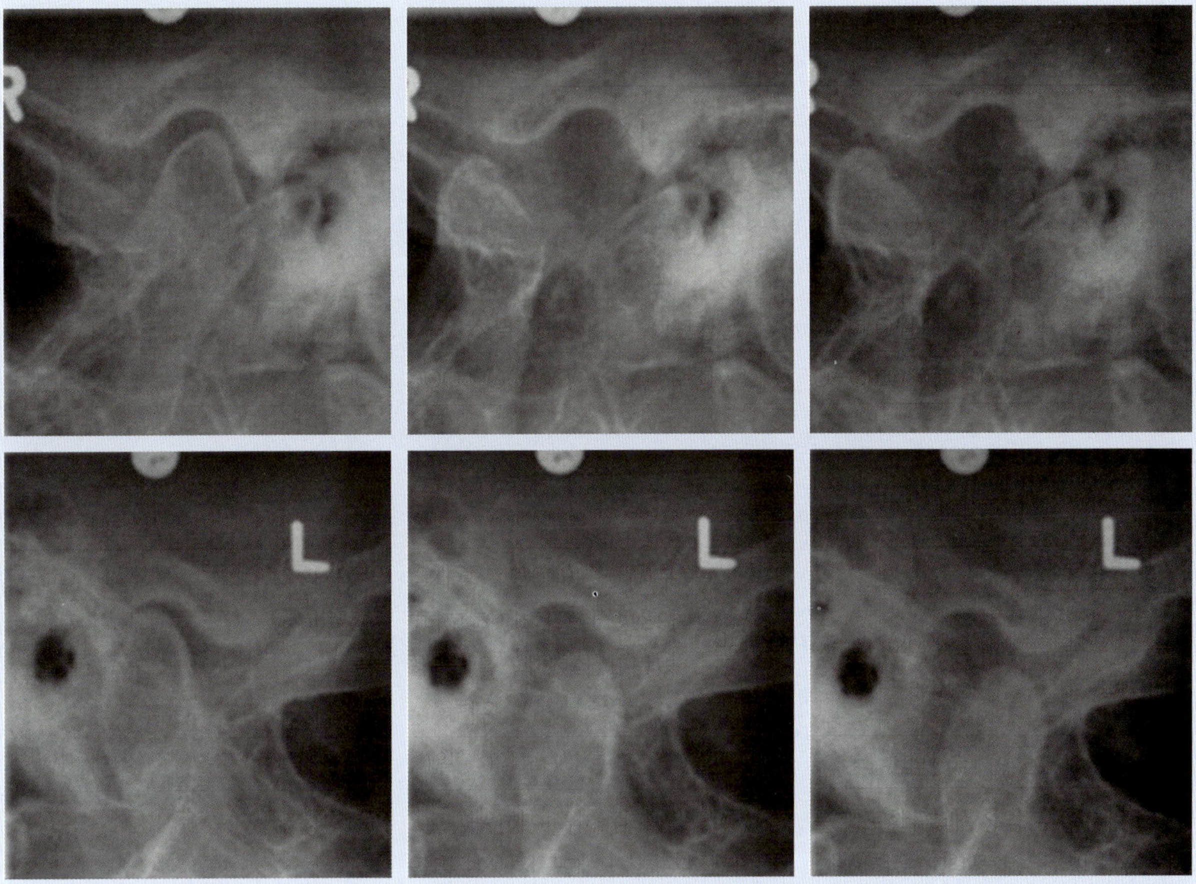

그림 2-4. 초진 시 횡두개 방사선사진.

3. 진단 및 치료계획

1) 진단

측두하악장애분석검사 및 치과방사선사진검사 결과 좌측 턱관절의 정복성 관절원판변위(ADD with reduction), 관절낭염(capsulitis), 근막동통장애증후군(Myofascial Pain Disorder Syndrome; MPDS)으로 진단하였다.

2) 치료계획

좌측 턱관절에 대한 근이완요법과 물리치료 및 약물치료를 시행하고, 증상이 개선되지 않을 경우에는 교합안정장치치료를 시행하기로 계획하였다.

4. 치료 과정

(1) 이 악물기 습관을 비롯하여 여러 가지 습관에 대한 행동조절과 온습포 및 운동요법을 교육하였으며, 6개월 동안 약물치료와 함께 7회에 걸친 물리치료(ultrasound, soft laser, TENS) 및 교합안정장치를 제작하여 장착해 주었다.

(2) 이후 현저한 통증의 감소와 개구량의 증가를 보였으나, 장치 분실 후 통증 및 개구량 제한의 증상이 재발하여 2009년 2월 내원하여 물리치료와 더불어 응급 관절안정장치를 장착하였다.

5. 진단서

<table>
<tr><td colspan="8">

진단서

병록번호: OOOOOOOO
연번호: OOOOOO　　　주민등록번호: OOOOOO-OOOOOO
</td></tr>
<tr><td>환자 성명</td><td>OOO</td><td>성별</td><td>여</td><td>생년월일</td><td>OOOO년 O월 OO일</td><td>연령</td><td>만 56세</td></tr>
<tr><td>환자 주소</td><td colspan="3">OOOOO OOO OOO OOO</td><td>전화</td><td colspan="3">OOO-OOO-OOOO</td></tr>
<tr><td>병명
(국제질병분류코드)
(　) 임상적 추정
(V) 최종 진단</td><td colspan="7">① 턱관절내장증(K07.60): 좌측 턱관절
② 저작근장애(K07.66): 좌, 우측 교근</td></tr>
<tr><td>발병일</td><td colspan="3">직접적 발병일은 불명, 만성적으로 서서히 진행되었을 것으로 사료됨.</td><td>진단일</td><td colspan="3">2007년 6월 25일</td></tr>
<tr><td>입원 기간</td><td colspan="7">(　　)년 ( )월 ( )일 ~ (　　)년 ( )월 ( )일　(　　)입원 중 (　　)입원</td></tr>
<tr><td>향후 치료 의견</td><td colspan="7">1. 증상 및 병에 대한 소견: 2007년 6월 25일과 2009년 2월 16일 우리 치과병원에 내원하여 시행한 임상제검사 및 치과방사선사진검사를 종합적으로 검토한 결과, (1) 개구 시 좌측 턱관절의 통증을 호소하고, (2) 촉진검사 시 좌측 턱관절의 압통소견을 보이는 바, 상기 병명으로 진단하였으며 따라서 이에 대한 치과치료가 필요함.
2. 현재까지의 치료 경과: 우리 치과병원에서 2007년 6월 25일부터 2008년 1월 3일까지 좌측 턱관절에 대한 근이완요법을 포함한 물리치료 및 약물치료, 교합안정장치치료를 시행하였고, 2009년 2월 16일 좌측 턱관절에 대한 근이완요법을 포함한 물리치료 및 교합안정장치치료를 위한 인상채득을 시행하였음.
3. 치료 후 심신장애에 대한 의견: 치과의사의 지시를 성실히 따르는 한 특기할 합병증은 발생하지 않을 것으로 사료되나, 턱관절장애는 치료 후에도 과도한 개구나 큰 소리를 낼 때, 단단하거나 질긴 음식의 과다한 섭취 시 증상이 재발하거나 악화될 수 있으므로 지속적인 주의를 요함.</td></tr>
<tr><td>비고</td><td colspan="3">본 진단서는 치과치료 부분에 한함.</td><td>용도</td><td colspan="3">보험회사 제출용</td></tr>
<tr><td>위와 같이 진단함</td><td colspan="7"></td></tr>
<tr><td colspan="8">발행일: OOOO년 O월 OO일</td></tr>
<tr><td>의료기관 주소</td><td colspan="7">OO시 OO구 OO동 OOO</td></tr>
<tr><td>명칭</td><td colspan="7">OOOOO 치과병원</td></tr>
<tr><td>전화번호</td><td colspan="7">OOO-OOO-OOOO</td></tr>
<tr><td>면허번호</td><td colspan="3">제OOOO호</td><td colspan="4">의사 성명 OOO 인</td></tr>
</table>

사례 2: 하악골 골절

1. 병력

2010년 6월 8일, 25세 여자 환자가 개구제한을 주소로 내원하였으며, 4일 전 넘어지면서 벽에 얼굴을 부딪친 후 심한 안면종창과 개구제한이 발생하여 진통제를 복용하였으나 증상이 호전되지 않았다. 치과를 방문하여 방사선 촬영을 시행한 결과 하악골 골절이 의심되어 의뢰서를 소지하고 본원을 방문하였다.

2. 임상증상, 방사선학적 및 기타 검사소견

(1) 임상증상으로 20mm 개구량을 보이며, 턱을 움직일 때 우측 턱관절 주변에서 소리가 나고, 우측 턱관절 주변을 촉진하였을 때 압통을 호소하였다. 또한 교합부전 소견이 관찰되었다.

(2) 방사선학적 소견상 TM 파노라마와 파노라마 방사선사진에서 우측 과두 기저부에 방사선투과선이 관찰되었으나 골편의 전위는 없었다(그림 2-5, 2-6).

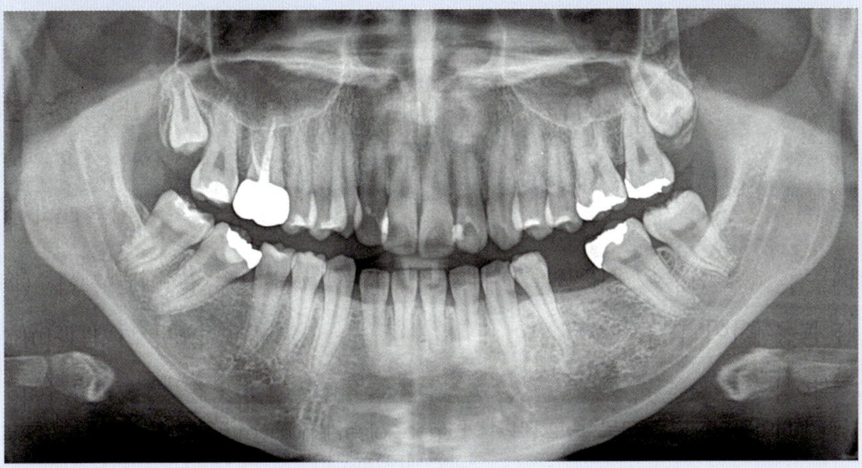

그림 2-5. 초진 시 파노라마 방사선사진. 우측 과두기저부 골절이 관찰된다. 하악 좌측 제1대구치는 외상 이전에 상실된 것으로 판단된다.

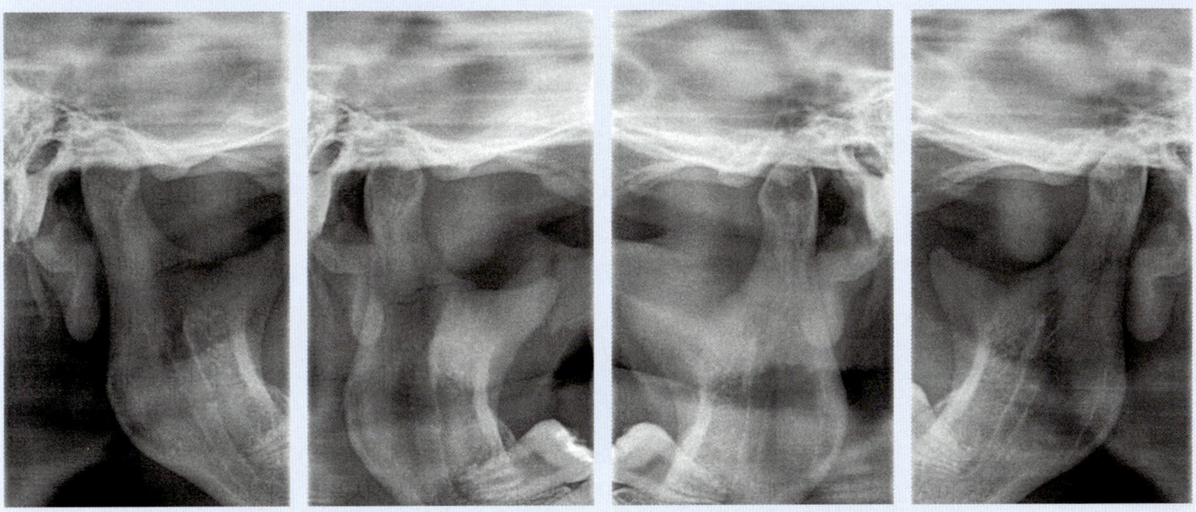

그림 2-6. TM 파노라마 방사선사진. 개구 시 과두 움직임의 제한이 관찰된다.

3. 진단 및 치료계획

1) 진단

우측 하악골 과두기저부 골절

2) 치료계획

① 비관혈적 정복술 및 2주간 악간고정

② 턱관절 물리치료

4. 치료 과정 및 경과

내원 당일 상악과 하악에 8개의 titanium screw를 식립한 후 elastic boxing을 시행하여 교합을 맞추었으며, 2일 후 강선으로 악간고정을 시행하였다. 2주 후 악간고정을 제거하였으며, 향후 2주간 유동식 섭취를 권유하였고, 1개월 후 titanium screw를 제거하였다(그림 2-7, 2-8).

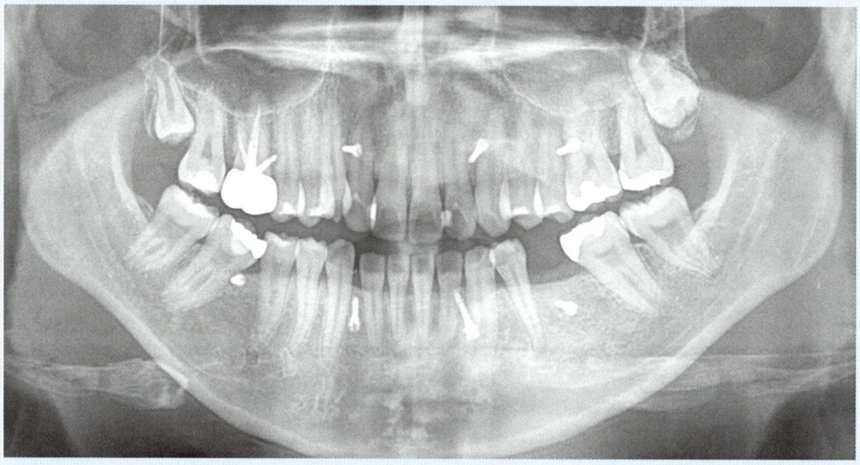

그림 2-7. 비관혈적 정복술 1개월 후 파노라마 방사선사진.

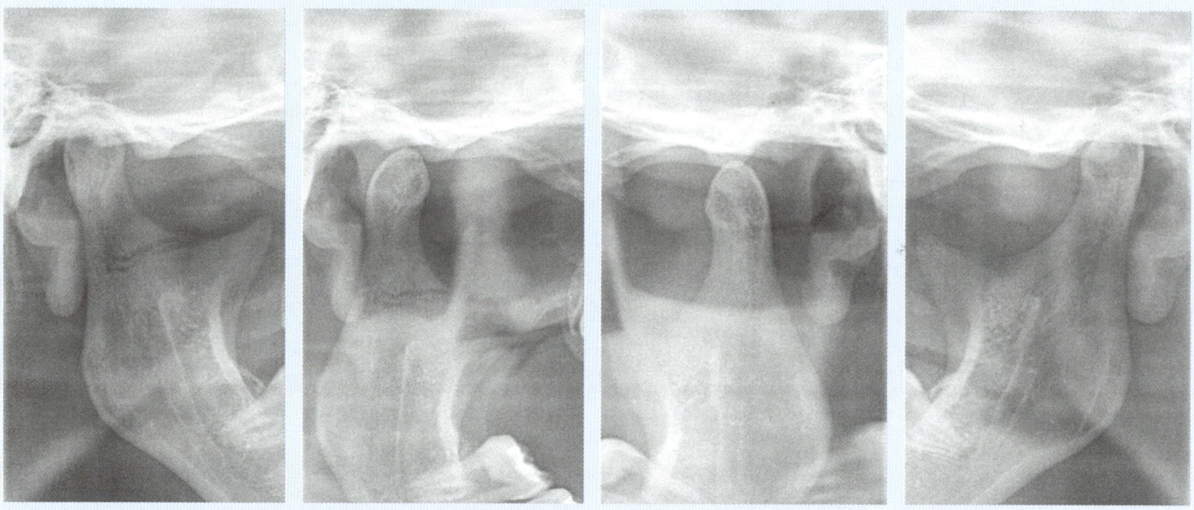

그림 2-8. 비관혈적 정복술 1개월 후 TM 파노라마 방사선사진. 개구량이 정상적으로 회복되었다.

5. 진단서

진단서

진료카드번호: OOOOOOO

연번호: OOOO-OO 주민등록번호: OOOOOO-OOOOOOO

<table>
<tr><td>환자 성명</td><td>OOO</td><td>성별</td><td>여</td><td>생년
월일</td><td>OOOO년 O월 OO일</td><td>연령</td><td>만 25세</td></tr>
<tr><td>환자 주소</td><td colspan="3">OO시 OOO OOO OOO</td><td>전화</td><td colspan="3">OOO-OOO-OOOO</td></tr>
<tr><td>병명(국제질병분류코드)
( ) 임상적 추정
(V) 최종 진단</td><td colspan="7">아래관절돌기의 골절, 폐쇄성(S02630), 우측
Fracture of mandible(subcondylar process), closed</td></tr>
<tr><td>발병일</td><td colspan="2">2010년 6월 4일</td><td colspan="2">진단일</td><td colspan="3">2010년 6월 8일</td></tr>
<tr><td>입원 기간</td><td colspan="7">( )년 ( )월 ( )일 ~ ( )년 ( )월 ( )일 ( )입원 중 ( )입원</td></tr>
<tr><td>향후 치료 의견</td><td colspan="7">상기 진단하에 상하악 간 탄성고무 견인 및 2주간의 악간고정을 시행하였음. 치료일 기준으로 4주간 유동식 섭취가 필요함.
턱관절장애 등의 후유증 가능성이 있기 때문에 정기적인 경과 관찰이 필요함.</td></tr>
<tr><td>비고</td><td colspan="3">합병증 발생 시 추가진단 및 치료가 필요할 수 있음.</td><td>용도</td><td colspan="3">보험회사 제출용</td></tr>
<tr><td>위와 같이 진단함</td><td colspan="7"></td></tr>
<tr><td colspan="8">발행일: OOOO년 O월 O일</td></tr>
<tr><td>의료기관 주소</td><td colspan="7">OO시 OOO OOO OOO</td></tr>
<tr><td>명칭</td><td colspan="7">OOOOO 치과병원</td></tr>
<tr><td>전화번호</td><td colspan="7">OOO-OOO-OOOO</td></tr>
<tr><td>면허번호</td><td colspan="3">제OOOO호</td><td colspan="4">의사 성명 OOO 인</td></tr>
</table>

사례 3: 하악골(과두 및 정중부) 골절, 폐쇄성 두개골 및 안면골 부분의 골절, 개방성

1. 병력

2011년 5월 26일 53세 남자 환자가 대리석 바닥에 넘어지면서 안면부에 심한 외상을 받은 상태로 내원하였다. 수상 당시 약 5분간 정신을 잃었다고 보호자가 진술하였다.

2. 임상증상, 방사선학적 및 기타 검사소견

1) 임상증상

구강 내 출혈, 상하악 골편의 움직임 통증, 개구제한, 다수 치아 유동성 및 파절, 상악 좌측 중절치가 소실된 소견이 관찰되었다.

2) 방사선학적 소견

CT 및 일반 방사선사진에서 좌측 안와저 및 상악골 골절, 하악 양측 과두 및 정중부 골절 소견이 관찰되었다(그림 2-9~2-14).

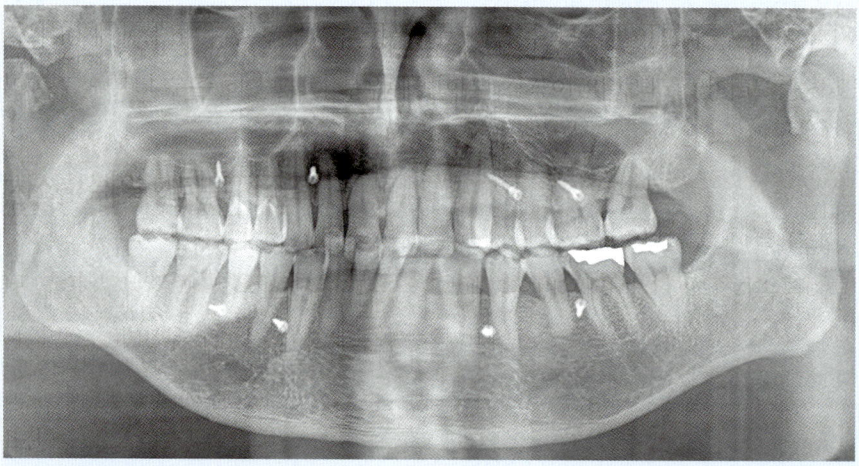

그림 2-9. 초진 시 파노라마 방사선사진. 양측 과두 및 정중부 골절이 관찰된다. 내원 당일 상하악에 8개의 screw를 식립한 후 비관혈적 정복술을 시행하였다.

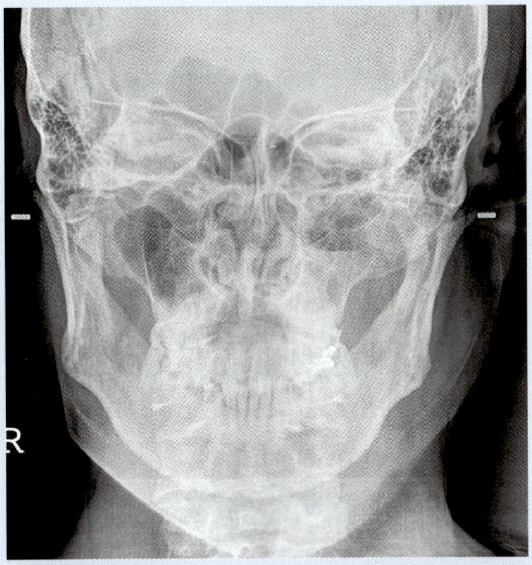

그림 2-10. Modified Towne's view. 과두골편이 전내방으로 전위된 소견이 관찰된다.

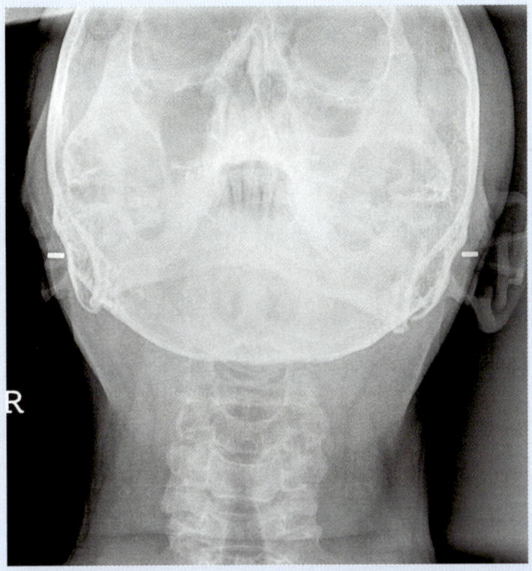

그림 2-11. Water's view. 좌측 상악동의 방사선불투과상이 증가되었고 비골 골절 소견이 관찰된다.

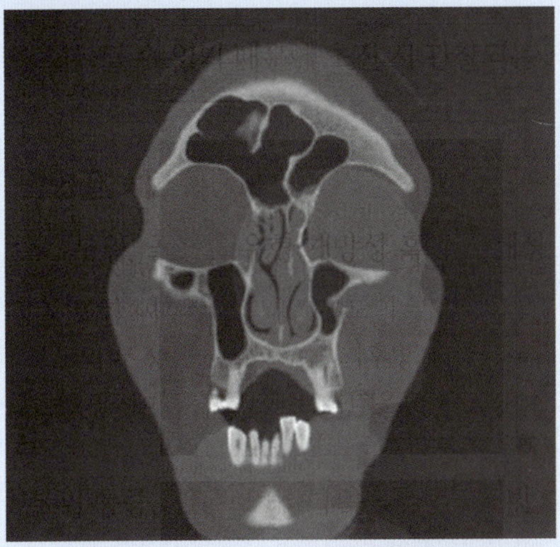

그림 2-12. CT coronal section view. 좌측 상악골과 안와저 골절 소견이 관찰된다.

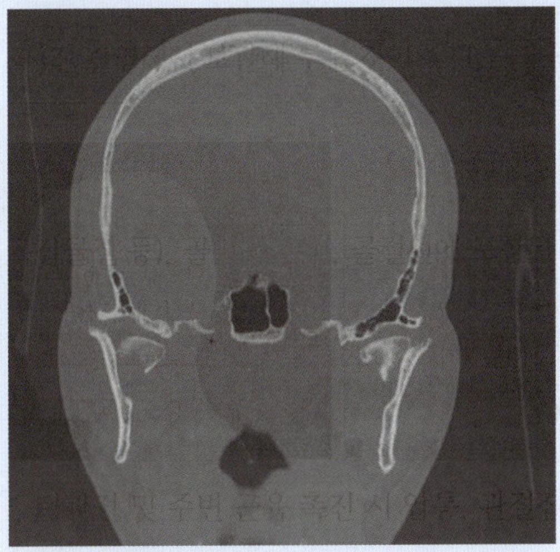

그림 2-13. CT coronal sectional view. 전내방으로 과두골편이 전위된 소견이 관찰된다.

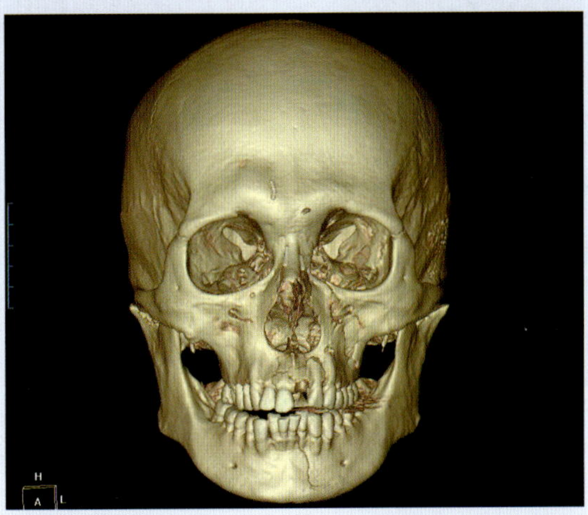

그림 2-14. 3-D CT view. 하악골 정중부 골절 소견이 관찰된다.

3. 진단 및 치료계획

1) 진단

좌측 안와저, 비골 및 상악골 골절, 상악 치조골 분쇄골절, 하악 양측 과두 및 정중부 골절, 치아 소실 및 탈구, 파절, 안면 및 구강 연조직 열창

2) 치료계획

① 응급 비관혈적 정복술

② 관혈적 정복 및 고정술: 상하악 골절

③ 탈구치아 정복 및 고정술

④ 탈구 및 파절치아 근관 및 수복 치료

⑤ 과두 골절에 대한 기능적 치료

4. 치료 과정 및 경과

수상 5일 후 전신마취하에서 하악골 정중부, 상악 분쇄 골절에 대한 관혈적 정복 및 고정술, 탈구 치아들에 대한 정복 및 고정술을 시행하였다. 악간고정을 2주간 시행하였으며 과두 골절에 대한 기능적 치료를 위해 상하악 전방에 식립한 titanium screw에 고무링을 걸어 견인하였다. 또한 2~3일 간격으로 내원하면서 양측 턱관절 부위에 대한 물리치료(레이저, 저주파전기자극치료)와 개구운동을 시행하였다. 수술 1개월 후부터 #11, #21, #22, #31, #41 탈구치아들에 대한 근관치료가 시행되었고 3개월 후부터는 턱관절 안정을 위한 스프린트 치료를 시행하였다(그림 2-15~2-18).

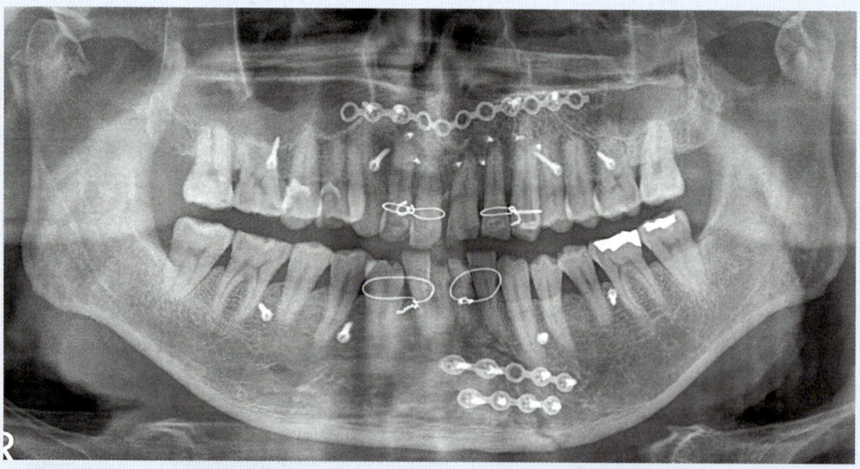

그림 2-15. 술후 파노라마 방사선사진. 하악골 정중부와 상악 치조골 분쇄 골절 부위에 대한 정복 및 금속판 고정술이 시행되었다. 탈구된 치아들도 정복 후 강선으로 고정된 소견을 볼 수 있다.

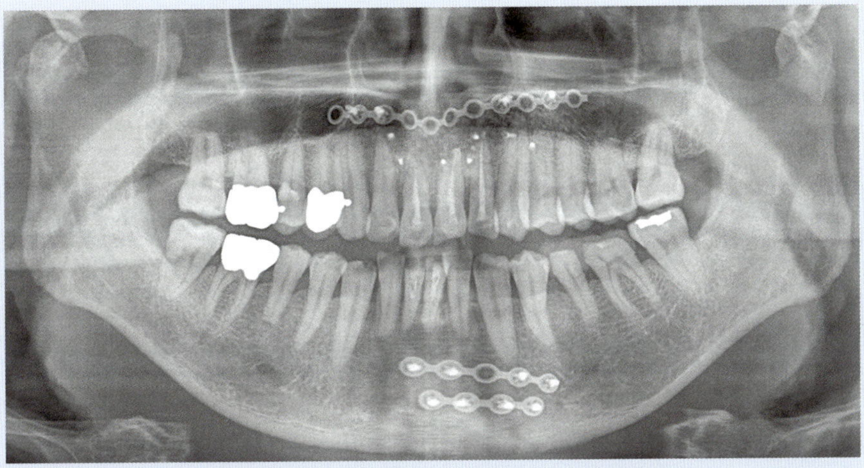

그림 2-16. 수술 3개월 후 파노라마 방사선사진.

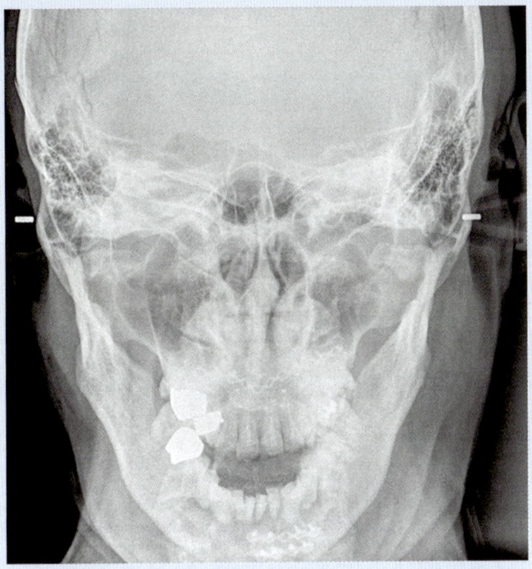

그림 2-17. 수술 3개월 후 Modified Towne's view.

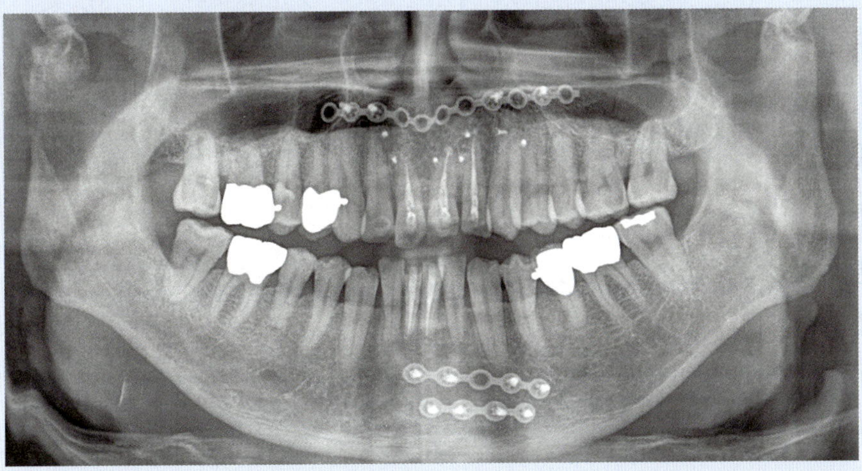

그림 2-18. 수술 10개월 후 파노라마 방사선사진. 골절된 과두의 재형성 소견이 관찰되며 탈구치아들은 근관치료가 시행되었다.

5. 진단서

진단서

진료카드번호: OOOOOOO

연번호: OOOO-OO 주민등록번호: OOOOOO-OOOOOOO

<table>
<tr><td>환자 성명</td><td>OOO</td><td>성별</td><td>여</td><td>생년월일</td><td>OOOO년 O월 OO일</td><td>연령</td><td>만 25세</td></tr>
<tr><td>환자 주소</td><td colspan="3">OO시 OOO OOO OOO</td><td>전화</td><td colspan="3">OOO-OOO-OOOO</td></tr>
<tr><td>병명(국제질병분류코드)
( ) 임상적 추정
(V) 최종 진단</td><td colspan="7">① 하악골(과두 및 정중부) 골절, 폐쇄성{S02.6}, 양측
② 두개골 및 안면골 부분의 골절, 개방성{S02.8}
③ 치아의 아탈구{S03.20}
④ 치아의 완전탈구{S03.22}
⑤ 치아파절{S02.5}</td></tr>
<tr><td>발병일</td><td colspan="3">2011년 5월 26일</td><td>진단일</td><td colspan="3">2011년 5월 26일</td></tr>
<tr><td>입원 기간</td><td colspan="7">( )년 ( )월 ( )일 ~ ( )년 ( )월 ( )일 ( )입원 중 ( )입원</td></tr>
<tr><td>향후 치료 의견</td><td colspan="7">양측 과두하 골절, 하악 좌측 정중부, 상악 좌측 안와하, 내측 골절, 좌측 상악골 및 상하악 전치부 치조골 골절, 비골 골절, 상악 좌측 중절치 완전탈구, 상악 좌측 측절치 및 우측 중절치, 측절치 및 하악 좌우측 중절치, 측절치 불완전탈구, 상악 우측 제1, 2소구치 및 제2대구치 파절, 이부열상, 상악 전치부 치은열상, 하순열상을 주소로 응급실 내원함. 열상에 대하여 봉합술을 시행함. 탈구 및 불완전탈구된 치아들에 대하여 임시고정을 시행함. 상악골 골절, 하악 좌측 정중부 골절에 대하여 전신마취하에 관혈적 정복술을 시행함. 양측 과두하 골절에 대하여 악간 고정을 시행함. 열상에 대하여 2주간의 경과 관찰을 요함. 골절 부위에 대하여 향후 6주간의 경과 관찰을 요함. 과두하 골절에 대하여 향후 2주간의 악간 고정을 요하며 향후 6개월간 개구운동 및 물리치료 등의 치료 및 경과 관찰을 요함.</td></tr>
<tr><td>비고</td><td colspan="3">상기 진단은 임상적 추정에 한하며 추후 변경 가능함. 병발증 및 합병증은 추후 재진단 요함.</td><td>용도</td><td colspan="3">회사 제출용</td></tr>
<tr><td>위와 같이 진단함</td><td colspan="7"></td></tr>
<tr><td colspan="8">발행일: OOOO년 O월 OO일</td></tr>
<tr><td>의료기관 주소</td><td colspan="7">OO시 OOO OOO OOO</td></tr>
<tr><td>명칭</td><td colspan="7">OOOOO 치과병원</td></tr>
<tr><td>전화번호</td><td colspan="7">OOO-OOO-OOOO</td></tr>
<tr><td>면허번호</td><td colspan="3">제OOOO호</td><td colspan="4">의사 성명 OOO 인</td></tr>
</table>

사례 4: 산재보험진단서

1. 병력

51세 남성으로 넘어져서 다친 이후로 입 벌릴 때 좌우 턱관절에서 통증이 있고 입이 잘 안 벌어진다는 것을 주소로 내원하였다.

2. 임상증상, 방사선학적 및 기타 검사소견

1) 임상증상

개구 시 양측 턱관절의 통증을 호소하였으며, 능동적 개구량 44mm, 수동적 개구량 50mm이며, 촉진검사상 좌측 턱관절 부위에 대한 압통 소견이 관찰되었다. 습관검사상 이 악물기, 수면 시 우측 편향, 단단한 음식을 좋아하는 습관이 관찰되었다. 또한 상악 좌측 제2대구치의 치아파절, 하순 점막의 약 1cm 정도의 궤양 소견이 관찰되었다.

2) 방사선학적 소견

파노라마와 치근단 방사선사진상 상악 좌측 제2대구치의 치아파절이 관찰되었으며, 횡두개 방사선사진상 특기할 만한 이상 소견은 관찰되지 않았다(그림 2-19~2-21).

3. 진단 및 치료계획

1) 진단

측두하악장애분석검사, 임상검사 및 치과방사선사진검사 결과 양측 턱관절의 염좌 및 긴장, 하순 및 구강의 표재성 손상(박리, 찰과상), 상악 좌측 제2대구치의 치수 침범이 없는 치아의 파절로 진단하였다.

2) 치료계획

양측 턱관절에 대한 근이완요법을 포함한 물리치료 및 약물치료를 시행하고, 상기 치료로 증상이 개선되지 않을 시 교합안정장치치료를 동반하기로 하였다. 상악 좌측 제2대구치에 대해 경과 관찰 후 보존수복 또는 보철 수복 치료를 시행하고, 증상이 개선되지 않을 시 근관치료를 시행해야 할 것으로 사료되었다. 하순의 외상성

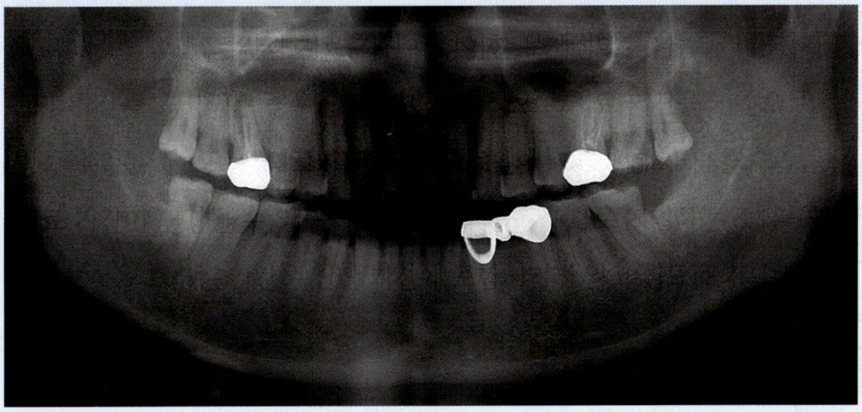

그림 2-19. 초진 시 파노라마 방사선사진.

궤양에 대해 약물치료를 시행하기로 하였다.

4. 치료 과정 및 경과

양측 턱관절에 대한 근이완요법을 포함한 물리치료 및 약물치료를 시행 중이고, 상악 좌측 제2대구치에 대해 임시수복 후 경과 관찰 중이며, 하순의 외상성 궤양에 대해 약물치료를 시행 중이다.

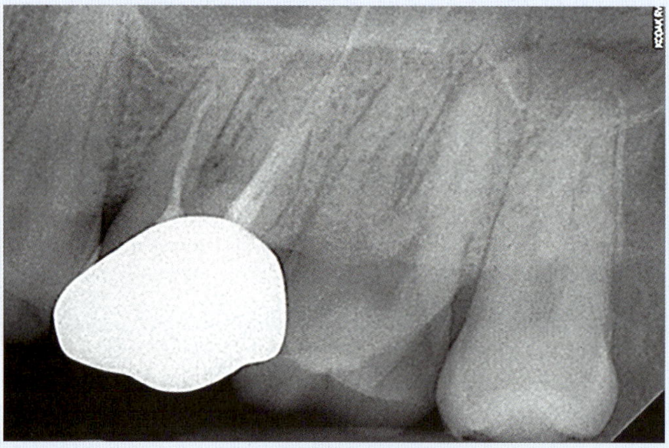

그림 2-20. 치근단 방사선사진. 좌측 제2대구치 치관파절 소견이 관찰되었다.

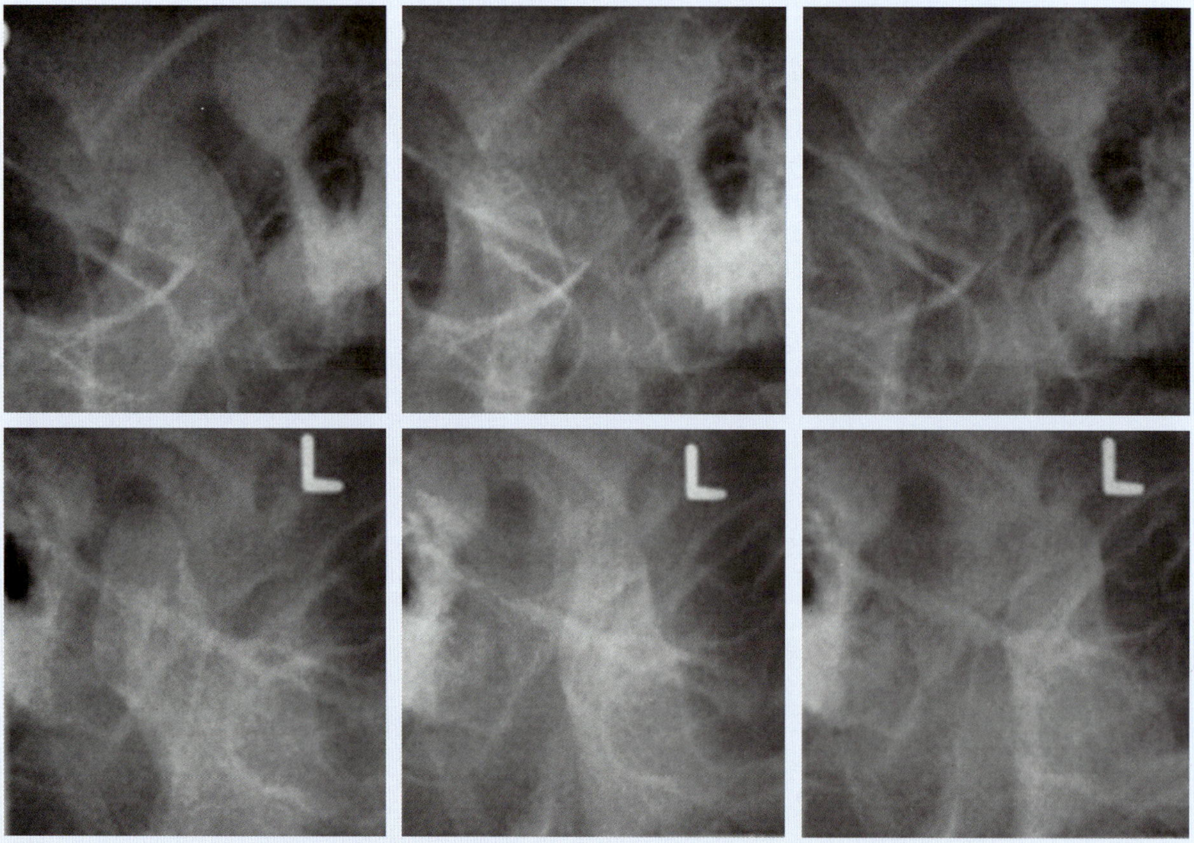

그림 2-21. 횡두개 방사선사진에서 특기할 만한 소견은 관찰되지 않았다.

5. 산재보험진단서

진단서

병록번호: OOOOOOOO

연번호: OOOOOO　　　　주민등록번호: OOOOOO-OOOOOO

환자 성명	OOO	성별	남자	생년월일	OOOO년 O월 OO일	연령	만 51세
환자 주소	OOOO시 OOO OOO OOO			전화	OOO-OOO-OOOO		
병명(국제질병분류코드) ( ) 임상적 추정 (V) 최종 진단	턱관절의 염좌 및 긴장: 양측 턱관절 한국질병분류번호: S03.4 치수침범이 없는 치아의 파절: 상악 좌측 제2대구치 S02.53 입술 및 구강의 표재성 손상, 박리, 찰과상: 하순 S00.50						
발병일	2010년 11월 1일			진단일	2010년 11월 4일		
입원 기간	(　　)년 ( )월 ( )일 ~ (　　)년 ( )월 ( )일　(　　)입원 중 (　　)입원						
향후 치료 의견	1. 증상 및 병에 대한 소견: 2010년 11월 4일 우리치과병원에 내원하여 시행한 임상검사 및 치과방사선 사진검사 결과와 2010년 11월 11일 OOOOO 치과병원에서 시행한 임상검사 결과, (1) 개구 시 양측 턱관절의 통증을 호소하고, (2) 촉진검사 시 좌측 턱관절의 통증을 호소하고, (3) 시진 시 상악 좌측 제2대구치의 치아파절이 관찰되고, (4) 시진 시 하순 점막의 약 1cm 정도의 궤양이 관찰되는 바, 상기 병명으로 진단하였으며 따라서 이에 대한 치료가 필요함. 2. 현재까지의 치료 경과: 양측 턱관절에 대한 근이완요법을 포함한 물리치료 및 약물치료를 시행 중이고, 상악 좌측 제2대구치에 대해 임시수복 후 경과 관찰 중이며, 하순의 외상성 궤양에 대해 약물치료를 시행 중임. 3. 현재까지의 일반 상태 및 운동 능력: 상기 병명으로 인하여 다소의 개구장애 및 저작장애가 예상됨. 4. 향후 치료에 대한 의견: 향후 특기할 합병증이 발생하지 않는 한 (1) 양측 턱관절에 대한 근이완요법을 포함한 물리치료 및 약물치료를 시행해야 할 것으로 사료되며, 상기 치료로 증상이 개선되지 않을 시 교합안정장치치료를 시행하고, (2) 상악 좌측 제2대구치에 대해 경과 관찰 후 보존수복 또는 보철수복 치료를 시행해야 하며, 증상이 개선되지 않을 시 근관치료를 시행해야 할 것으로 사료되며, (3) 하순의 외상성 궤양에 대해 약물치료를 시행해야 할 것으로 사료됨. 5. 치료 후 심신장애에 관한 의견: 치과의사의 지시를 성실히 따르는 한 특기할 합병증은 발생하지 않을 것으로 사료되나, (1) 턱관절장애의 경우 치료 후에도 과도한 개구나 큰 소리, 단단하거나 질긴 음식을 과다하게 섭취할 경우 증상이 재발하거나 악화될 가능성이 있으므로 지속적인 주의를 요하고, (2) 외상 입은 치아는 치수괴사 및 치근외흡수의 가능성을 배제할 수 없으며 치수괴사 시 근관치료를, 치근외흡수 시 치아발치를 시행해야 할 것으로 사료됨.						
비고	본 진단서는 치과치료 부분에 한함.			용도	산재보험 제출용		
위와 같이 진단함							
발행일: OOOO년 OO월 OO일							
의료기관 주소	OO시 OOO OOO						
명칭	OOOOO 치과병원						
전화번호	OOO-OOO-OOOO						
면허번호	제OOOO호			의사 성명 OOO 인			

사례 5: 상악 소구치 치근단농양

1. 병력

37세 여자 환자로 약 10년 전 상악 우측 제2소구치(이하 #15) 근관치료를 받았고 그 후 괜찮다가 최근 3개월 전부터 붓고 아프기를 반복하여 개인 치과의원을 내원하였으나 치료가 곤란하다는 말을 듣고 본원으로 내원하였다.

2. 임상증상, 방사선학적 및 기타 검사소견

1) 임상증상

#15 Bite test(+), Percussion(+), buccal palpation(+), swelling(+) , fistula(−)

Periodontal pocket depth: normal

#14 cold test(+), percussion(−), palpation(−), EPT(8/64)

2) 방사선학적 검사

#14, 15 치근단의 골흡수성 방사선투과상이 관찰된다. 상악동과 매우 근접한 것으로 평가된다(그림 2−22).

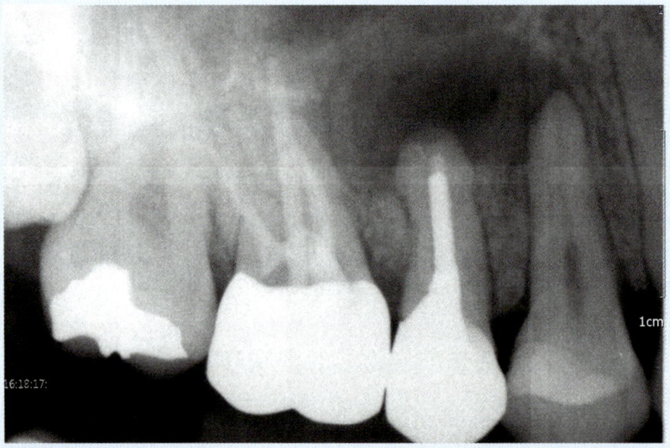

그림 2−22. 초진 시 치근단 방사선사진. #14, 15 치근단부에 방사선투과성 병소가 관찰된다.

3) 검사소견

#15 부위에서는 이전의 근관치료 및 post가 관찰된다. 근단공이 넓고 병소의 중앙에 위치하므로 #15가 원인이 된 치근단 병소일 가능성이 크다.

#14 치근단 부위도 병소가 이환되어 있으나 임상검사상 치수 생활력이 있으며 병적인 소견이 관찰되지 않으므로 현재로서는 특별한 치료가 필요하지 않고 경과 관찰이 필요하다.

3. 진단 및 치료계획

1) 진단

누공이 없는 치근단 농양(Periapical abscess without sinus: K04.7)

2) 치료계획

#15의 치근단 처치가 필요하나 제거가 어려운 post가 있으며 근단공이 넓은 상태이다. 또한 병소가 상악동과 매우 근접하여 치근단 수술 시 천공(perforation)의 가능성이 높으므로 '의도적 재식술(intentional replantation)'로 치료하기로 한다.

4. 치료 과정 및 결과(그림 2-23~2-27)

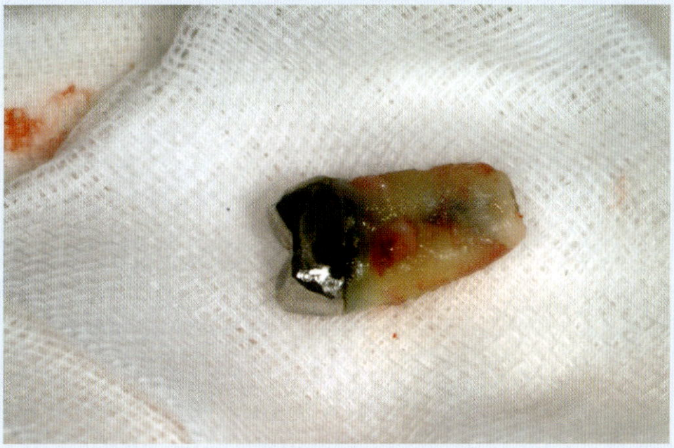

그림 2-23. 의도적으로 #15를 발치한 모습. 치주인대를 최대한 보존하면서 치아를 발치하였다(발치 시간 4분 26초).

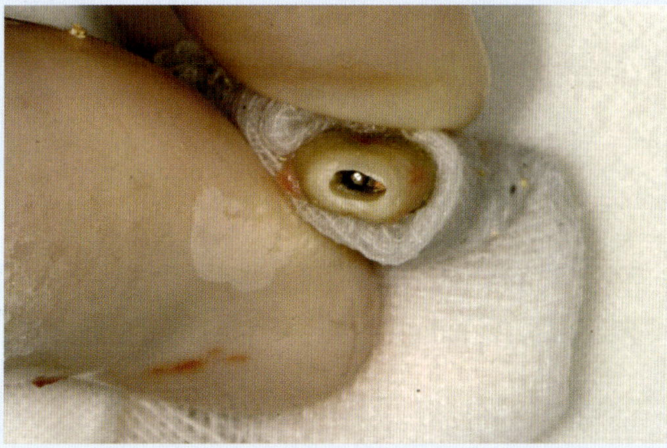

그림 2-24. 치근단 관찰 모습. 넓은 치근단공이 관찰되며 그 안으로 post가 보인다.

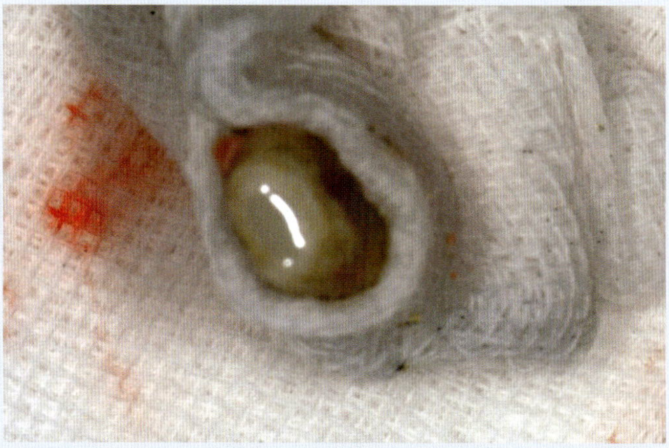

그림 2-25. 치질이 매우 부족하여 광중합 복합레진으로 역충전하였다.

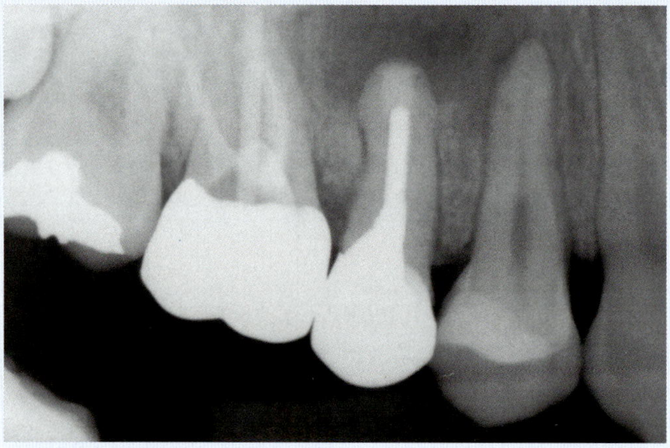

그림 2-26. 수술 직후 재식립한 모습(발치 후 재식립에 걸린 시간: 14분 44초).

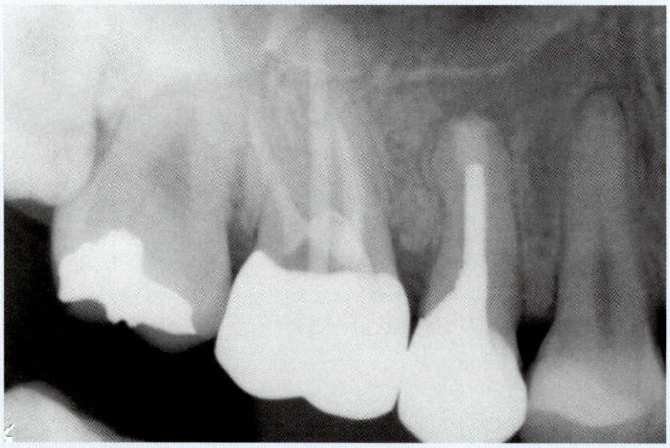

그림 2-27. 술 후 1년 6개월 경과한 치근단 방사선사진. 치근단 병소는 사라졌으며 정상 치조골의 재생이 관찰된다. 특히 #14 치근단의 병소도 사라졌으므로 #14의 치료는 불필요하다. 상악동저의 명백한 재생도 관찰된다.

5. 산재보험진단서

<table>
<tr><td colspan="8">진단서

병록번호: OOOOOOOO
연번호:OOOOOO　　　　　　　　　　주민등록번호: OOOOOO-OOOOOOO</td></tr>
<tr><td>환자 성명</td><td>OOO</td><td>성별</td><td>여</td><td>생년월일</td><td>OOOO년 O월 O일</td><td>연령</td><td>만 36세</td></tr>
<tr><td>환자 주소</td><td colspan="3">OOOO시 OOO OOO OOO</td><td>전화</td><td colspan="3">OOO-OOO-OOOO</td></tr>
<tr><td>병명(국제질병분류코드)
(V) 임상적 추정
( ) 최종 진단</td><td colspan="7">누공이 없는 근단주위농양: 상악 좌측 제2소구치{K04.7}</td></tr>
<tr><td>발병일</td><td colspan="3">환자는 약 3개월 전(2009년 6월)부터 불편하였다고 하나 치근단 병소의 크기를 고려하였을 때 정확한 발병 시점 추정은 어려움.</td><td>진단일</td><td colspan="3">2009년 9월 23일</td></tr>
<tr><td>입원 기간</td><td colspan="7">( )년 ( )월 ( )일 ~ ( )년 ( )월 ( )일 ( )입원 중 ( )입원</td></tr>
<tr><td>향후 치료 의견</td><td colspan="7">상기 증상으로 내원하여 임상검사 및 방사선검사를 검토한 결과, 상악 우측 제2소구치 하방의 골흡수성 치근단 병소가 관찰되며 제거가 어려운 보철물(post) 및 넓은 치근단공이 관찰되어 재근관 치료는 어려우며 병소가 상악동과 연결되어 있으므로 치근단 절제술 시 상악동염 등 합병증의 가능성이 크다고 판단되어 2009년 10월 21일 의도적 재식술을 시행함. 술 후 1년 6개월 경과 시점에 환자는 어떠한 불편감도 호소하지 않으며 치아동요도 및 치근흡수는 관찰되지 않음. 치근단 병소의 확연한 감소와 치조골의 재생이 관찰됨. 예후는 양호할 것으로 사료됨.</td></tr>
<tr><td>비고</td><td colspan="3">치근흡수 및 병소의 재발 등에 대한 장기간의 경과 관찰이 필요함.</td><td>용도</td><td colspan="3">보험회사 제출용</td></tr>
<tr><td>위와 같이 진단함</td><td colspan="7"></td></tr>
<tr><td colspan="8">발행일: OOOO년 OO월 OO일</td></tr>
<tr><td>의료기관 주소</td><td colspan="7">OO시 OOO OOO OOO</td></tr>
<tr><td>명칭</td><td colspan="7">OOOOO 치과병원</td></tr>
<tr><td>전화번호</td><td colspan="7">OOO-OOO-OOOO</td></tr>
<tr><td>면허번호</td><td colspan="3">제OOOO호</td><td colspan="4">의사 성명 OOO 인</td></tr>
</table>

기타 증례들에 대한 의견

● 상병명에 따른 진단서 작성 시 참고사항

1) 치아 손상

치아파절, 탈구 등에 대한 치료계획과 예후는 인접 조직의 손상(치주조직, 치조골 등), 외상 후부터 응급처치까지 경과된 시간, 치료 방법, 환자의 나이 및 전신건강 상태, 사고의 원인 등에 따라 매우 다양하다. 상해 사고의 경우 손상받은 치아를 보존하는 방향으로 치료계획을 잡고 진단서를 발급한 후 가해자와 피해자의 합의가 이루어졌으나 예후가 좋지 않아 발치하게 되면 후속 처치 및 보철 비용을 피해자 본인이 부담하게 됨으로써 진단한 치과의사와 마찰이 생길 수 있다. 따라서 치아를 보존하는 방향으로 치료계획을 수립할 경우에는 향후 예후 및 후속 치료 등에 대해 환자에게 충분히 설명하고 동의를 받은 후 진단 및 치료를 진행해야 한다. 진단서 작성 시에는 반드시 추후 예후가 불량할 경우 근관치료 혹은 발치 및 보철치료 등이 필요할 수 있음을 부가적으로 기술하는 것이 좋다.

(1) 치관파절

5~8%는 근관치료 등의 필요성을 평가하기 위해 약 2주의 관찰 기간을 요하며 영구적인 보철수복은 약 4주 후에 시행하는 것이 일반적이다.

(2) 치근파절

파절선이 치은연하 약 3mm까지 도달한 경우는 발치, 그 이하인 경우는 보존하는 것이 보편적 판단이다. 그러나 치근파절이 근첨부에 가깝거나 치근이 미형성된 소아에서는 치아를 보존하는 방향으로 계획을 세운다. 예후에 따라 발치 및 보철수복이 필요하다는 의견을 제시해야 한다.

(3) 치아 불완전탈구

동요, 함입 또는 정출된 치아는 2~3주간 고정하고, 2~6개월까지 경과 관찰이 필요하며, 예후에 따라 근관치료 및 발치가 필요하다는 의견을 제시한다.

(4) 치아 완전탈구

탈락된 치아의 경과 시간, 치근의 건조 상태, 주변 조직의 손상에 따라 차이가 있다. 일반적으로 탈구 후 경과 시간이 1시간 이내인 경우엔 재식을 고려할 수 있지만 치근흡수, 치근강직증 등과 같은 합병증 가능성을 언급해야 한다. 즉, 합병증이 발생할 경우엔 근관치료 후 치관수복 또는 발치 후 계속가공의치 혹은 임플란트 치료 가능성을 언급한다.

2) 신경손상

(1) 상세 불명의 신체 부위의 신경손상(T14.4)

51세 여성 환자의 좌측 하순 및 턱 부위에서 중등도의 감각 저하가 관찰되었다. 현 시점에서는 특별한 처치가 필요 없고 상태에 적응하면서 지내는 것이 추천된다. 신경병변성 통증 등의 합병증이 지속될 경우에는 투약, 물리치료, 외과적 치료가 필요할 수도 있다.

(2) 상세 불명의 신체 부위의 신경손상(T14.4)

49세 남성 환자의 우측 하치조신경 지배 부위에서 중등도의 감각 저하가 관찰되었다. 현 상태에 적응하면서 지내는 것을 추천하였다. 외과적 수술, 임플란트 제거 등과 같은 침습적 치료의 예후를 보장할 수 없다.

(3) 삼차신경의 손상(S04.3)

64세 여자 환자의 임상 및 전류인지역치도 검사 결과 우측 하치조신경 지배 부위의 감각 둔화 증상이 관찰되었다. 우측 하순과 턱 부위의 감각 둔화 및 신경병변성 통증을 호소하여 레이저 물리치료 및 성상신경절전달마취(마취통증의학과) 치료를 진행하고 있다. 향후 감각의 회복 여부와 상관없이 우측 하악 구치부에 임플란트 치료를 진행할 예정이다.

제 3 장

상해진단서

1. 상해진단서의 용도

상해진단서는 '인체의 손상 여부와 그 정도 및 회복 가능성에 관하여, 해당 분야 의료인의 전문적인 견해가 공적으로 제출된 의료문서'로서 수사기관이나 법원에서는 상해진단서를 근거로 민형사상 문제를 해결하는 경향이 있다. 따라서 상해진단서는 처음부터 분쟁과 연관되어 재판과 결부될 수 있다. 그러나 일반진단서도 법적 의무와 책임은 동일하다는 것을 명심해야 한다.

모든 내용은 자의적 판단이나 주관적인 생각을 피하고 반드시 객관적 증거 자료에 근거하여 기술해야 하며 객관적 자료들은 별도로 보관해야 한다.

신체의 손상은 폭행뿐만 아니라 과실, 자동차 사고, 소음 및 치료 등을 포함한 일체의 외력에 의한 손상을 모두 포함한다.

참고 손상 및 상해의 정의

손상: 물리적 또는 화학적 원인에 의하여 신체의 일부에 형태적 변화와 기능적 장애를 초래한 것을 의학적으로 손상이라고 함
상해: 이러한 변화와 장애를 가져오게 한 사실을 법률적으로 상해라고 해석

2. 상해진단서의 발급 대상

생활에 지장을 주지 않거나 (자연 치유되거나 소실되는) 일과성 손상과 같은 폭행의 범주를 제외한 신체의 완전성을 훼손하는 일체의 상해는 상해진단서 발급 대상이 된다.

3. 진찰 및 진료기록부 작성

1) 병력

① 육하원칙에 입각하여 사고 경위를 기록한다. 진술자와 동반자의 신원을 확인해서 기록해 두어야 한다.

② 사고 후 치료받은 경위: 언제, 어디서, 어떻게, 얼마 동안 받았는가?

③ 이전의 치과 치료 및 전신건강 병력

④ 상해 후 의식 상실 여부 및 시간, 사고 후 구토 증상, 두통 여부 등

2) 임상검사

방사선사진 촬영은 필수이고 가능하면 구강 내 및 구강 외 사진 촬영을 통해 증거를 확보해 두는 것이 좋다. 점막하 혹은 피하출혈, 찰과상 등은 3~5일 내에 자연 소실될 수 있고 턱관절 외상으로 인한 개구제한 등의 증상도 1주일 내에 회복될 수 있기 때문에 초진 시 관찰되는 소견을 사진 촬영해서 보관해 두는 것이 좋다.

(1) 악골, 안면골, 치조골

골절 유무, 부위, 골절의 유형(개방성 혹은 폐쇄성, 분쇄복잡골절 등), 골편의 전위, 골절선에 포함된 치아 및 상태, 신경관 포함 여부 등

(2) 턱관절

턱관절 부위 통증, 개구량, 하악의 측방 및 전방 이동량, 턱관절 및 주변 근육 촉진 시 압통, 관절잡음 등

(3) 교합

진찰 당시 교합 상태, 환자의 부정교합 유무

(4) 치아 손상

결손 부위 및 결손치 개수, 치아동요도, 치아의 파절(치수노출 유무), 전위(측방, 정출, 함입 등)

- 치아 타진반응: 양성 및 음성 반응 결과를 모두 기록한다.
- 치수생활력검사: 한냉·온열검사, 전기치수검사 등을 시행하며 정상 및 비정상 치아들을 모두 검사하는 것이 좋다. 최소 두 가지 이상의 검사가 추천된다.

(5) 연조직

구강 내 점막(구순, 혀, 치은, 뺨 등)의 위치 및 손상의 종류(찰과상, 열창, 혈종 등) 및 크기, 구강 외 피부 손상의 위치 및 손상의 종류와 크기를 상세히 기록한다.

(6) 보철물

보철물의 종류(총의치, 국소의치, 고정성 보철물, 임플란트 보철 등)와 파손, 유동성, 탈락 등의 소견을 기록한다.

(7) 감각이상 평가

상하 구순, 턱, 치은, 혀 등의 감각이상을 평가한다. 주관적 증상에 의존하는 경우가 많기 때문에 환자가 이상 감각을 호소하는 부위를 마킹펜 등으로 표시한 후 사진 촬영하여 보관하는 것이 좋다. 체열검사(thermography), 체성감각유발검사(somatosensory evoked potential; SEP), 전류인지도역치검사(current perception threshold; CPT) 등의 객관적 자료가 유용할 수 있다.

3) 방사선 검사

① 파노라마사진, 치근단 방사선사진 등을 촬영한 후 특이 소견이 관찰되지 않더라도 기록한 후 영상사진을 보관해 두어야 한다.

② 치료 전의 방사선사진을 반드시 촬영해 두어야 한다. 타 병원에서 촬영한 경우에는 방사선사진 사본과 판독 결과를 기록해 두어야 한다.

③ 심한 턱얼굴 외상, 턱관절장애 등이 존재하는 경우엔 부가적으로 CT 혹은 MRI 촬영이 필요할 수 있다. 부가적인 특수 검사를 촬영할 시설이 없는 병원에서는 '추가적인 정밀 검사가 필요하다'라고 기록해 두는 것이 좋다.

④ 구강 모형 제작

교합이상, 치아 손상 등의 육안적 평가를 위한 근거 자료가 될 수 있기 때문에 많은 도움이 될 수 있다.

4. 상해진단서의 기재 사항

① 환자의 주소, 성명 및 주민등록번호
② 병명(한국표준질병사인분류에 따름)
③ 발병 연월일
④ 향후 치료에 대한 소견
⑤ 진단 연월일
⑥ 의료기관의 명칭, 소재지, 진찰한 의사, 치과의사 또는 한의사의 성명, 면허자격, 면허번호
⑦ 상해의 원인 또는 추정되는 원인
⑧ 상해의 부위 및 정도
⑨ 치료 기간
⑩ 입원의 필요 여부
⑪ 외과적 수술 여부
⑫ 병발증의 발생 가능 여부
⑬ 통상 활동의 가능 여부
⑭ 식사 가능 여부
⑮ 상해에 대한 소견
⑯ 서명날인

1) 병명

한국표준질병사인분류표(KCD 10)에 따라 기록한다(4자리 코드번호 기재).

소인은 증상과 내용 부분에서 기록하는 것이 좋다. 유인(inducing causes)과 소인(predisposing factors)이 혼재되어 있는 경우에는 소인의 병명을 추가할 수 있지만 치과의사는 이에 상당하는 근거 자료를 확보하고 있어야 한다.

상해의 결과로 보는 경우에는 '외상성 ○○○'라고 기재하는 것이 옳다. 예를 들어, 단순히 '안면 타박상'으로 병명을 기재하는 것은 적절하지 않으며 한국표준질병사인분류표에 따른 정확한 병명을 기재해야 한다.

반드시 상해 부위가 같이 기재되어야 한다[예: 상악 우측 중절치 치관부 파절(치수노출), 하악골 좌측 과두기저부 골절(폐쇄성)].

턱관절 통증, 감각이상 등과 같이 주관적 증상을 호소하지만 객관적 자료가 불분명한 경우에는 임상 소견(개구량, 촉진 시 압통 여부 및 부위, 관절잡음, 환자가 호소하는 감각 둔화 부위의 범위 등)을 진료기록부에 기록하고 진단명을 기재한 다음 ( ) 속에 '추정'이라고 밝히는 것이 좋다. 또는 비고란에 '객관적 소견이 불분명하므로 추가진단이나 전문적인 검사를 요함'이라고 부기하는 것이 좋다.

2) 상해의 원인 또는 추정 원인

진단서를 발급하는 치과의사가 사고 현장을 직접 목격한 것이 아니기 때문에 환자 혹은 동반자들의 진술에 의해 추정하는 경우가 일반적이다. 사고의 자세한 원인은 경찰서 등에서 조사할 사항이다. 따라서 상해 원인을 기술할 경우에는 '환자 또는 동반자 ○○○의 진술에 의함'이라는 단서를 붙여야 한다. 직접적인 상해 원인은 '각목으로 충격 받음', '자동차 사고' 등으로 기재하는 것보다 '전방에서 가해진 충격', '좌측에서 예리한 둔기에 찔림' 등의 표현이 좀 더 객관적이라고 생각된다.

(1) 수상 전 소인(Predisposing factors)

손상 부위의 수상 전 상태는 치과의사의 전문적 지식에 입각하여 판단한다. 가령 진행성 치주질환이 존재하는 환자는 가벼운 충격에도 치아가 탈구 혹은 소실되는 경우가 많다. 그러나 치주질환이 이미 존재하고 있었다는 것을 기록할 경우 이것이 환자와의 또 다른 분쟁의 소지가 될 가능성이 있으므로 신중하게 기재하여야 한다.

3) 상해의 부위 및 정도

(1) 치아 손상

치아 위치, 파절(치수강 개방 여부), 균열, 탈구(정출, 함입, 불완전탈구, 완전탈구, 측방 탈구 등), 보철물 손상 부위 및 정도를 자세히 기록한다.

참고

> 치아에 대해서는 치아 번호를 적는 것보다는 치아의 이름을 정확하게 명기하여야 한다(예: #11보다는 우측 상악 중절치로 표기).

(2) 악안면골 손상

상하악골, 비골, 관골 등 구체적 위치와 정도(개방성 혹은 비개방성, 전위 유무 및 방향 등)을 기록한다. 즉, '하악 좌측 과두 기저부 비개방성 골절', '하악 정중부 개방성 분쇄복합골절' 등의 방법으로 기록한다.

(3) 연조직손상

혀, 구순 점막, 뺨 등의 구체적 부위와 위치를 기재하고 손상 범위를 기록한다. 즉, '하순 점막 1cm 열창', '악하부 1×3cm 피하출혈' 등의 방법으로 기재한다.

(4) 치과 손상 외에 전신적인 손상이 있는 경우

그 부위와 정도를 기록할 수는 있지만 '전문 분야의 진찰을 요한다'고 부기하는 것이 좋다.

4) 진료 경과 의견

초진 후부터 진단서 발급 시점까지 행해진 검사와 처치 및 경과를 언제 어떤 치료를 하였는지 기재한다. 타 의료기관에서 진찰 또는 치료 받던 중 내원한 경우에는 이전 의료기관의 소견이나 자료에 근거함이 마땅하고 그와 같은 근거를 부기해야 한다. 그러나 가급적 이전의 진단 및 치료에 관한 사항은 치료를 시행한 의료기관에서 발급받도록 권유하는 것이 좋다.

5) 치료 기간(표 3-1)

치료를 요하는 기간은 반드시 초진을 시행한 날부터 적어야 한다. 환자 혹은 보호자의 진술대로 상해 날짜를 기록하고 그 시점부터 치료 기간을 산정하는 것은 옳지 않다.

① 치료 기간과 치유 기간의 개념이 다르기 때문에 특정 상해에 대해 일률적으로 몇 주 진단 기간을 정하는 것은 매우 불합리하다. 그러나 4주 이상의 진단은 구속될 가능성이 높은 사회적 현실을 볼 때 진단서를 발급하는 치과의사는 많은 부담감을 가질 것이다.

② 진단서에는 '치료 기간'을 기재하는 것이 추천된다. 치료 방법, 약품의 종류, 의료기관의 시설, 의료인 등에 따라 치료 기간에 많은 차이가 있을 수 있다. 따라서 의학적으로 통용되는 평균적인 수준을 고려하여 결정하는 것이 타당하다. 가령 치아 1개가 치수강이 노출된 상태로 파절되었을 때 통상적인 근관치료 기간을 기재하여야 한다. 처음부터 근관치료 후 보철수복 혹은 임플란트 치료까지 계획하고 치료 기간을 3~6개월 정도로 길게 설정하는 것은 바람직하지 않다.

③ 치료 기간은 1차적 치료에 요하는 기간을 중심으로 한다. 보철수복에 요하는 기간을 구별하여 별도의 소요 기간을 추가로 기재하는 것이 좋다.

일률적으로 진단 기간을 명시하는 것은 부적절하다. 환자들의 연령, 전신건강 상태, 외상의 범위, 합병증 등에 따라 많은 차이가 있고 창상의 치유 기간과 치료 기간이 상이한 문제점이 있다. 그러나 환자 및 분쟁을 취급하는 관련 기관들에서 진단 기간을 요구하는 경우가 많으며 일반적으로 치료 기간을 기준으로 작성하는 것이 좋다. 그러나 반드시 '합병증이 없는 한' 또는 '의료기관, 담당 의료인에 따라 차이가 있을 수 있음', '합병증이 발생할 경우 추가진단 및 치료 기간이 연장될 수 있음' 등과 같은 문구를 추가로 기입하는 것이 좋다. 입원과 통원 치료 기간을 구분하고 치아 보철을 요하는 기간은 진단 기간에 포함시키지 않고 별도로 기록하는 것이 좋다.

표 3-1. 건강한 사람에서 합병증이 없는 경우 구강악안면 영역의 상해진단 기준

1. 치아 손상

1) 치아파절
(1) 발치를 요하는 경우: 약 28일 이상
(2) 근관치료를 요하는 경우: 약 10일 이상
(3) 치관수복을 요하는 경우: 1일 이상

2) 치아 불완전탈구, 아탈구
(1) 고정치료가 가능한 경우: 약 28일 이상
(2) 발치를 요하는 경우: 약 28일 이상

3) 치아 완전탈구, 치아 소실
(1) 치아재식술을 요하는 경우: 약 28일 이상
(2) 치아 소실: 약 28일 이상

4) 유치 손상
치료 목적으로 유치들을 발거하는 경우도 많기 때문에 영구치 맹출 6개월 이내의 유치 손상은 연조직 손상에 준한다.

2. 구강연조직손상

1) 봉합치료가 필요하지 않은 경우: 약 7일 이하
2) 봉합치료가 필요한 경우: 약 7일 이상
3) 연조직 이식을 요하는 경우: 약 21일 이상

3. 악안면골 골절

1) 단순골절: 약 40일 이상(6~8주)
2) 복합골절: 약 50일 이상(8~10주)
3) 골이식을 요하는 경우: 약 50일 이상(8~12주)

4. 턱관절 손상

1) 턱관절 탈구: 약 21일 이상
2) 턱관절 염좌: 약 21일 이상(3~6주)

(황충주. 치과 의료사고와 분쟁의 예방 및 대책. 의치학사, 2000;117.)

6) 향후 치료의견

일반적으로 통용되는 치료법에 기초를 두고 작성해야 한다. 기왕증과 연관이 있거나 특수하고 전문적인 치료가 필요할 경우엔 일반적인 치료의견을 먼저 밝히고 별도로 특수한 치료 방법에 대한 의견을 기술한다. 기왕증에 관한 내용을 기술한 경우엔 진단명에 병명을 추가하고 반드시 '기왕증'이라고 ( ) 속에 병기하는 것이 좋다.

7) 병발증 발생 가능 여부

가능한 합병증을 모두 기록한다. 가령 치아파절 혹은 탈구의 경우 치수괴사, 치근흡수, 치근단 농양, 치주염 등의 발병 가능성을 기록한다. 하악골 골절의 경우에는 감염, 교합부전, 개구장애, 감각 둔화, 턱관절장애 등의 병발 가능성을 기록한다.

5. 상해진단서 사례

사례 1: 턱관절 염좌 및 치아파절

1. 병력

18세 남성으로 2010년 8월 25일 외상성 손상으로 정형외과에서 입원하여 목과 허리 부위의 물리치료를 받았으며, 우측 광대뼈 부위 피부의 감각이상과 개구 시 통증을 주소로 본과에 의뢰되었다.

2. 임상증상, 방사선학적 및 기타 검사 소견

1) 임상증상

무통성 개구량은 24mm, 최대 개구량은 51mm(최대 개구 시 우측 턱관절 및 원판후조직과 광대뼈 부위의 통증)이며, 개구 시 우측 편향(deflection)을 나타내었다. 턱관절 촉진검사상 우측 턱관절, 원판후조직 및 교근의 압통 소견을 나타내었고, 근육 촉진검사상 우측 교근의 압통이 관찰되었다. 습관검사에서 우측 편측 저작습관이 관찰되었다.

2) 방사선학적 소견

파노라마 및 구내 방사선사진에서 우측 하악 제2소구치의 치관파절 및 근관충전 상태가 관찰되었고, 횡두개 방사선사진에서 우측 과두 움직임의 제한이 관찰되었다(그림 3-1~3-3).

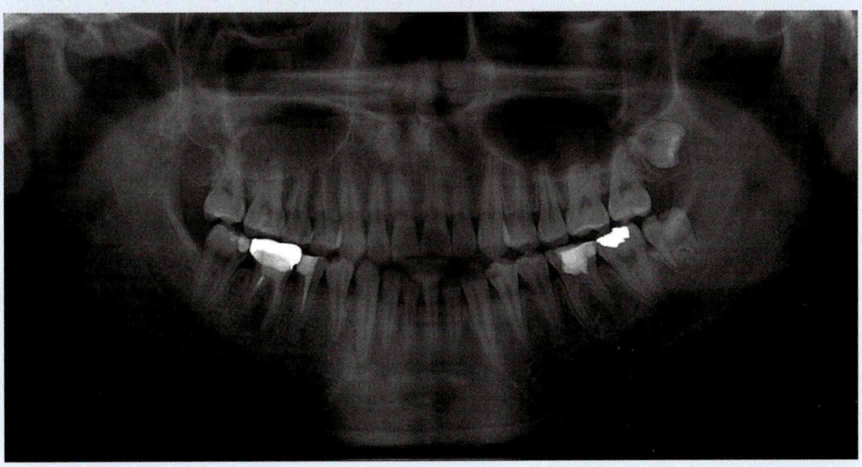

그림 3-1. 초진 시 파노라마 방사선사진.

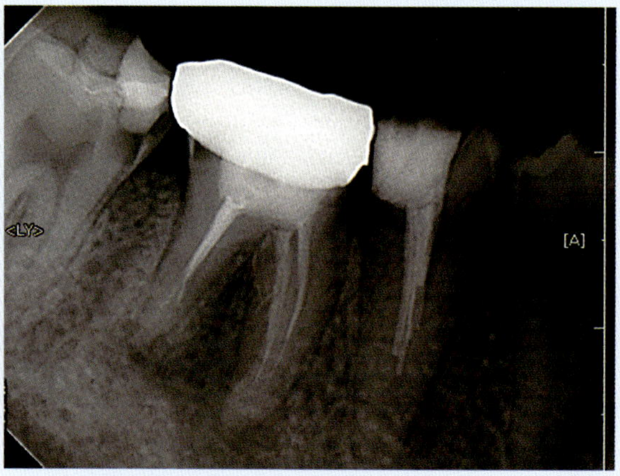

그림 3-2. 초진 시 치근단 방사선사진.

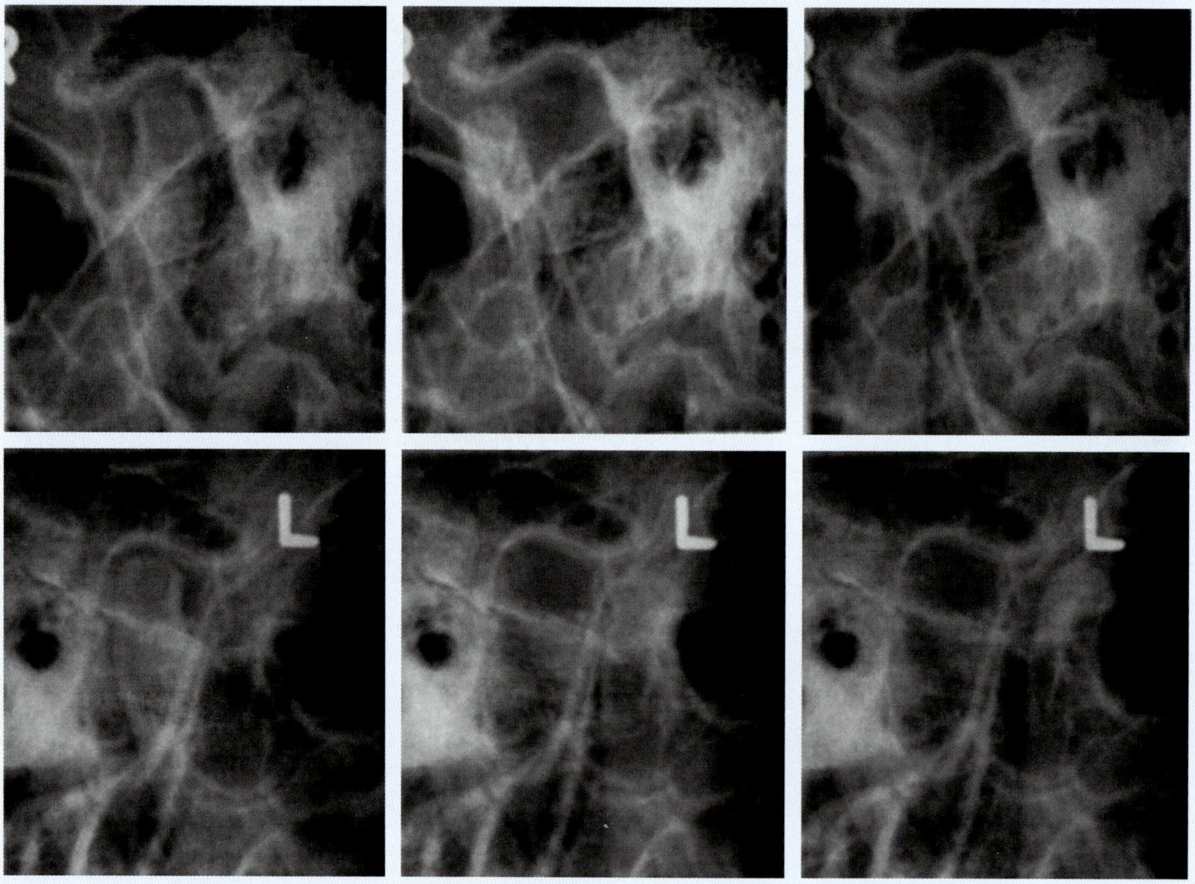

그림 3-3. 초진 시 횡두개 방사선사진.

3. 진단 및 치료계획

1) 진단

측두하악장애분석검사 및 치과방사선사진검사 결과 우측 광대뼈 부위의 타박상(contusion), 우측 턱관절의 원판후조직염(retrodiscitis)과 관절낭염(capsulitis), 우측 하악 제2소구치의 치관파절로 진단하였다.

2) 치료계획

우측 턱관절에 대한 근이완요법과 물리치료 및 약물치료를 시행하고 이후 증상 개선이 안 되면 교합안정장치치료를 동반하기로 하였으며, 우측 하악 제2소구치의 보철치료를 시행하기로 하였다.

4. 치료 과정 및 경과

① 자가요법으로 행동조절을 교육하였으며, 우측 턱관절, 원판후조직, 교근에 대한 근이완요법을 포함한 물리치료(ultrasound, soft laser, TENS) 및 약물치료를 시행하였다.

② 파절된 우측 하악 제2소구치에 대한 보철적 처치가 필요하다.

5. 상해진단서

<table>
<tr><td colspan="10" align="center">상해진단서
병록번호: OOOOOOOO
연번호: OOOOOO　　　　주민등록번호: 910000-000000</td></tr>
<tr><td colspan="2">환자 성명</td><td>OOO</td><td>성별</td><td>여자</td><td>생년월일</td><td colspan="2">1900년 0월 00일</td><td>연령</td><td>만 18세</td></tr>
<tr><td colspan="2">환자 주소</td><td colspan="3">OOOO시 OOO OOO OOO</td><td>전화</td><td colspan="4"></td></tr>
<tr><td colspan="2">병명
(국제질병분류코드)
(　) 임상적 추정
(V) 최종 진단</td><td colspan="8">1. 폐쇄성 치아파절(S02.53): 하악 우측 제2소구치 한국질병분류번호: S02.53
2. 턱의 염좌 및 긴장(S03.4): 우측 턱관절, 교근, 원판후조직 S03.4</td></tr>
<tr><td colspan="2">상해 연월일</td><td colspan="2">2010년 8월 25일(환자의 진술에 의함)</td><td colspan="3">초진 연월일</td><td colspan="3">2010년 8월 30일</td></tr>
<tr><td colspan="2">상해의 원인</td><td colspan="8">턱과 턱관절에 가해진 짧고 강한 외력</td></tr>
<tr><td rowspan="2">증상</td><td>상해 부위</td><td colspan="8" rowspan="2">2010년 8월 30일 OOOOO 치과병원에 내원하여 시행한 임상제검사 및 치과방사선사진검사 결과
1) 하악 우측 제2소구치의 치관이 파절되었고,
2) 촉진검사에서 우측 턱관절, 원판후조직, 교근의 압통 소견을 보이며,
3) 개구 및 저작 시 우측 턱관절, 교근의 통증을 호소하는 바,
상기 병명으로 진단하였음.</td></tr>
<tr><td>상해 정도</td></tr>
</table>

<table>
<tr><td rowspan="5">상해에 대한 소견</td><td>진료 경과 의견</td><td colspan="3">2010년 8월 30일 OOOOO 치과병원에 내원하여 시행한 임상검사 및 치과방사선사진검사 결과 상기 병명으로 진단하였으며, 우측 턱관절, 원판후조직, 교근에 대하여 근이완요법을 포함한 물리치료 및 약물치료를 시행하였음.</td></tr>
<tr><td>외과적 수술 여부</td><td colspan="3">치과적으로 외과적 수술은 필요치 않음.</td></tr>
<tr><td>입원 여부</td><td colspan="3">치과적으로 통원치료가 가능함.</td></tr>
<tr><td>통상 활동 가능 여부</td><td colspan="3">가능함.</td></tr>
<tr><td>식사 가능 여부</td><td colspan="3">가능하나 통증 발생을 막기 위하여 유동식의 섭취가 권장됨.</td></tr>
<tr><td rowspan="3">향후 치료에 대한 의견</td><td>치료를 요하는 기간</td><td colspan="3">최소 1개월 이상의 치료가 필요함.</td></tr>
<tr><td>향후 치료 의견</td><td colspan="3">향후 특기할 합병증이 발생하지 않는 한 우측 턱관절, 원판후조직, 교근에 대하여 근이완요법을 포함한 물리치료 및 약물치료를 시행해야 할 것으로 사료되며, 상기 치료로 증상이 개선되지 않을 경우 교합안정장치치료도 동반되어야 할 것으로 사료됨. 또한 파절된 하악 우측 제2소구치에 대하여 보철치료를 시행해야 할 것으로 사료됨.</td></tr>
<tr><td>병발증 발생 가능 여부</td><td colspan="3">치과의사의 지시를 성실히 따르는 한 특기할 합병증은 발생하지 않을 것으로 사료되나, 턱관절장애는 치료 후에도 과도한 개구나 큰 소리, 단단하거나 질긴 음식의 과다한 섭취 증상이 지속되거나 악화될 수 있으므로 지속적인 주의를 요하며, 파절된 하악 우측 제2소구치는 치근 외흡수의 가능성을 배제할 수 없고, 치근 외흡수 시 외과적 발거를 요함.</td></tr>
<tr><td colspan="2">기타</td><td colspan="3">상기 파절된 하악 우측 제2소구치는 기존에 시행된 근관치료로 인하여 외력에 취약했을 것으로 사료됨.</td></tr>
<tr><td colspan="5">위와 같이 진단함</td></tr>
<tr><td colspan="2"></td><td colspan="3">발행일: OOOO년 OO월 OO일</td></tr>
<tr><td colspan="2">의료기관 주소</td><td colspan="3">OOOO시 OOO OOO OOO</td></tr>
<tr><td colspan="2">명칭</td><td colspan="3">OOOOO 치과병원</td></tr>
<tr><td colspan="2">전화번호</td><td colspan="3">OOO-OOO-OOOO</td></tr>
<tr><td colspan="2">면허번호</td><td>제OOOO호</td><td>치과의사 성명</td><td>OOO 인</td></tr>
</table>

사례 2: 치관-치근파절

1. 병력

52세 남자 환자가 며칠 전 주차 문제로 상대방과 다투다가 상악 좌측 중절치(#21)가 부러졌다. 상대방의 옷을 물었는데 상대방이 빼는 바람에 이가 부러졌다고 하였다. 부러진 치아는 환자 본인이 재위치시켜 지냈으며 아프지는 않았다고 한다. 이상은 환자 진술에 의한 것이다.

2. 임상증상, 방사선학적 및 기타 검사소견

1) 임상증상

#21 치수노출을 동반한 치관-치근이 협측으로 깊게 파절된 소견이 관찰되었고 협측 치은출혈이 있었다. 치아동요도는 없었으나 타진 시 약간의 불편감을 호소하였다. 협측으로 깊게 파절된 이유는 구강 안쪽에서 바깥쪽으로 힘이 가해졌기 때문으로 판단된다(상대방의 옷을 물었는데 힘으로 빼내면서 이런 힘이 가해졌을 것으로 추측됨)(표 3-2).

표 3-2. 인접치아 검사 결과

	#12	#11	#22	#23
타진	–	–	–	–
EPT	8/64	12/64	10/64	18/64
냉 · 온검사	정상	정상	정상	정상
동요도	0	0	0	0

2) 방사선학적 검사

치근단 방사선사진에서 #21 치경부 근처에 V자 형의 방사선투과선이 관찰되었다. 인접치들은 특이한 소견이 관찰되지 않으며 치조골 파절은 관찰되지 않았다(그림 3-4).

3. 진단 및 치료계획

1) 진단

상악 좌측 중절치(#21)의 치수노출을 동반한 치관-치근 파절(complicated crown root fracture: S02.56)

2) 치료계획

#21의 파절된 양이 너무 크고 파절선이 치은연하에 위치하고 있어 재접착은 어려울 것으로 판단되었다. 남아 있는 치근을 외과적으로 정출시켜 건전한 치질을 확보한 후 보철치료하는 것이 바람직할 것으로 사료되었다. 환자 본인은 자연치아를 유지하고 싶어하였다. 단 치관/치근 비율이 불리하여 동요도 발생 시 bridge 또는 implant 등의 보철치료가 필요할 수 있음을 설명하였다.

참고

상해에 의한 치아 손상에서는 예후가 불량하거나 예측이 어려운 경우라면 진단 및 치료계획이 지나치게 보존적일 필요가 없다. 후에 예후가 불량하여 발치하게 되어 피해자가 자기부담할 경우 진단 및 치료계획에 불만을 가지고 항의 및 치료비 청구를 해올 수 있다.

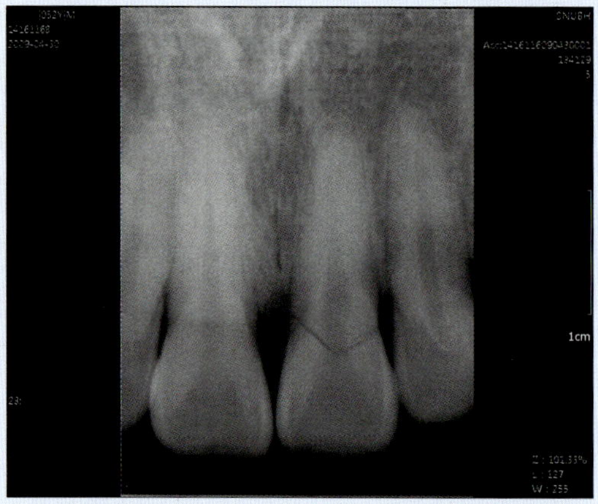

그림 3-4. 초진 시 치근단 방사선사진. 치조골까지 진행된 파절선이 명확하게 관찰된다. 인접치의 이상이나 치조골의 파절은 관찰되지 않는다.

4. 치료 과정 및 결과(그림 3-5~3-11)

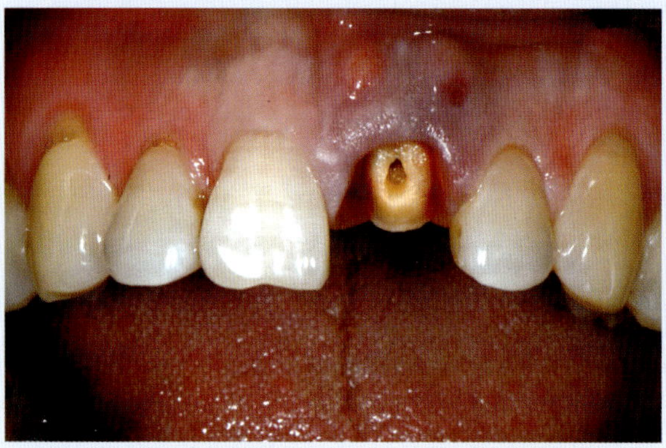

그림 3-5. 초진 시 구강 정면 사진. 상부 치관을 제거한 결과 치수가 노출된 것이 관찰된다. 협측 치은 종창이 관찰되지만 인접치 및 치조골의 파절 등은 관찰되지 않았다. 협측으로 깊게 파절된 것은 힘이 구강 내에서 바깥으로 작용하였기 때문으로 판단된다.

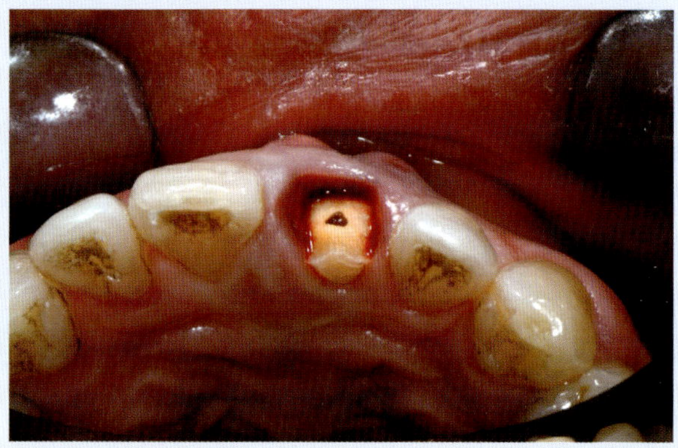

그림 3-6. 구강 교합면 사진. 구개측을 제외한 전 부분의 깊은 파절선이 관찰된다.

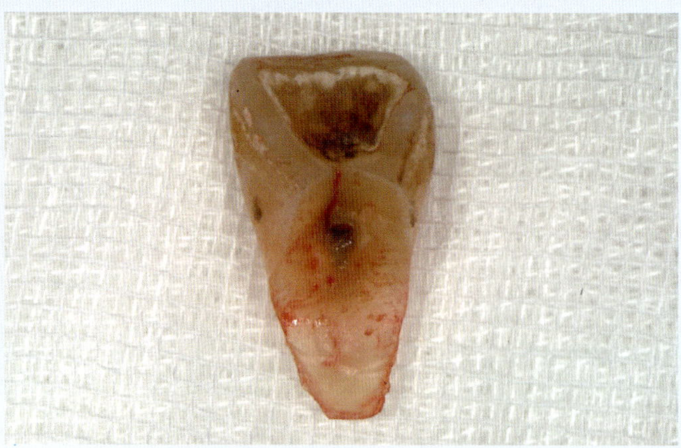

그림 3-7. 파절된 치관 부분. 협측으로 매우 깊게 파절된 것을 관찰할 수 있다. 파절선이 치은연하로 너무 깊어 재접착은 곤란하였다.

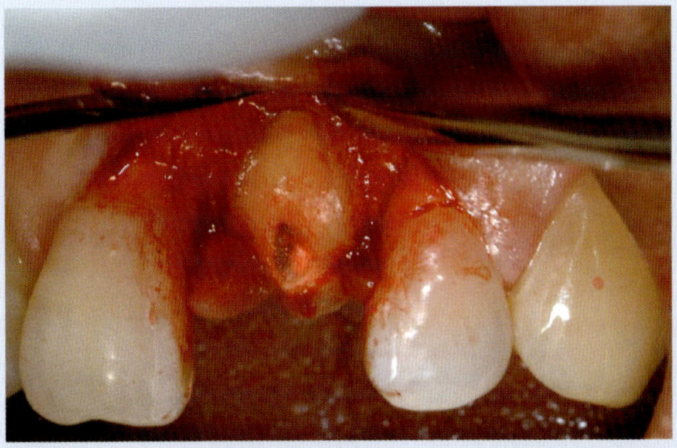

그림 3-8. 외과적 정출술(surgical extrusion)을 위해 판막을 거상하고 파절선을 노출시킨 모습.

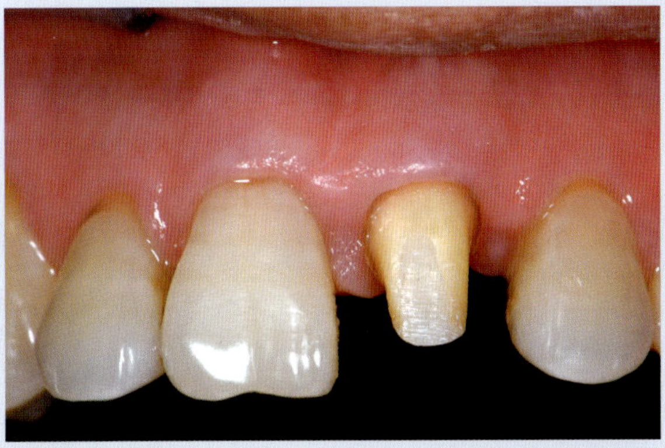

그림 3-9. 술 후 8개월 경과 모습이다. 동요도는 없으며 치조골 및 주변 연조직의 양호한 치유가 관찰된다. 협측의 염증성 종창도 완전히 사라진 모습이다.

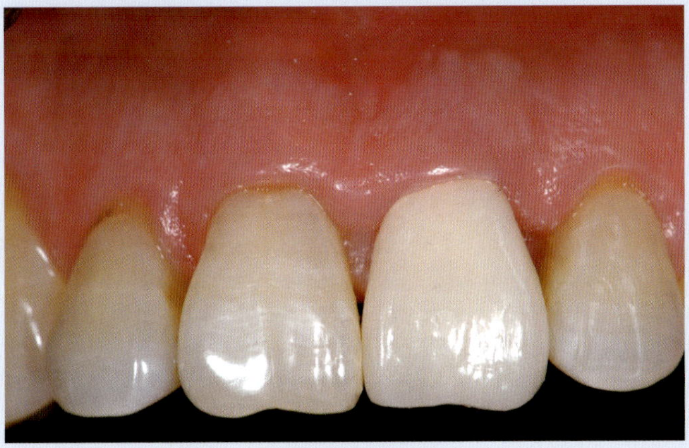

그림 3-10. 술 후 8개월 임시보철물(provisional restoration)이 장착된 모습. 동요도 및 장기간의 예후를 관찰 중에 있으며 술 후 1년 4개월 경과한 현재까지 문제없이 사용되고 있다.

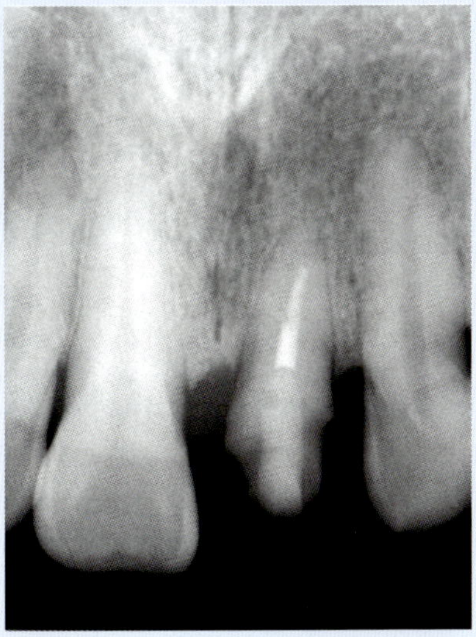

그림 3-11. 술 후 1년4개월 후 방사선사진. 정상 치조백선 및 치조골이 관찰된다. 동요도는 없으며 환자는 불편감을 호소하지 않았다. 장기간의 관찰이 필요하다.

5. 상해진단서

상해진단서

진료카드번호: OOOOOOOO

연번호: OOOO-OO　　주민등록번호: OOOOOO-OOOOOOO　　동반자:

환자 성명		OOO	성별	남	생년월일	OOOO년 O월 O일	연령 만 51세
환자 주소		OO시 OOO OOO			전화	OOO-OOO-OOOO	
병명 (국제질병분류코드) (　) 임상적 추정 (V) 최종 진단		치수노출을 동반한 치관-치근파절: 상악 좌측 중절치 -한국질병분류번호: S02.56					
상해년월일		2009년 4월 26일 (환자측 진술에 의함)			초진년월일	2009년 4월 20일	
상해의 원인		상대방의 옷을 물었다가 갑자기 빼는 바람에 부러짐(환자의 진술에 의함)					
증상	상해 부위	상해 부위: 상악 좌측 중절치					
	상해 정도	상해 정도: 치수 노출을 동반한 치관-치근파절					
상해에 대한 소견	진료 경과 의견	2009년 4월 30일 내원하여 임상제검사 및 치과방사선사진검사 결과 상기 병명으로 진단하였으며, 남아 있는 치근을 이용하기 위하여 외과적 정출술이 필요할 것으로 사료됨.					
	외과적 수술 여부	2009년 5월 11일 외과적 정출술을 시행함.					
	입원 여부	필요 없음.					
	통상 활동 가능 여부	저작 시 불편감 외에 통상 활동은 가능함.					
	식사 가능 여부	상기 손상으로 현재로서는 전치부 저작이 불편하여 유동식이 권장됨.					
향후 치료에 대한 의견	치료를 요하는 기간	수상일로부터 약 4주(단 보철 기간은 제외).					
	향후 치료 의견	동요도 감소 및 치조골의 재생이 원활하게 이루어진 후 영구 보철수복을 요함. 만약 동요도 증가 및 치조골흡수가 발생할 경우 추가 보철치료가 필요할 수 있음.					
	병발증 발생 가능 여부	치과의사의 지시를 성실히 따르는 한 특기할 합병증은 발생하지 않을 것으로 사료되나, 전치부의 과도한 사용이나 단단하거나 질긴 음식의 과다한 섭취 시 동요도가 발생하여 발치가 필요할 수 있음.					
기타		경과에 따라 예후가 불량할 수 있으며 이 경우 임플란트 치료가 필요할 수 있음.					
위와 같이 진단함							
발행일: OOOO년 O월 O일							
의료기관 주소		OO시 OOO OOO					
명칭		OOOOO 치과병원					
전화번호		OOO-OOO-OOOO					
면허번호		제OOOO호			치과의사 성명	OOO 인	

제 4 장

소견서

흔히 소견서는 진단서에 비해 법적인 효력이 떨어지는 것으로 생각한다. 그러나 비록 소견서가 법률적 요건을 구비하지 않았다 하더라도 발급자가 면허를 소지한 의료인이기 때문에 공적으로 사용될 수 있으며 법적으로 중요한 판단 근거가 될 수 있음을 강조하고자 한다. 따라서 소견서라고 하여 가볍게 생각하여 기재 사항을 소홀히 할 경우 책임 문제의 시비에 연루될 수 있으므로 치과의사는 이 점을 유념해야 한다. 흔히 소견서는 환자가 타 병의원이나 학교, 직장, 보험회사 등에 제출할 목적으로 요구하기도 하지만 건강보험심사평가원, 산재보험공단, 자동차보험회사 등에서 보험금 지급과 관련하여 소견서를 요청하는 경우도 있다. 소견서에 특별한 양식이 있는 것은 아니다. 따라서 각 병원에서 나름대로 양식을 만들어 사용할 수 있으며 병록번호, 연번호, 환자 관련 정보(성명, 성별, 나이, 성별, 주민등록번호), 병명, 병력 및 이학적 소견, 검사소견, 치료 경과, 진료의사 의견 등이 포함된다면 양식은 자율적으로 작성하여도 무방하다.

경찰, 검찰 등의 요청에 의한 경우가 아니면 가능한 한 소견서보다는 진단서를 발급하도록 권유하여야 한다.

사례 1: 하치조신경손상

1. 병력

62세 남자 환자가 10개월 전 하악 우측 구치부 임플란트 식립 수술을 받았으나 깊게 심겨져서 제거하고 다시 식립했다고 하였다. 그 후부터 우측 하순과 턱 부위에 변화된 감각이 지속되고 있다고 진술하였다.

2. 임상증상, 방사선학적 및 기타 검사소견

1) 임상증상

우측 하순과 턱 부위가 항상 뻐근하며 찬 것, 뜨거운 것에 닿으면 찌릿한 느낌이 지속된다고 하였다. 촉각과 통각 등은 인지하지만 둔하고 무거운 느낌이 계속되고 있었다.

2) 방사선학적 소견

파노라마 방사선사진에서 양측 구치부와 하악 전치부에 임플란트가 식립된 상태이며 하치조관에서 떨어져 있는 소견을 보였다(그림 4-1).

3) 전류인지도역치검사 및 체열검사

Neurometer를 이용한 전류인지도역치(current perception threshold; CPT) 평가 결과 2KHz: 275, 250Hz: 48, 5Hz: 32 값을 보이면서 중등도의 감각 저하 소견이 관찰되었다. 체열검사에서는 우측턱이 좌측에 비해 0.4℃ 높은 체온으로 측정되었다(그림 4-2).

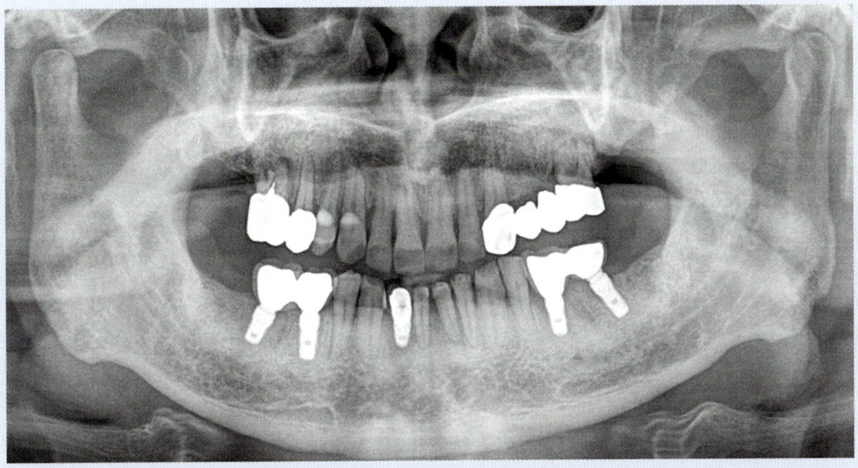

그림 4-1. 초진 시 파노라마 방사선사진.

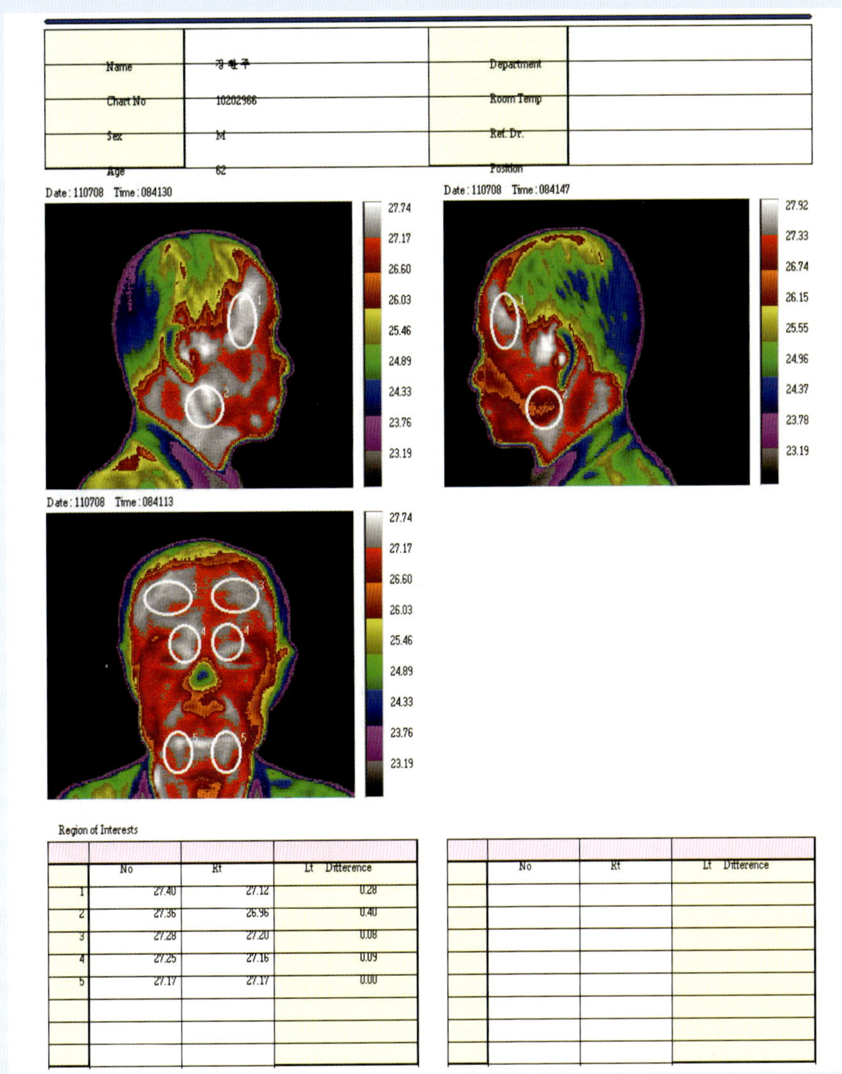

그림 4-2. 체열검사.

3. 진단 및 치료계획

1) 진단

우측 하치조신경손상(S04.3)

2) 치료계획

임플란트는 하치조관과 간격이 있으며 성공적으로 보철물이 완성된 상태였고 감각 둔화 증상이 발생한 후 시간이 많이 경과한 상태여서 제거는 고려하지 않았다. 증상의 완화 및 찌릿한 통증에 대한 치료 목적으로 물리치료 및 약물치료를 계획하였다.

4. 치료 과정 및 경과

2011년 7월 15일부터 감각 저하 부위에 4개의 침(acupuncture)을 삽입한 후 저주파전자침자극요법을 1주 2회씩 1개월간 시행하였으며 4주간 Methycobal(1T tid)을 투여하였다. 감각 저하 증상은 약간 호전되었고 통증은 감소하는 양상을 보였지만 변화된 감각은 완전히 소실되지 않았다.

5. 소견서

다음 소견서는 진단, 소견 및 진료의사 의견을 간략하게 작성한 사례이다.

소견서

-병록번호: OOOOOOOO
-연번호: OOOOOO
-주민등록번호: 580000-0000000
-성명: OOO 성별: 여자 생년월일: 1949년 O월 O일 연령: 만 63세
-주소: OOOO시 OOO OOOO
-병명(임상적 추정): 하순 우측의 동통성 지각이상(S04.3)
-병력 및 이학적 소견(치료 경과)
우측 하순과 턱의 변화된 감각(둔한 느낌)이 잔존하고 있음.
-검사소견:
전류인지도역치검사 및 체열검사 결과 우측 하치조신경 지배 부위의 중등도 감각 저하 소견이 관찰됨.
-진료의사 의견(환자 회송 사유)
1~2개월간 투약 및 물리치료가 필요함. 감각의 완전한 회복 여부는 예측할 수 없지만 치료 후 일부 호전될 가능성은 있음.

사례 2: 치아파절

1. 병력

63세 여자 환자가 상악 우측 제1대구치(#16)의 동통을 주소로 내원하였다. 입천장 부위가 부었다 가라앉기를 반복하였으며 얼마나 오래되었는지는 정확히 기억하지 못하였다. 개인 치과의원에서 발치 후 임플란트 치료를 권유받았으나 가급적 자연치아를 유지하고 싶어 내원하였다(그림 4-3).

2. 임상증상, 방사선학적 및 기타 검사소견

1) 임상증상

#16 Bite (+), Percussion (+), Palpation on palatal gingival (++), Bleeding on probing (++)

Periodontal pocket depth >8mm on mesial, distal, palatal side

2) 방사선학적 소견

#16의 치근단 염증 및 치근파절이 관찰되었고, 과도한 크기의 치내 구조물(core로 추정됨)이 관찰되었다. 현 상태로 #16을 살리는 것은 불가능한 것으로 판단된다(그림 4-4).

3. 진단 및 치료계획

1) 진단

임상검사 및 치과 방사선사진검사 결과 #16의 치아-치근파절로 진단하였다.

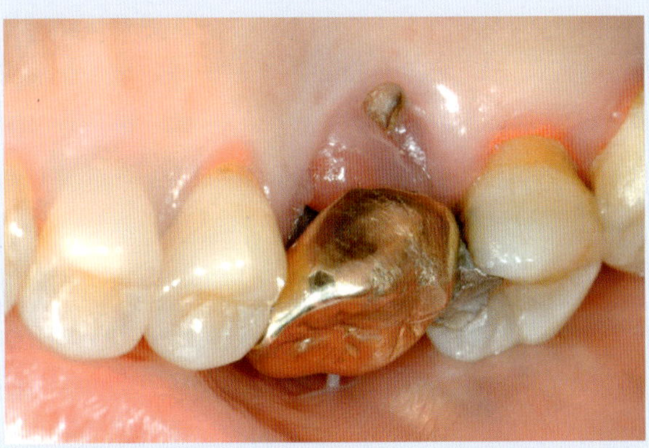

그림 4-3. 초진 시 구개측 임상 사진. 보철물 하방의 이차우식 및 치근파절이 관찰된다. 상기 부위로는 저작이 불가능함을 호소하였다. 발병한 지 오래되었으나 치과 내원이 두려워 진료를 미루었다고 하였다.

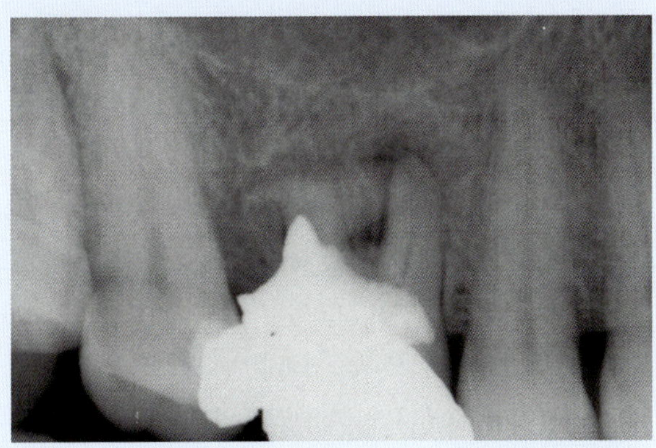

그림 4-4. 초진 시 치근단 방사선사진. 치근파절 및 근첨부의 방사선투과성 병소가 관찰된다.

2) 치료계획

남아 있는 치질이 매우 부족하며 치근까지 파절되었기 때문에 #16은 발치가 불가피하였다. 환자와 보호자는 임플란트 치료를 강력히 거부하였으며 자연치아를 유지하길 희망하였다. 따라서 성공과 실패 가능성에 대해 충분히 설명한 후 #18을 #16으로 옮기는 '자가치아이식술'을 시행하기로 하였다.

4. 치료 과정 및 경과(그림 4-5~4-11)

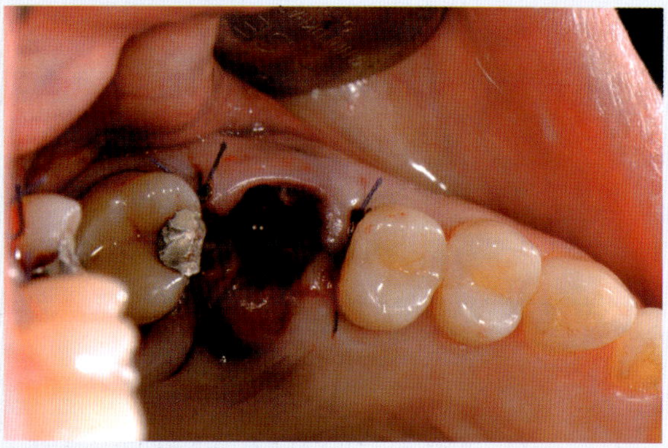

그림 4-5. #16을 발치한 후 미리 봉합(suture)해 놓은 모습. 잔존치근 및 염증조직(granulation tissue)은 미리 제거하여 공여치(#18)의 구강 외 시간을 최소화하였다. 환자의 나이가 다소 고령이라 발치 및 이식을 두 단계(2 stage)로 나누어 하기가 부담스러워 발치와 동시에 이식하기로 하였다.

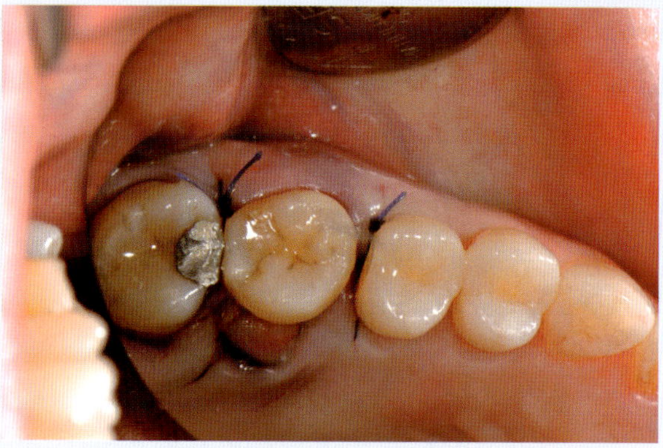

그림 4-6. #18을 안전하게 발치하여 #16에 위치시킨 모습. #16에 비해 크기가 약간 작았기 때문에 치관 삭제 등은 필요하지 않았다. 발치 후 이식에 걸린 시간은 10분 2초였다.

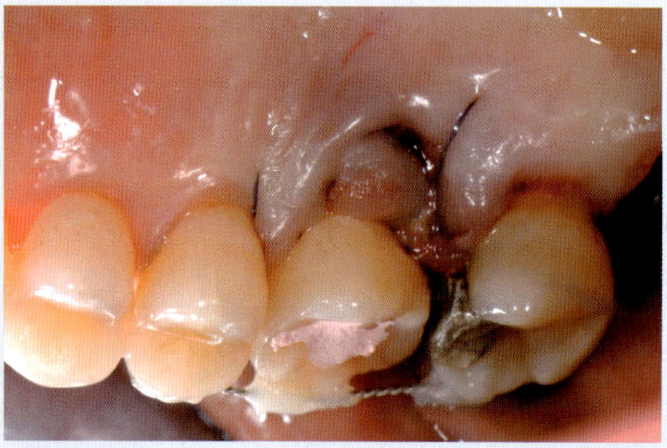

그림 4-7. 이식 후 resin wire splinting으로 고정하고 access open 한 후의 모습이다. 구개측 부위는 최대한 1차 접합(primary closure)이 되도록 고정하였다.

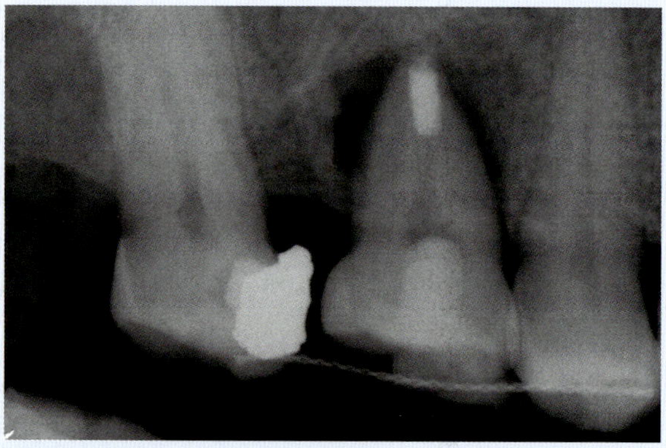

그림 4-8. 술 후 1주일 경과 후 방사선사진. 치아 크기 차이에 따른 치조골의 빈 공간이 관찰된다.

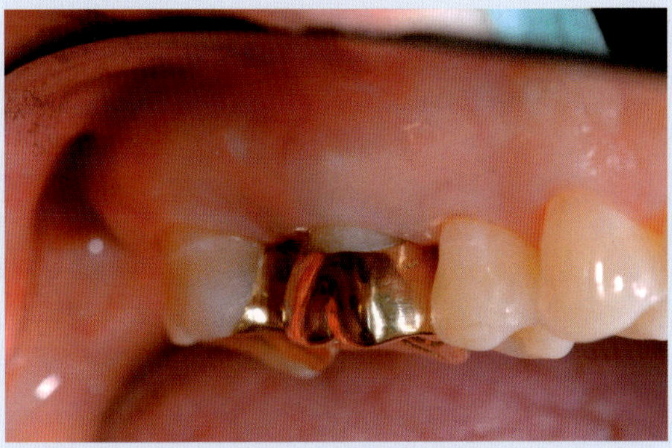

그림 4-9. 술 후 1년 2개월 경과 모습. 보철치료 후 잘 사용하고 있다.

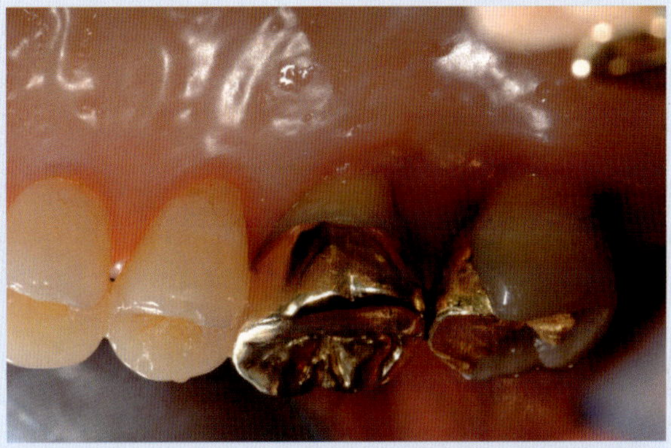

그림 4-10. 술 후 1년 2개월 후 구개측 모습. 약간의 치은 부종 및 퇴축이 관찰되나 치주낭 깊이는 정상으로 유지되고 있다. 초기 상태와 환자의 나이를 고려하였을 때 매우 양호한 치유 경과를 보이고 있으며 정기적으로 관찰 중에 있다.

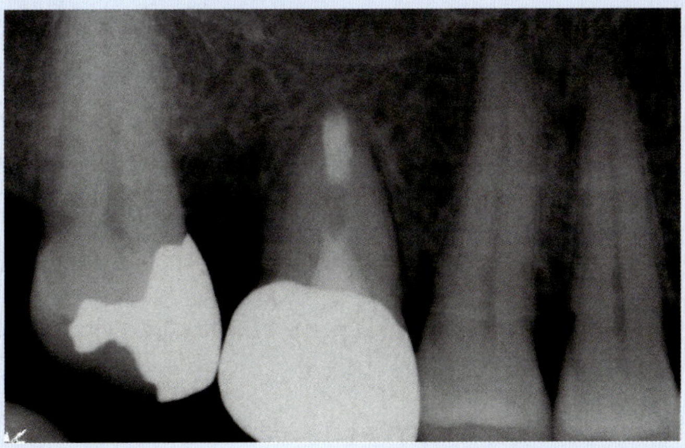

그림 4-11. 술 후 1년 2개월 경과 후 방사선사진. 선명한 치조백선이 관찰되며 치조골의 양호한 재생도 관찰된다. 환자는 사용에 전혀 불편을 느끼고 있지 않다. 원심측의 낮은 치조골은 공여치(#18)의 치주인대 부착 상실에 의한 감소로 판단된다.

5. 소견서

아래 소견서는 치료 경과 및 예후에 대해 비교적 상세하게 기술한 사례이다.

소견서

연번호: OOOOOO 병록번호: OOOOOOOO

주민등록번호: OOOOOO-OOOOOOO
성명: OOO 성별: 여자 생년월일: 1949년 O월 O일 연령: 만 63세
주소: OOOOO
병명: 치관 치근 파절(S02.56): 상악 우측 제1대구치
한국질병분류번호: S02.56
치료 기간: '치료소견'란 참조

치료소견

1) 발병일 및 발병 원인: 치근파절의 원인은 다양하나 본 증례의 경우 건전치질이 매우 부족하였으며, 환부가 저작력을 많이 받는 제1대구치임을 감안하였을 때 치아의 피로 파절로 사료됨. 언제 치근이 부러졌는지에 대해 환자가 기억하지 못하고 있으므로 발병일은 추정이 어려움.
2) 증상 및 병에 대한 소견: OOOO년 O월 O일 내원하여 임상검사 및 치과방사선검사를 시행한 경과 원심치근의 파절이 관찰되며 건전치질이 매우 부족하여 발치가 불가피한 것으로 평가됨. 단, 환자와 보호자가 임플란트 치료를 거부하며 자연치아를 유지하기를 원하여 상악 우측 제3대구치를 이용한 자가치아이식술로 치료하기로 함.
3) 현재까지의 치료 경과: OOOO년 O월 OO일 자가치아이식술 시행함. 예후 양호하고 치조골재생이 뚜렷하여 OOOO년 O월 OO일 보철치료(주조금관) 시행함. 술 후 1년 2개월 경과 시점에서 상태 양호하며 불편을 호소하지 않음.
4) 향후 치료 의견: 향후 특기할 합병증이 발생하지 않는 한 저작 기능을 잘 수행할 것으로 사료되며 동요도 및 치근흡수 등에 대한 장기간의 관찰 평가가 필요함.
5) 치료 후 심신장애에 대한 의견: 치과의사의 지시를 성실히 따르는 한 특기할 합병증은 발생하지 않을 것으로 사료되나 적절한 구강위생관리가 되지 않고 단단하거나 질긴 음식을 과도하게 섭취할 경우 동요도 및 치조골흡수 등이 발생할 수 있으므로 지속적인 주의를 요함.
6) 비고: 본 진단서는 치과치료 부분에 한함.
7) 용도: 보험회사 제출용.

사례 3: 건강보험심사평가원에 제출한 진료 관련 소견서

다음 소견서는 1일 입원, 진정정맥마취하에 매복지치 2~4개를 동시에 발치하는 시술에 대한 보험급여를 인정하지 않음으로 인해 건강보험심사평가원에 진료의 타당성을 주장하면서 이의 제기한 사례이다.

소견서

등록번호	OOOOOO	환 자 명	OOO
진 료 과	치과(구강악안면외과)	성별/나이	O/OO
상 병 명	매복지치(#18, 28, 38, 48): K01.163, K01.173		
제 목	매복지치 동시 발치술에 대하여(1일 입원하에 2~4개 동시 발치)		

1. 1일 입원하에 매복지치 동시 발치술은 본원에서 이미 1998년부터 시행하고 있었으며 개원 초기에 공단측의 자료 요청 등 입원 발치에 대한 근거 있는 자료들을 충분히 제출한 바 있습니다.
2. 매복지치의 외과적 발치술은 치과진료 영역에서 난이도가 아주 높고 합병증 발생 가능성도 매우 높으며 발치 후 심한 통증, 부종, 출혈 등 후유증이 빈번히 나타나고 있습니다. 물론 통원 치료를 통해 1개씩 수술 발치를 시행할 수도 있지만 환자의 술 후 합병증을 최소화하고 치료 기간을 단축시키면서 수술 중 통증과 스트레스를 경감시키려는 시도로 정맥마취하에 동시발치술이 선택될 수 있으며 술 후 관리를 위해 1일 입원이 필요합니다(day surgery 혹은 1박 2일 입원 필요).
3. 본원에서 모든 매복지치 발치를 입원하여 시행하는 것은 아니며 수술 난이도, 환자의 심리적 상태, 술 후 예상될 수 있는 후유증 등을 고려하여 사전에 술 전 검사(혈액검사, 흉부 방사선 촬영, 심전도)를 시행하여 정맥진정마취를 시행할 수 있는지 여부를 평가한 후 환자측과 충분히 상담한 후 동의하에 선택적으로 시행하고 있습니다.
4. 매복지치를 양측 혹은 상하악 동시에 발치하는 것을 절대 불합리하거나 과잉 진료로 볼 수 없습니다.
5. 정맥 진정마취를 시행한 환자들은 마취에서 완전히 회복되는 것을 확인한 후 퇴원시키는 것이 바람직한 진료입니다. 마취에서 완전 회복되지 않은 환자들을 관리하지 않고 집으로 돌려보내는 것은 의료인의 자세가 아니며 의료사고 발생 가능성이 매우 높습니다.
6. 본인이 제출한 자료에 문제가 있다고 판단된다면 관련 학회 혹은 대한치과의사협회에 자문을 적극 요청하시기 바랍니다.

작성자 OO병원치과 구강악안면외과 OOO(인) 면허번호: OOOOO

주치의: OOO (인)

사례 4: 자동차보험회사에 제출한 소견서: 교통사고 후 턱관절장애로 치료 받은 환자에 대한 보험금 지급 관련

소견서

1. 증상 및 병력

OOOO년 OO월 OO일 OO병원 치과에 처음 내원하였으며 지역치과의원에서 의뢰되었음. 주증상은 약 4~5mm 정도의 개구장애였으며 강제 개구 시 25mm까지 가능하였으나 심한 통증을 호소하였음. 또한 양측 턱관절 촉진 시 압통(좌측이 심함), 편두통 등을 호소하고 있었음.

2. 치료 경과

투약, 교합안정장치, 발통점 주사요법 및 물리치료를 시행하였으며 환자가 심적 고통을 호소하여 신경정신과에 의뢰하여 협진치료를 진행하고 있음. 주사 후 약간 편해진 느낌이라고 말하지만 주관적 및 객관적 소견상 현저한 증상 호전을 보이고 있지 않음.

3. 교통사고와 턱관절장애의 연관성에 대한 의견

환자의 기왕력에서 턱관절장애가 이미 존재하였는지는 알 수 없음. 그러나 교통사고와 같은 외상이 안면부에 가해질 경우 이차적으로 시간이 경과하면서 턱관절장애가 발병할 수 있음. 만약 환자의 기왕력상 턱관절장애가 존재하였다면 외상으로 인해 그 증세가 더욱 악화될 가능성은 충분히 있음. MRI 검사에서 관절원판의 위치 및 형태는 이상이 없으나 핵의학검사 결과 양측 턱관절 부위에 약간의 염증성 병변을 의심할 만한 소견이 관찰되었음. 따라서 사고가 턱관절장애의 발병 혹은 악화에 일정 부분 관여하였을 가능성은 충분히 있다고 사료됨(관련 근거: 별첨 영문 논문 참고).

4. 치료 후 심신장애에 대한 의견

턱관절장애는 심리적 요인(스트레스 등)이 많이 관여하며 외상후증후군에서도 정신심리학적 문제점이 충분히 발생할 수 있음. 턱관절장애가 잘 치료되지 않을 경우 환자의 정신심리치료를 위해 신경정신과와 협진하는 경우가 종종 있음.

사례 5: 산재보험소견서

건설 현장에서 넘어지면서 하악골 골절, 구순열창이 발생하여 응급처치를 시행하였고 향후 치료계획에 대한 산재보험소견서를 작성한 사례이다.

소견서

연번호 : OOOOO 병록번호: OOOOOO

–주민등록번호: OOOOOO–OOOOOOO
–성명: OOO 성별: 남자 생년월일: OOOO년 O월 O일 연령: 만 63세
–주소: OOOO시 OOO OOOO
–병명: 하악골 결합 부위의 골절, 폐쇄성(S02.670), 좌측 하악골 각의 골절, 폐쇄성(S02.660), 입술의 열린 상처(S01.50)

1. 증상 및 병력

OOOO년 O월 OO일 산재사고로 응급실에 내원하였으며 초진 시 하악골 정중앙 부위, 좌측 우각부 골절에 의한 교합부전, 개구 제한, 지각이상, 좌측 구순부 열창이 존재하고 있었음.

2. 치료 경과

OOOO년 O월 OO일 비관혈적 정복술을 시행한 후 열창 봉합술이 시행되었음. O월 OO일 전신마취하에 관혈적 정복 고정술이 예정되어 있음. 수술 후 약 10일간의 입원 가료가 필요하며 수상일 기준으로 약 6주간 창상 처치 및 경과 관찰이 필요한 상태임.

3. 치료 후 합병증에 대한 의견

술 후 감염, 교합부전, 턱관절장애, 감각기능 저하 등의 합병증이 발생할 수 있음. 합병증 발생 시 부가적인 치료 및 치료 기간 연장이 필요할 수 있음.

사례 6: 하악전돌증 수술 후 소견

소견서

병력번호: OOOOOO

연 번 호: OOOOOO 주민등록번호: OOOOOO-OOOOOO

1. 환자 주소	OO시 OOO OOO OOO OOO						
2. 환자 성명	OOO	성별	여	생년월일	OOOO년 O월 O일	연령	만 22세
3. 병력 임상적 최종	하악 전돌증(K07) (구순구개열 수술 후의 상태)						
4. 발병일	추정 불가.						
5. 치료 의견	상기 환자는 위 진단으로 OOOO년 O월 O일 OOOO치과병원 구강악안면외과에 입원하여 OOOO년 O월 O일 전신마취하에 구내 수직시상 하악지골절단술 및 구내 르포트씨 제2골절단술과 자가골이식술을 시행받았음. 구순구개열의 기왕력이 있으나 수술 후의 상태임. 본원에 내원 당시 환자의 주소는 심미적인 개선으로서 악관절 및 저작 기능에 특이 소견 없음. OOOO년 O월 OO일 환자에게 시행된 술식은 악교정술로서 보험급여 해당 사항 없음. 악안면성형술 및 악교정술에 해당하므로 비급여 처리함.						

발행일: OOOO년 O월 OO일

병의원주소: OOOO시 OOO OOO

병의원명: OOOO치과병원

전화번호: OOO-OOO-OOOO

면허번호 OOOOO 의사 성명 OOO (인)

제 5 장

병사용진단서

주기적으로 병역 비리와 관련된 사회적 문제들이 노출되고 있다. 최근에는 다수 치아가 상실된 것을 주 상병으로 하여 불법 병역 면제를 받은 것이 밝혀져 사법 처리된 경우도 있었다. 치과에서는 다수 치아 소실, 턱관절 장애, 안면추형 등이 병역과 연관이 있을 수 있기 때문에 병사용진단서 발급 시 각별한 주의를 기울여야 한다. 치과적 질환으로 병역 면제 혹은 공익근무요원 등에 해당되는 등급을 받는 경우는 말을 못하거나, 음식을 전혀 씹을 수 없을 때, 정상적인 식생활이 불가능할 때이며 각각의 기능장애 평가를 점수화하고 신체 다른 부위의 기능이상 점수를 합산하여 판정하게 된다. 그러나 병력 충원 수요에 따라 일정 점수에서 판정하기 때문에 어느 해에는 면제에 해당될 수 있고, 어느 해에는 재검의 대상이 될 수 있다.

병사용 관련 진단 기준이 수시로 변화되고 있다. 즉, 2~3년에 1번 정도 개정이 되는 것으로 알려져 있으며 규정이 완화되었다가 강화되는 등의 일이 반복되고 있다. 이는 군에서 필요로 하는 인원의 수급 조절을 위해 규정의 완화와 강화를 반복하기 때문으로 사료된다. 따라서 기존의 경험을 토대로 병사용진단서의 필요 여부에 대해 미리 판단하지 말고 환자의 요구가 있을 경우 사실에 근거해서 발급해야 한다.

환자에 대한 임상 및 방사선 검사, 기타 부가적인 검사를 시행하고 의무기록을 철저히 함으로써 징병신체검사에서 요구하는 적절한 내용이 기재될 수 있도록 해야 한다.

아래와 같이 제시하는 국방부령 제728호(2011. 2. 14) 징병신체검사 등 검사 규칙을 참고하여 치과 관련 내용들을 숙지하는 것이 필요하다.

1. 병사용진단서의 정의

병사용진단서란 정확한 신체등위 판정에 참고하기 위하여 병무청에서 정한 서식에 따라 병의원에서 질병 상태와 향후 치료 기간 등을 기록한 진단서를 말한다. 즉, 병역과 관련하여 그 수행 가능성에 대한 판단을 내리기 위하여 요구되는 의료문서이다.

2. 병사용진단서 발급 기관

병사용진단서는 병무청 지정 병원에서 발급받는 것을 원칙으로 하되, 예외적으로 해당 질병의 수술, 1개월 이상 입원, 6개월 이상 통원 치료를 받은 경우에는 비지정 병원에서도 발급할 수 있다.

3. 병사용진단서 서식

1) 개인식별

대리 신체검사 등 불법행위를 식별하기 위해 환자의 인적 사항(성명, 성별, 주민등록번호, 직업)을 기록하고 반드시 사진을 첨부해야 한다. 사진의 좌상측과 우상측에는 발급자의 계인이 찍혀야 한다.

2) 병명

한국표준질병사인분류에 의한 상병명과 기호를 기록한다.

3) 발병, 상해 연월일

확실한 경우에 날짜를 기록하지만 불명확한 경우에는 '추정 불가'라고 기록한다.

4) 발병 장소 및 원인

확실한 경우에 기록하지만 불명확한 경우에는 '추정 불가'라고 기록한다.

5) 초진 연월일

병사용진단서 발급을 위해 처음 진찰한 날짜를 기록한다.

6) 증상 및 질병에 대한 소견

반드시 객관적 근거 자료에 입각하여 기술하여야 한다. 개구량, 치아의 결손 및 동요도, 악골의 병적 상태, 부정교합, 악골기형 등 객관적으로 증명이 가능한 증상을 기재하고, 통증이나 감각이상 등과 같은 주관적 증상은 명백할 경우에 한하여 기재하지만 '자각증상' 혹은 '환자의 주장에 의함'이라는 단서를 붙이는 것이 좋다.

7) 현재까지의 치료 경과

시행된 치료 방법 및 경과(합병증 포함)를 기록한다. 그러나 타 병원에서 진료 받아 자료가 없는 경우에는 타병원 자료를 가져오도록 요청하거나 '환자측 진술에 의하면 …어떠하다', '자료 부족으로 치료 경과를 알 수 없음' 등으로 기재하는 것이 좋다.

8) 현재까지의 일반 상태와 운동능력

현재의 상태에 대해 진단한 치과의사의 의견을 기록한다. 사고 후 장애가 존재하는 경우에는 국가배상법이나 맥브라이드평가법에 의한 노동력 상실률을 기록할 수도 있다. 운동능력은 악기능과 관련된 내용을 기록한다. 즉, 개구량 제한, 하악의 측방운동 제한 등과 같은 소견을 기록한다.

9) 계속 치료를 요하는 기간

치유 기간을 기록하는 것이 아닌 것을 유념할 필요가 있다. 가령 완치되는 시점을 추정하여 1년 또는 2년이라고 기재하는 것은 옳지 않다. 입원과 통원 치료 기간을 구분하고, 술 후 관찰 기간은 별도로 언급하는 것이 좋다. 즉, 악관절 수술 후 정상 기능이 회복되었으나 재발 여부 평가를 위해 6개월~1년 경과 관찰이 필요한 기간을 치료 기간으로 산정해서는 안 된다.

10) 향후 치료에 대한 의견

평균적 수준의 치과의사가 진료할 수 있는 치료 개념으로 정리하는 것이 옳다. 특정 술식이나 자신만의 특별한 치료법을 언급해서는 안 된다.

11) 치료 후 심신장애에 관한 의견

저작, 발음 및 심미적인 장애의 가능성에 관하여 기재한다. 특별한 의견이 없을 경우에는 '치과의사의 지시에 따르는 한 추정되지 않음', '예측할 수 없음' 등으로 기재한다.

12) 병명을 진단한 검사 내용 및 검사 연월일

방사선검사, 임상검사, 모형검사, 특수 검사(근전도검사, 전류인지도역치검사 등) 등 검사명을 기재하고 검사가 시행된 날짜를 기재한다. 몇 차례 나누어 검사하였을 경우에는 각각의 검사 날짜를 기재한다.

13) 비고

기타 병사용진단서를 발급하는 치과의사의 의견을 기재한다.

예: 상기 내용은 이전 자료 부족으로 인하여 환자의 현재 상태와 방사선사진, 임상검사 및 석고모형검사를 근거로 작성됨. 술 전 상태 및 수술 내용에 대해서는 확인 불가함.

참고 병사용진단서의 예시

병사용진단서

등록번호: OOOOOO
연 번 호: OOOOO

사 진 (3×4cm)

1	성명	OOO	2 주민등록번호	OOOOOO-OOOOOOO	성별: 남
3	주소	OO시 OOO OOO-O		4 직업	대학생
5	병명	편측성 구순열을 동반한 경구개열(수술 후 상태) (Q37.1)		발병, 상해 연월일	선천성
6	발병 장소	추정 불가(선천성 기형)		초진 연월일	2001년 9월 14일
7	발병(상해)의 원인	선천성 기형, 태생 이상			
8	증상 및 질병(상해)에 대한 소견	① 선천성 기형으로 태어나 구순성형술, 구개열봉합술 등을 시행한 상태임. ② 구개 전방부에 골결손. ③ 상순 구측 반흔.			
9	현재까지의 치료 경과	상기 병명으로 인하여 수차례 수술을 시행 받았다고 함(환자 진술에 의함). 현재 통원치료 및 정기적인 검진은 시행받지 않고 있음.			
10	현재까지의 일반 상태와 운동능력	상악 우측 중절치와 상악 우측 측절치의 사이에 골결손부가 관찰됨(파노라마 방사선사진 및 정면 규격안모 방사선사진, 측면 규격안모 방사선사진 등에 의함).			
11	계속 치료를 요하는 기간	해당 사항 없음.			
12	향후 치료에 대한 의견	추후 우측 상순 부위의 반흔제거술을 필요로 할 수 있음.			
13	치료 후의 심신장애에 관한 의견	의사의 지시에 따르는 한 추정되지 않음.			
14	병명(5번란)을 진단한 검사 내용	검사 항목	1. 방사선사진 2. 임상검사 3. 석고모형검사	검사 연월일	2001년 O월 OO일
15	비고	상기 내용은 이전 자료 부족으로 인하여 환자의 현재 상태와 방사선사진, 임상검사 및 석고모형검사를 근거로 작성됨. 술 전 상태 및 수술 내용에 대해서는 확인 불가함.			

위와 같이 진단합니다.
OOOO년 O월 OO일
OOOO시 OOO OOO OOO
OOOOOO병원장 전화: OO-OOO-OOOO
치과의사면허번호: OOOOO, 구강악안면외과 의사 성명: OOO(서명 또는 인)

※ 본서에 본원 직인이 없는 것은 무효입니다.
※ 진단서는 병역 처분에 중요한 자료가 되므로 발급에 정확을 기하여 주시기 바랍니다.
※ 허위 진단서를 발급한 사람은 병역법 제91조의 규정에 의하여 처벌됩니다.

4. 국방부령 제728호 2011.2.14. 징병신체검사 등 검사 규칙 참고(치과 관련 규정만 정리하였음)

◎징병검사 규정
제46조(병무청 지정병원의 병사용진단서 참조 등) 중앙신검소장 및 지방병무청장이 지정 병원에서 발행한 병사용진단서를 참조할 수 있는 업무는 다음 각 호와 같다. 제47조(비지정 병(의)원 병사용진단서 참조 등) 중앙신검소장 및 지방병무청장은 다음 각 호의 경우에는 비지정병(의)원의 장이 발행한 병사용진단서를 참조할 수 있다.

399. 악관절장애(수술 후 상태를 포함한다)
주: 개구량은 강제로 벌린 최대치를 기준으로 측정하며 필요시 의식하 진정 상태에서 측정한다.
가. 운동장애
 1) 25mm 이상 35mm 미만으로 개구가 제한된 경우
 2) 15mm 이상 25mm 미만으로 개구가 제한된 경우
  가) 염증성으로 일시적인 경우
  나) 항재성인 경우: 임상 및 방사선(MRI 등)상에서 악관절내장증으로 판명된 경우 또는 가성 관절강직(섬유성 강직)으로 판명된 경우
 3) 15mm 미만으로 개구가 제한된 경우
  가) 염증성으로 일시적인 경우
  나) 항재성인 경우
   (1) 임상 및 방사선(MRI 등)상에서 악관절내장증으로 판명된 경우 또는 가성 관절강직(섬유성 강직)으로 판명된 경우
   (2) 방사선상에서 진성 관절강직(유합)으로 판명된 경우
나. 습관성 탈구
 1) 본인이 호소하며, 검사상 경미한 소견이 있는 경우
 2) 임상적 및 X선상 확인된 악관절 기능이상이 있는 경우(최초 1년 이내 5회 이상 재발병력이 있는 경우를 말한다)
  가) 자가탈구가 가능하며 자가정복도 가능한 경우
  나) 자가탈구가 가능하나 자가정복이 불가능한 경우
 3) 수술 후에도 습관성 탈구가 있는 경우
  가) 자가탈구가 가능하며 자가정복도 가능한 경우
  나) 자가탈구는 가능하나 자가정복이 불가능한 경우
다. 관절원판의 전위로 기능 시 악관절 기능의 이상이 있는 경우
 1) 정복성 전방 변위
  가) 통증이 없는 경우
  나) 통증이 있는 경우
 2) 비정복성 전방 변위
  가) 통증이 없는 경우
  나) 통증이 있는 경우
   (1) 개구량이 25mm 이상인 경우
   (2) 개구량이 15mm 이상 25mm 미만인 경우
   (3) 개구량이 15mm 미만인 경우

라. 악관절 부위 조직의 염증성 질환 및 그 밖의 원인으로 동통이 심하여 향후 일정 기간 관찰을 요하는 경우(1회에 한하며, 2회 이상인 경우에는 해당 부분에서 판정한다)
마. 악관절의 퇴행성 관절염 소견을 방사선(CT, 핵의학검사 등)상에서 확인할 수 있는 경우
주: 운동장애와 병발하는 경우 별도 합산하지 아니한다.

Comment: 개구량의 측정을 의식하 진정 상태에서 진행하는 경우에 의식하 진정요법에 사용된 약제를 명시하는 것이 좋다. 예를 들어 일반적으로 수술을 위한 의식하 진정요법에는 수술 중 발생할 수 있는 통증을 조절하기 위해 마약성 진통제를 투여하기도 하며 이러한 경우에는 개구 시 통증의 감소로 인해 개구량의 증가를 확인할 수 있으나 단지 마취유도를 위한 프로포폴과 벤조디아제핀만을 투여하는 경우에는 의식하 진정 상태에서 강제로 개구를 유도할 경우에 발생하는 통증으로 저항을 확인할 수 있다.

400. 구개루(지름 5mm 이상) 및 구개열(수술 받은 경우를 포함한다)
가. 언어장애가 없는 경우
  1) 경구개에 국한되고 교합부조화를 동반하지 아니하는 경우
  2) 경구개에 국한되고 교합부조화를 동반하는 경우
나. 언어장애가 있는 경우
  1) 경도
    가) 경구개에 국한되고 교합부조화를 동반하지 아니하는 경우
    나) 경구개에 국한되고 교합부조화를 동반한 경우
    다) 연구개열로 언어장애가 심한 경우
  2) 중등도(연구개까지 연장되고 고도의 교합부조화를 동반한 경우)
  3) 고도(연구개까지 연장되고 고도의 부정교합을 동반하며 언어장애가 심한 경우)
  주: 고도의 부정교합은 양측성 최후방 대구치만 교합되는 경우 또는 편측성으로 두개의 대구치만 교합되는 경우를 말하며, 언어장애는 과비음으로 인하여 의사소통이 어려운 경우에 한한다.

401. 구순열로 인한 안면부 추형 또는 반흔(수술받은 경우를 포함한다)
가. 경도(반흔이 경미하고 상순 및 비익의 심미적 부조화가 경미한 경우)
나. 중등도(반흔이 심하고 상순 및 비익의 심미적 부조화가 심한 경우)
다. 구개열 및 구순열을 동반하며, 수술하지 아니한 경우
주: 구개루 및 구개열을 동반한 경우에도 별도 합산하지 아니한다.

402. 악골결손
주: 기능이상이란 저작·언어·연하 장애 등을 말한다.
가. 상악골
  1) 경도(상악골의 부분 결손으로 기능이상 및 추형이 없는 경우)
  2) 중등도(상악골의 부분 결손으로 기능이상 또는 추형이 있는 경우)
  3) 고도
    가) 상악골의 부분 결손으로 고도의 기능이상 또는 추형이 심한 경우
    나) 상악골에 1/2 미만 결손으로 재건이 불가능한 경우
    다) 상악골에 1/2 이상 결손이 있는 경우

나. 하악골
1) 경도(하악골의 부분 결손으로 기능이상 및 추형이 없는 경우)
2) 중등도(하악골의 부분 결손으로 기능이상 또는 추형이 있는 경우)
3) 고도
가) 하악골의 부분 결손으로 고도의 기능이상 또는 추형이 심한 경우
나) 하악골의 계속적인 손실이 1/2 미만인 경우로 재건이 불가능한 경우
다) 하악골의 계속적인 손실이 1/2 이상인 경우
라) 하악관절의 상실
(1) 하악과두 및 경부(condylar head & neck) 이하로 상실된 경우
(2) 하악과두 하부(subcondylar level) 이상 상실된 경우

403. 악안면골절
가. 현증
1) 치료 중인 경우
2) 치료 중이나, 치료 만기에 가까운 경우
나. 후유증(저작장애, 언어장애, 악관절운동장애, 말초신경장애 등이 현저한 경우에는 해당 부분에서 판정한다.)

404. 구강 내 종양 및 낭종
가. 양성(법랑아세포종을 포함한다)
1) 경도(수술 후 기능이상 및 악안면추형이 없는 경우)
2) 중등도(수술 후 기능이상 또는 악안면추형이 있는 경우)
3) 고도(수술이 불가능하거나 수술 후 고도의 기능이상 또는 악안면 추형이 심한 경우)
나. 악성(수술후 상태를 포함한다)
다. 조직검사가 필요하거나 수술이 시행되지 아니한 양성종양이나 낭종(1회에 한한다.)

405. 혀 및 그 주위조직질환
가. 타액선 및 주위조직질환으로 저작기능장애가 있는 경우
나. 혀의 이상발육 또는 혀 및 그 주위조직질환으로 언어장애의 합병증이 있거나 지장을 초래하는 경우
1) 경도(언어장애만 있는 경우)
2) 중등도 이상(언어장애 및 연하장애를 동반한 경우)

406. 골수염 및 기타 염증성 질환
가. 골수염
1) 급성 및 아급성
2) 만성
가) 외과적 치료(수술을 포함한다) 후 2회 이상 재발된 경우
나) 치료 후 후유증 또는 합병증이 있는 경우(해당 부분에서 판정한다.)
나. 그 밖의 염증성 질환
1) 경도
2) 중등도 이상

407. 악안면 주위조직의 결손 또는 질환 등으로 인한 악안면추형
가. 연조직으로 인한 추형(성형외과 해당 부분에서 판정한다.)
나. 저작 기능장애를 동반한 경조직으로 인한 추형(성형외과 해당 부분에서 판정한다.)

408. 부정교합
가. 경도
1) 전치부에 절단교합(edge to edge)이 있는 경우
2) 구치부에 1개의 교두폭(협설폭) 이하로 반대교합(cross bite)이 있는 경우
3) 견치에서 견치 이하 개교합(open bite)이 있는 경우
나. 중등도(반대교합 또는 개교합이 있는 경우)
1) 전치부에 반대교합이 있는 경우
2) 구치부에 1개의 교두폭 이상의 반대교합이 있는 경우
3) 견치이상 개교합이 있는 경우(소구치부 이상 개교합)
다. 고도
1) 양측성 최후방 대구치만 교합되는 경우 또는 편측성으로 2개의 대구치만 교합되는 경우
2) 고도의 부정교합 또는 심한 안모비대칭과 중등도 이상의 악관절장애가 동반된 경우
라. 악교정 수술 전 고정성 장치로 교정치료 중인 경우

409. 전치부 결손(치조골 결손이 포함된 경우에 한한다)
가. 편악 3개 이상의 결손으로 언어 및 심미적 회복이 어려운 경우
나. 편악 6개 이상의 결손으로 언어 및 심미적 회복이 어려운 경우

410. 치아의 저작 기능 평가
주: 각 치아의 기능별 점수는 상악 4전치 각 1점, 하악 4전치 각 1점, 견치 각 5점, 소구치 각 3점, 대구치(지치는 제외한다)는 각 6점으로 하되, 전 치아의 기능 점수 총계 100점을 만점으로 하여 다음의 감점 기준에 따라 점수를 감하여 평가한다. 이 경우 최종 점수를 산정할 때는 소수점 이하를 반올림하여 계산한다.
[감점 기준 1]
- 결손치아 및 저작 능력 손실 치아의 경우 100% 감점
- 치아우식이나 파절로 치수가 손상되어 보존이 가능한 경우 30% 감점
- 치아우식이나 파절로 치수가 손상되어 보존이 불가능한 경우 100% 감점
- 치주질환으로 방사선상 치근 길이의 1/2 이상 2/3 미만 골소실이 있고 수평적 치아동요가 3mm 이하인 경우 50% 감점
- 치주질환으로 방사선상 치근 길이의 1/2 이상 2/3 미만 골소실이 있고 수평적 치아동요가 3mm 이상인 경우 70% 감점
- 치주질환으로 방사선상 치근 길이의 2/3 이상 골소실이 있고 수평적 치아동요가 3mm 이하인 경우 70% 감점
- 치주질환으로 방사선상 치근 길이의 2/3 이상 골소실이 있고 수평적 치아동요가 3mm 이상인 경우 100% 감점

[감점 기준 2(각 무치악 부위만 감점한다.)]

- 총의치 70~80% 감점
- 국소의치 50~70% 감점
- 가공의치 35~50% 감점

[감점 기준 3]

- 임플란트 지지형 보철물의 경우 10~30% 감점(임플란트 주위염이 존재하는 경우에는 감점 기준 1을 적용한다.)

가. 100~86점
나. 85~76점
다. 75~66점
라. 65~29점
마. 28점 이하
바. 현재 치료 중인 경우

주: 이 항목으로 7급의 신체등위 판정을 받는 것은 1회에 한한다.

411. 악안면 영역의 그 밖의 수술을 한 경우

주: 중등도의 악관절장애는 제399호-가목-2)-나)를 준용하여 판단하고, 고도의 악관절장애는 제399호-가목-3)-나)를 준용하여 판단한다.

가. 수술 후 후유증이 없는 경우
나. 수술 후 후유증이 있는 경우
1) 치성 상악동염 수술 후 만성적인 누공이 형성된 경우
가) 수술이 가능한 경우
나) 수술이 불가능한 경우
2) 악교정 수술 후 치유 과정으로 교정장치 등을 장착한 경우(1회에 한한다.)
3) 악안면 영역의 수술(악교정 수술을 포함한다) 후 중등도 이상의 악관절장애와 고도의 교합부조화를 동반한 경우
4) 악안면 영역의 수술(악교정 수술을 포함한다) 후 고도의 악관절장애와 고도의 교합부조화를 동반한 경우
5) 악안면 영역의 그 밖의 수술 후 말초신경장애가 있는 경우
(해당 부분에서 판정한다)

5. 병사용진단서 사례

사례 1: 턱관절장애, 부정교합

1. 병력

20세 남성으로 8~9세경부터 개구 및 저작 시 양측 턱관절의 통증과 개구 시 관절잡음을 주소로 본과에 내원하였다.

2. 임상증상, 방사선학적 및 기타 검사소견

1) 임상증상

무통성 자발적 개구량이 29mm, 최대 개구량이 42mm(최대 개구 시 양측 턱관절 부위의 통증)이며, 부하검사상 우측 저작 시 양측 턱관절 및 우측 교근의 통증을 호소하였다. 교합검사 시 양측 상·하악 제1대구치와 제2대구치 사이에만 교합접촉이 존재하였으며, 상하악 전치부 사이 3mm 공간이 존재하였다. 관절잡음 검사에서 우측 개구 시 단순 관절음(clicking sound)이 발생하였고, 턱관절 촉진검사상 우측 턱관절의 압통, 근육 촉진검사상 양측 교근의 압통 소견을 보였다. 습관검사상 야간 이 악물기 습관과 턱 괴는 습관이 관찰되었다.

2) 방사선학적 소견

파노라마사진에서 좌측 상악 제1대구치의 불완전한 근관충전 상태 및 심한 치조골소실이 관찰되었고, 횡두개 방사선사진에서는 좌우측 과두 움직임의 제한이 관찰되었다(그림 5-1, 5-2).

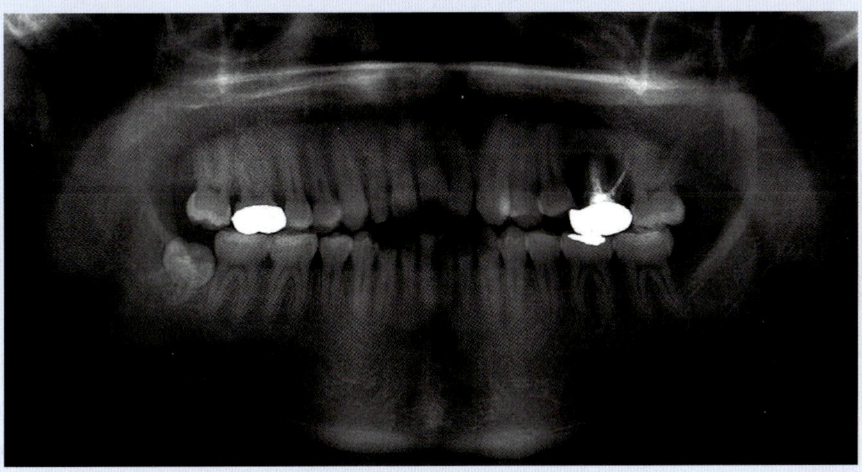

그림 5-1. 파노라마 방사선사진.

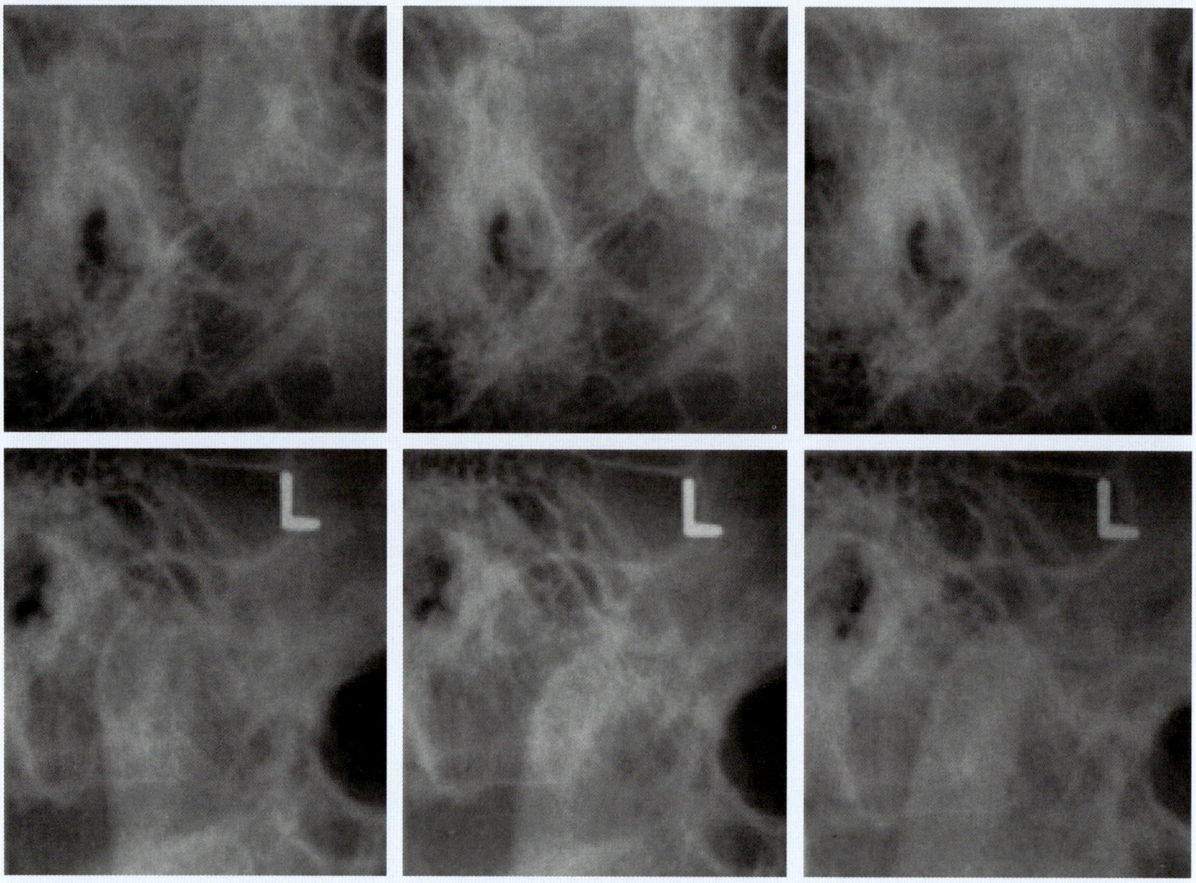

그림 5-2. 횡두개 방사선사진.

3. 진단 및 치료계획

1) 진단

측두하악장애분석검사 및 치과방사선사진검사 결과 양측 턱관절의 정복성 관절원판변위(ADD with reduction), 양측 교근의 근육통(myalgia), 전치부 개방교합(anterior open-bite)으로 진단하였다.

2) 치료계획

양측 턱관절 및 교근에 대한 근이완요법과 물리치료 및 약물치료를 시행하고 이후 증상 개선이 안 될 경우 교합안정장치 치료를 동반하기로 하였다. 또한 개방교합에 대한 교정치료를 시행하기로 하였다.

4. 치료 과정 및 경과

초진 시 방사선사진 및 임상검사를 시행하여 진단 후, 야간의 이 악물기와 턱 괴는 습관 등의 행동조절과 근육이완요법을 교육하였다. 이후 본원에서 어떠한 치료도 시행하지 않았다.

5. 병사용진단서

<table>
<tr><td colspan="6">병사용진단서

등록번호: OOOOOOOO
연 번 호: OOOOOOOO</td><td colspan="2">사 진
(3×4cm)</td></tr>
<tr><td>1</td><td>성명</td><td>OOO</td><td>2</td><td>주민등록번호</td><td>OOOOOO-OOOOOOO</td><td>성별</td><td>남성</td></tr>
<tr><td>3</td><td>주소</td><td colspan="2">OOO시 OOO OOO OOO</td><td>4</td><td>직업</td><td colspan="2">OOO</td></tr>
<tr><td>5</td><td>병명</td><td colspan="2">1. 턱관절내장증(K07.60): 좌·우측 턱관절
(발병, 상해)연월일: '발병의 원인' 참조
2. 저작근장애(K07.66): 좌·우측 교근
3. 개방교합(K07.24): 상·하악 우측 제2소구치부터 좌측 제2소구치까지</td><td colspan="2">발병,
상해 연월일</td><td colspan="2">추정 불가</td></tr>
<tr><td>6</td><td>발병 장소</td><td colspan="2">'발병의 원인' 참조</td><td colspan="2">초진 연월일</td><td colspan="2">OOOO년 OO월 OO일</td></tr>
<tr><td>7</td><td>발병(상해)의 원인</td><td colspan="6">① 선천성 하악 발육장애
② 발육성 부정교합</td></tr>
<tr><td>8</td><td>증상 및 질병(상해)에 대한 소견</td><td colspan="6">OOOO년 OO월 OO일 OOOO치과병원에 내원하여 임상검사 및 치과방사선사진검사를 시행한 결과,
1) 안정 시, 저작 시 양측 턱관절의 통증을 호소하고,
2) 개구 시 양측 턱관절의 통증을 호소하고,
3) 촉진검사 시 우측 턱관절, 양측 교근의 통증을 호소하며,
4) 상·하악 전치 간 거리가 3mm 관찰되고,
5) 중심교합 시 좌·우측 상하악 제1대구치와 제2대구치의 교합접촉이 관찰되는 바,
상기 병명으로 진단하였으며, 따라서 이에 대한 치과치료가 필요함.</td></tr>
<tr><td>9</td><td>현재까지의 치료 경과</td><td colspan="6">OOOO년 OO월 OO일 OOOO치과병원에 내원하여 임상제검사 및 치과방사선사진검사를 시행한 결과 상기 병명으로 진단하였으며, 이후 OOOO치과병원에서 어떠한 치료도 시행하지 않음.</td></tr>
<tr><td>10</td><td>현재까지의 일반 상태와 운동능력</td><td colspan="6">상기의 병명으로 다소의 개구장애 및 저작장애가 예상됨.</td></tr>
<tr><td>11</td><td>계속치료를 요하는 기간</td><td colspan="6">'향후 치료에 대한 의견' 참조.</td></tr>
<tr><td>12</td><td>향후 치료에 대한 의견</td><td colspan="6">향후 특기할 합병증이 발생하지 않는 한,
1) 좌·우측 턱관절과 좌·우측 교근에 대한 근이완요법을 포함한 물리치료 및 약물치료를 약 6개월 시행해야 할 것으로 사료되며, 상기 치료로 증상이 개선되지 않을 경우 교합안정장치 치료도 동반되어야 할 것으로 사료됨.
2) 개방교합에 대한 교정치료로 약 2년6개월간의 치과 통원 치료를 요할 것으로 사료됨.</td></tr>
</table>

<table>
<tr><td>13</td><td>치료 후의 심신장애에 관한 의견</td><td colspan="4">치과의사의 지시를 성실히 따르는 한 특기할 합병증은 발생하지 않을 것으로 사료되나, 턱관절장애는 치료 후에도 과도한 개구나 큰 소리, 단단하거나 질긴 음식의 과다한 섭취 시 증상이 재발하거나 악화될 수 있으므로 지속적인 주의를 요하고, 교정치료 중에도 턱관절 상태에 대한 주기적인 검사를 요함.</td></tr>
<tr><td>14</td><td>병명(5번란)을 진단한 검사 내용</td><td>검사 항목</td><td>1. 구강악안면임상제검사
2. 측두하악장애분석검사
3. 치과방사선사진검사</td><td>검사 연월일</td><td>OOOO년 OO월 OO일</td></tr>
<tr><td>15</td><td>비고</td><td colspan="4">상기 내용은 이전 자료 부족으로 인하여 환자의 현재 상태와 방사선사진, 임상검사 및 석고모형검사를 근거로 작성됨. 술 전 상태 및 수술 내용에 대해서는 확인 불가함.</td></tr>
<tr><td colspan="6">위와 같이 진단합니다
발행일: OOOO년 OO월 OO일
의료기관: OOOO치과병원
주소 및 명칭: OO시 OOO OOO OOO
전화 및 FAX: OOO-OOO-OOOO
면허번호 제 OOOO호 의사 성명 OOO 인</td></tr>
</table>

사례 2 : 광대뼈 골절 수술 후 발생한 턱관절장애

1. 병력

23세 남성으로 2009년 2월 광대뼈 부위 골절 수술 이후 개구 및 저작 시 좌측 턱관절의 통증을 주소로 2009년 11월 9일 본과에 내원하였다.

2. 임상증상, 방사선학적 및 기타 검사소견

1) 임상증상

무통성 자발적 개구량은 28mm, 최대 개구량은 41mm(최대 개구 시 좌측 턱관절 및 하악 하연 부위의 통증 동반)이며, 개구 시 좌측 편향(deflection)을 나타내었다. 우측방 운동 시 좌측 하악각 부위의 통증을 호소하였으며, 부하검사상 우측 저작 시 좌측 턱관절의 통증을 호소하였다. 관절잡음검사 시 좌측 개구 시 단순 관절음(clicking sound)이 있었고 턱관절 촉진검사상 양측 턱관절의 압통 소견이 관찰되었으며, 근육촉진검사에서 좌측 교근 및 측두근과 흉쇄유돌근의 압통이 관찰되었다. 습관검사상 이갈이 및 이 악물기 습관, 좌측 편측 저작습관이 관찰되었다.

2) 방사선학적 소견

파노라마사진상에서 주소와 관련된 특이 소견은 관찰되지 않았으며, 횡두개 방사선사진에서 양측 턱관절의 활주운동이 감소되어 있는 것이 관찰되었다(그림 5-3, 5-4).

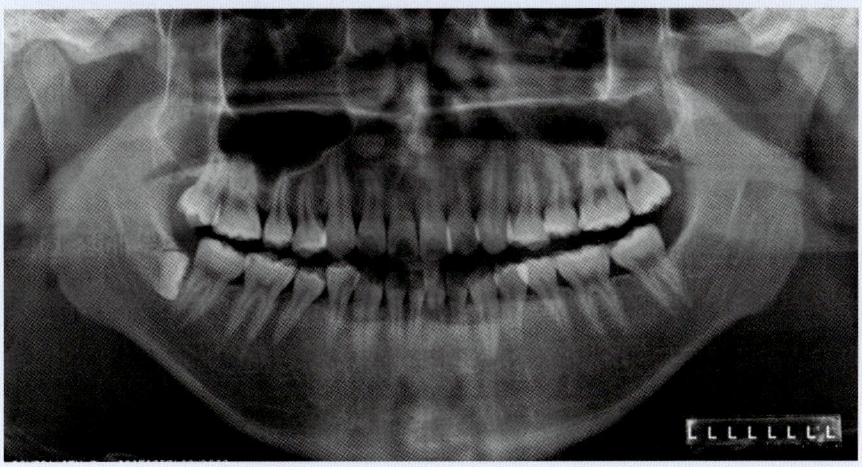

그림 5-3. 초진 시 파노라마 방사선사진.

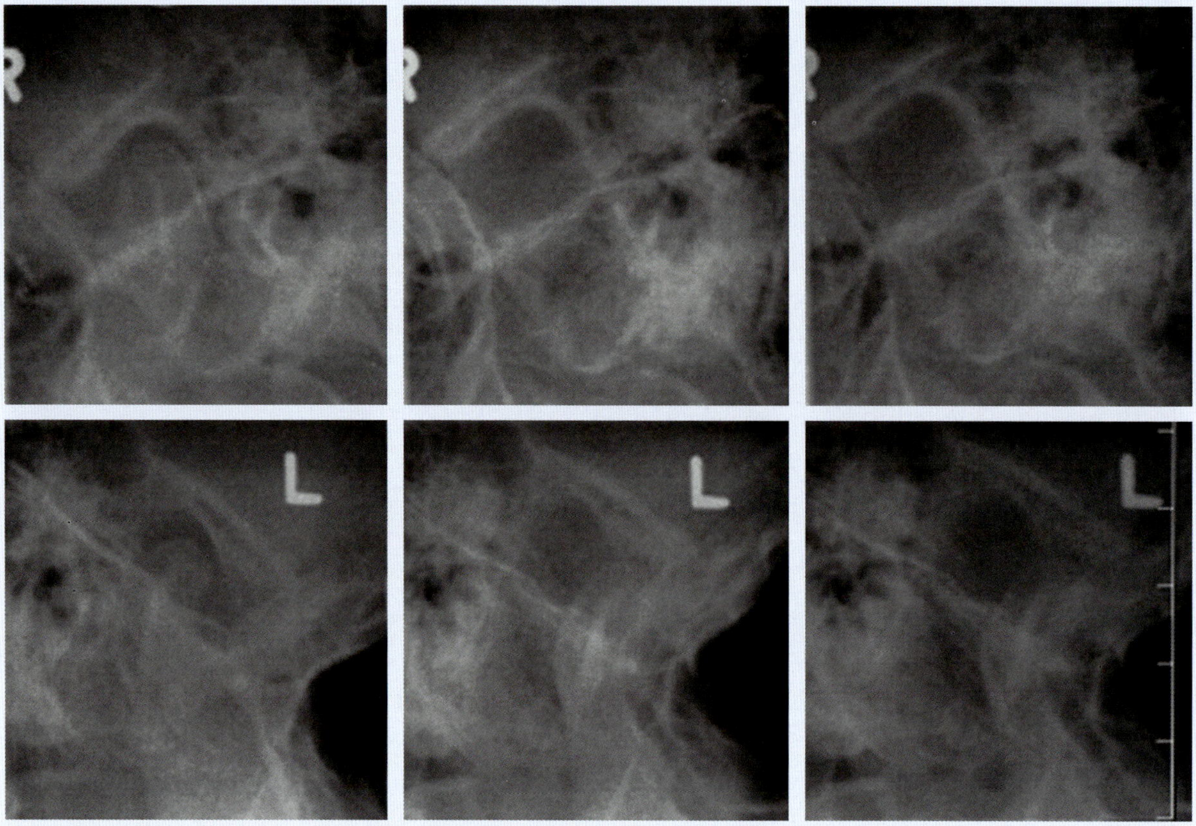

그림 5-4. 초진 시 횡두개 방사선사진.

3. 진단 및 치료계획

1) 진단

측두하악장애분석검사 및 치과방사선사진검사 결과 양측 턱관절의 관절통(arthralgia)과 정복성 관절원판 변위(ADD with reduction), 좌측 교근 및 측두근과 흉쇄유돌근의 근육통(myalgia)으로 진단하였다.

2) 치료계획

양측 턱관절과 좌측 교근 및 측두근과 흉쇄유돌근에 대한 근이완요법과 물리치료 및 약물치료를 시행하고, 이후 증상이 개선되지 않을 경우 교합안정장치치료를 동반하기로 하였다.

4. 치료 과정 및 경과

이갈이 및 이 악물기와 편측 저작 습관에 대한 행동조절을 포함하여 양측 턱관절과 좌측 교근 및 측두근과 흉쇄유돌근에 대한 근이완요법을 교육하였다. 약물치료와 함께 8개월 동안 2010년 7월 치료 종결 시까지 11회에 걸친 물리치료(ultrasound, soft laser, TENS)를 시행하였으며, 2010년 5월부터는 교합안정장치치료(stabilization splint)를 병행하여 장치치료 3주 후 우측 턱관절의 통증이 현저히 개선되었다.

5. 병사용진단서

<table>
<tr><td colspan="7">병사용진단서
등록번호: OOOOOOOO
연 번 호: OOOOOOOO</td><td colspan="2">사 진
(3×4cm)</td></tr>
<tr><td>1</td><td>성명</td><td colspan="2">OOO</td><td>2</td><td>주민등록번호</td><td>OOOOOO-OOOOOOO</td><td>성별</td><td>남성</td></tr>
<tr><td>3</td><td>주소</td><td colspan="4">OOOO시 OOO OOO OOO</td><td>4</td><td>직업</td><td>OOO</td></tr>
<tr><td>5</td><td colspan="2">병명</td><td colspan="3">턱관절내장증(K07.60): 좌·우측 턱관절
저작근장애(K07.66): 좌·우측 교근, 측두근, 흉쇄유돌근</td><td>발병, 상해 연월일</td><td colspan="2">불명</td></tr>
<tr><td>6</td><td colspan="2">발병 장소</td><td colspan="3">불명</td><td>초진 연월일</td><td colspan="2">2009년 11월 09일</td></tr>
<tr><td>7</td><td colspan="2">발병(상해)의 원인</td><td colspan="6">턱관절장애는 그 원인이 매우 다양하여 정확한 추정은 어려움.</td></tr>
<tr><td>8</td><td colspan="2">증상 및 질병(상해)에 대한 소견</td><td colspan="6">2009년 11월 9일 OOOO치과병원에 내원하여 임상제검사 및 치과방사선사진 검사를 시행한 결과,
1) 개구 시, 저작 시 좌측 턱관절의 통증을 호소하고,
2) 촉진검사 시, 좌·우측 턱관절, 좌측 교근, 좌측 측두근, 좌측 흉쇄유돌근의 압통 소견이 관찰되는 바,
상기 병명으로 진단하였으며, 따라서 이에 대한 치과치료가 필요함.</td></tr>
<tr><td>9</td><td colspan="2">현재까지의 치료경과</td><td colspan="6">좌·우측 턱관절, 좌측 교근, 좌측 측두근, 좌측 흉쇄유돌근에 대한 근이완요법을 포함함 물리치료, 약물치료 및 교합안정장치치료를 시행 중임.</td></tr>
<tr><td>10</td><td colspan="2">현재까지의 일반 상태와 운동능력</td><td colspan="6">상기 병명으로 인하여 다소의 개구 장애 및 저작 장애가 예상됨.</td></tr>
<tr><td>11</td><td colspan="2">계속 치료를 요하는 기간</td><td colspan="6">'향후 치료에 대한 의견' 참조.</td></tr>
<tr><td>12</td><td colspan="2">향후 치료에 대한 의견</td><td colspan="6">향후 특기할 합병증이 발생하지 않는 한 약 6개월에 걸쳐 턱관절에 대한 근이완요법을 포함한 물리치료, 약물치료 및 교합안정장치치료를 시행해야 할 것으로 사료됨(턱관절장애에 대한 집중적 치료가 이루어지지 않아 추가적인 6개월 정도의 치료가 필요하며, 향후 증상의 개선이 느릴 경우 추가적인 치료 기간이 필요할 수도 있음).</td></tr>
<tr><td>13</td><td colspan="2">치료 후의 심신장애에 관한 의견</td><td colspan="6">치과의사의 지시를 성실히 따르는 한 특기할 합병증은 발생하지 않을 것으로 사료됨.</td></tr>
<tr><td>14</td><td colspan="2">병명(5번란)을 진단한 검사 내용</td><td>검사 항목</td><td colspan="2">1. 구강악안면 임상제검사
2. 치과방사선사진검사</td><td>검사 연월일</td><td colspan="2">2009년 11월 9일</td></tr>
<tr><td>15</td><td colspan="2">비 고</td><td colspan="6"></td></tr>
<tr><td colspan="9">위와 같이 진단함.
발행일: OOOO년 OO월 OO일
의료기관: OOOO치과병원
주소 및 명칭: OOOO시 OOO OOO OOO
전화 및 FAX: OOO-OOO-OOOO
면허번호 제OOOO호 의사 성명 OOO 인</td></tr>
</table>

사례 3: 상하악 양측 대구치 및 소구치 상실

<table>
<tr><td colspan="7">병사용진단서
등록번호: 00000000
연 번 호: 00000000</td><td colspan="2">사 진
(3×4cm)</td></tr>
<tr><td>1</td><td>성명</td><td>000</td><td>2</td><td>주민등록번호</td><td colspan="2">000000-0000000</td><td>성별</td><td>남성</td></tr>
<tr><td>3</td><td>주소</td><td colspan="3">00도 00시 000 00-000</td><td>4</td><td>직업</td><td colspan="2">00000</td></tr>
<tr><td>5</td><td>병명</td><td colspan="3">치아 상실(K08.1): 상악 좌·우측 제1, 2 소구치 및 제1, 2대구치</td><td colspan="2">발병·상해 연월일</td><td colspan="2">정확한 추정이 어려움.</td></tr>
<tr><td>6</td><td>발병 장소</td><td colspan="3">정확한 추정이 어려움.</td><td colspan="2">초진 연월일</td><td colspan="2">0000년 0월 00일</td></tr>
<tr><td>7</td><td>발병(상해)의 원인</td><td colspan="7">외상, 우식증, 치주질환 등 원인이 다양하기 때문에 정확한 추정은 어려움.</td></tr>
<tr><td>8</td><td>증상 및 질병(상해)에 대한 소견</td><td colspan="7">상악 좌우측 구치부 상실로 정상적인 저작이 어려움.
상악 전치부만을 이용할 수 있으므로 보통의 식사 및 영양 섭취에 제한을 받을 수 있으며 장기간 방치하였을 경우 상악 전치부의 동요도 증가 및 그로 인한 치아 상실의 가능성이 있음. 환자 나이 등을 고려하였을 때 상악 구치부의 보철 수복이 반드시 필요함.</td></tr>
<tr><td>9</td><td>현재까지의 치료 경과</td><td colspan="7">진단일 현재 방사선사진검사 및 임상검사를 시행하였고 특기할 치료는 시행하지 않은 상태임.</td></tr>
<tr><td>10</td><td>현재까지의 일반 상태와 운동능력</td><td colspan="7">상기 병명으로 인한 저작장애가 존재하는 것 외에는 특기할 장애는 없는 것으로 사료됨.</td></tr>
<tr><td>11</td><td>계속 치료를 요하는 기간</td><td colspan="7">약 6개월~1년간의 임플란트 보철 수복치료가 필요함.</td></tr>
<tr><td>12</td><td>향후 치료에 대한 의견</td><td colspan="7">치조골 상태에 따라 골유도재생술 등의 추가 술식이 필요할 수 있으며 이 경우 치료 기간이 늘어날 수 있음.</td></tr>
<tr><td>13</td><td>치료후의 심신장애에 관한 의견</td><td colspan="7">의사의 지시를 따라 성실한 치료를 받는다면 구치부의 저작 기능을 회복할 수 있을 것으로 사료되며 따라서 특기할 심신장애는 추정되지 않음.</td></tr>
<tr><td>14</td><td>병명(5번란)을 진단한 검사 내용</td><td>검사 항목</td><td colspan="2"></td><td colspan="2">검사 연월일</td><td colspan="2"></td></tr>
<tr><td>15</td><td>비고</td><td colspan="7"></td></tr>
<tr><td colspan="9">위와 같이 진단함.
발행일: 0000년 00월 00일
의료기관: 00000치과병원
주소 및 명칭: 00도 000 000 000
전화 및 FAX: 000-000-0000
면허번호 제 0000호 의사 성명 000 (인)</td></tr>
</table>

제 6 장

신체감정서

1. 감정서의 정의

감정서란 '법원으로부터 지시된 감정 사항에 대하여 감정인(의사, 치과의사 등)이 감정한 결과를 기재한 의료문서'이다.

참고

- 감정: 소송의 제3자가 특별한 지식과 경험에 속하는 법칙 또는 그에 근거한 구체적인 사실을 판단하는 것.
- 감정인: 민사소송에서는 전문적 지식과 경험을 바탕으로 어떠한 법률적 사실의 판단을 법원에 보고하도록 명령받은 제3자로서 병원과 법인도 감정인이 될 수 있으나, 형사소송에서는 감정의 내용을 사실인정의 자료로 사용하므로 법원 또는 판사가 명한 자를 의미함.

이러한 감정서의 종류에는 신체감정서, 시체감정서, 연령감정서 및 기타 감정서 등이 있으나 이 책에서는 가장 일반적인 감정서인 신체감정서에 대해서만 언급하고자 한다.

2. 신체감정서

신체감정서는 개인의 신체상 손상과 관련된 특정 사항을 판단하기 위하여 법관의 요청에 의하여 의사 혹은 치과의사가 발급하는 의학적 보고문서이다. 별도의 증거조사를 거치지 않고 바로 사실인정과 판단의 자료로 사용된다.

3. 신체감정의 종류

민사, 형사 및 가사 감정이 있다. 민사감정은 신체의 손상으로 인한 손해배상청구 사건과 관계가 있으며, 형사감정은 범죄행위와 관련된 정신감정, 사인 또는 외상의 원인, 사망 기간과 자살 및 타살의 감별, 의료과오 등에 대한 감정 등이 있다. 가사감정은 연령감정, 성별감정, 친자감정 등이 있다. 일반 치과의사가 작성하기에는 다소 무리가 따르기 때문에 관련 전문의가 소속된 전문 의료기관에서 발급하는 경우가 대부분이다.

4. 감정사항

일정한 형식이 없이, 법원이나 검사가 감정을 요구하는 사항을 구체적으로 지시하고 있으므로 사실에 입각한 객관적 자료와 의견을 기재하게 된다.

5. 주의사항

의뢰인이 정한 분야의 감정에 충실해야 하고 감정의뢰의 취지를 이해하여 문제 해결에 참고가 될 만한 분명한 사항은 참고사항으로 추가하는 것이 바람직하다. 가끔 감정이 불충분한 경우에 재감정을 의뢰하게 되며 감정인들 간에 문제가 발생할 수도 있다. 감정의 내용과 연관이 될 수 있는 객관적 자료는 비록 그것이 정상 소견이라고 하더라도 '정상'이라고 기재하는 것이 바람직하다.

6. 사례

다음에 제시되는 사례들에서 일반적으로 많이 접하게 되는 신체감정서를 비롯하여 기록감정서, 신체감정서와 유사한 목적으로 법원에서 요청하는 사실조회서 등을 실어 이해를 돕고자 한다.

사례 1: 치아 상실

다음 신체감정서는 치료법을 두 가지로 제시하였고 각각에 대한 최소 및 최대 치료비를 추정하였으며 노동능력상실률은 국가배상법을 적용하여 산출하였다. 특히 통상적인 보철치료와 임플란트 치료를 시행하였을 경우 각각의 노동능력상실률에 있어 큰 차이를 보이는 것이 특징적이다.

신체감정서

OO대학교 치과병원 OOOO에서 OO지방법원으로부터 신체감정촉탁[법원 2010가단 OOOO 약정금]을 의뢰받아 시행한 감정 결과를 다음과 같이 제출합니다.

– 다음 –

〈감정 대상〉

성명: OOO 성별: 남자

주민등록번호: OOOOOO-OOOOOO 생년월일: OOOO년 OO월 OO일

주소: OO OOO OOO OOO

사건 번호: OO법원-OOO

〈감정 사항〉

1. 현재까지의 치료 내용과 경과

(1) 상해 부위 및 정도

OOOOO 치과병원에서 시행한 임상제검사 및 치과방사선사진검사 결과,

① 아래 입술의 열창을 볼 수 있으며,

② 상악 우측 중절치, 측절치, 하악 좌측 중절치 등 3개 치아가 탈구되어 결손되었고, 이 부위의 치조골(치근을 둘러싸고 있는 뼈)이 파괴되었으며,

③ 하악 우측 중절치, 측절치, 좌측 측절치 등 3개 치아가 아탈구된 상태임.

(2) 상해 후 현재까지의 치료 내용과 경과

① 상해 이후 OOOOO 병원 응급실에서 상악 치아의 결손 부위와 아래 입술 열창 부위에 대한 봉합, 하악 아탈구된 치아에 대한 레진 강선 고정술, 상하악 교정치료 후 부착된 유지장치 부분 탈락으로 인한 고정성 유지장치 제거술을 시행하였고,

② OO시 소재 개인 치과의원에서 하악 치아 결손부에 임시보철물을 장착하였으며,

③ OOOOO 치과병원에 내원하여 하악 우측 중절치와 좌측 측절치의 근관치료(일명 신경치료)와 해당 치아의 레진 수복치료를 시행하였고,

④ 상·하악 치아 결손 부위에 대한 가철성 임시수복물을 장착하고 있는 상태임.

2. 현재의 자각적·타각적 증상 및 그 내용과 정도

(1) 현재의 자각적 증상의 유무 및 그 내용과 정도

피감정인은 특이한 자각적 증상은 나타나지 않음.

(2) 현재의 타각적 증상의 유무 및 그 내용과 정도

상하악 총 3개 치아가 결손된 상태이며 저작장애가 관찰됨.

3. 치료의 종결 여부 및 향후 치료비

향후 치료가 필요하다면, 그 치료의 내용, 시기, 기간, 예상 치료비(약제비 포함)

(1) 향후 치료 여부 및 치료 내용

치아 결손부에 대한 보철치료가 필요할 것을 사료되며, 상악 우측 중절치, 측절치, 하악 좌측 중절치 결손부에 대한 보철치료에는 다음과 같은 두 가지 방법이 있음.

① 상악 우측 견치, 상악 좌측 중절치와 하악 우측 중절치, 하악 좌측 측절치를 지대치로 하는 고정성 계속가공의치(브릿지),

② 상악 우측 중절치, 측절치, 하악 좌측 중절치 부위에 대한 임플란트 치료가 시행 가능함.

(2) 치료비 예상액은 OOOO년 OO월 현재 OOOOO 치과병원의 최저가와 최고가의 일반수가를 적용할 경우 다음과 같다.

① 고정성 계속가공의치(브릿지) 치료 시(치료 기간 약 4주)

(소요 치료비 예상액)

상악 우측 견치, 상악 우측 측절치(가공의치), 상악 우측 중절치(가공의치), 상악 좌측 중절치의 보철비

a. 최소: 450,000×4=1,800,000원

b. 최대: 800,000×4=3,200,000원

하악 우측 중절치, 하악 좌측 중절치(가공의치), 하악 좌측 측절치의 보철비

a. 최소: 450,000×3=1,350,000원

b. 최대: 800,000×3=2,400,000원

합계: 최소 3,150,000원 / 최대 5,600,000원

〈참조〉 임플란트를 제외한 보철물의 수명은 관여하는 인자가 매우 다양하고 개인차가 커서 정확한 추정이 어려우나 일반적인 학설에 의하면 약 10년 정도로 추정함.

② 임플란트 치료(치료 기간 약 6개월)

(소요 치료비 예상액)

상악 우측 중절치, 측절치, 하악 좌측 중절치 부위에 대한 임플란트 시술 및 보철비
a. 최소: 2,100,000×3=6,300,000원
b. 최대: 3,500,000×3=10,500,000원
상악 우측 중절치, 측절치 결손 부위의 골유도재생술비
a. 최소: 948,000원
b. 최대: 1,146,800원
임플란트 임시치관 수복비 ·········· 150,000×3=450,000원
Stent 제작비 ·········· 200,000원
CT 촬영비 ·········· 259,580원

합계: 최소 8,157,580원 / 최대 12,556,380원

〈참조〉 임플란트는 반영구적 사용이 가능한 것으로 알려져 있으나 일반적인 보철치료와 비교할 때 역사가 짧아 아직 장기적인 평가를 통해 검증된 바가 없기 때문에 수명을 특정 지을 수 없으며, 약제비는 일반적인 항생제와 진통소염제를 처방하므로 몇 만원 내외로 예상됨.

*4. 감정일 이후 후유장해가 남게 되는지, 후유장해가 남는다면
가. 도시일용노동자로 종사할 경우, 그 노동능력상실률은 몇 % 정도 되는지
나. 위 노동능력상실은 영구적인지, 한시적인지, 한시적이라면 그 기간

(1) 치아는 일단 손상되면 재생이 안 되는 조직이므로 치아 상실은 영구적으로 남게 되며, 보철물로 자연치아를 대치한다고 해도 그 기능이 완전치 못하므로 장해로 인한 노동능력상실도 영구적이고,
(2) 향후 피감정인에게 예상되는 신체장해 정도를 평가함에 있어서 맥브라이드평가표상 치과적 장해는 극히 제한적으로 기술되어 있으므로 본 치과적 손상과 장해를 이 표에 적용시키는 것은 부적합한 것으로 판단되며, 국가배상법을 적용할 경우
① 상악 우측 견치, 상악 좌측 중절치와 하악 우측 중절치, 하악 좌측 측절치를 지대치로 하는 고정성 계속가공의치(브릿지) 치료 시: 국가배상법시행령 별표 2 노동능력상실률표 중 제12급 3항(7개 이상의 치아에 대하여 치과 보철을 가한 자)에 해당되어 노동능력상실률은 15%로 추정함.
② 결손 부위에 임플란트를 포함한 보철 수복치료 시: 국가배상법시행령 별표 2 노동능력상실률표 중 제14급 2항(3개 이상의 치아에 대하여 치과 보철을 가한 자)에 해당되어 노동능력상실률은 5%로 추정함.

5. 피감정인이 보조구를 필요로 할 때는 보조구의 소요 개수와 개당 수명 및 단가
치아 상실 부위에는 보철물 장착이 필요하며 개수와 개당 수명 및 단가는 3-(2)항을 참조 바람.

6. 기타 참조 사항
상기 사항은 치과적인 소견에 국한하며 손상을 받은 치아는 향후 치근의 내·외흡수의 가능성을 배제할 수 없으며 내·외흡수가 심할 경우 발거를 요함.

위와 같이 감정함.
OOOO년 OO월 OO일
위 감정인
OOOOO 치과대학 부속치과병원
면허번호 OOOO 교수
치의학박사 OOO

*최근 신체감정서의 노동력상실률 추정과 관련해, 치과치료와 관련하여 향후 치료비가 계상되었다면 치료 완료 후에는 노동력상실률을 인정하지 않는 것이 합리적이라는 주장이 있으며 이 점에 있어서는 의견 수렴이 필요할 것으로 보인다.

사례 2: 신경손상으로 인한 감각 둔화

구강악안면외과적인 수술 후에 많이 발생하는 하치조신경손상과 연관된 신체감정서로서 합병증의 원인을 질의한 것이 특징적이다. 또한 기왕증과의 연관성을 질의하였고 노동능력상실률은 국가배상법을 적용하여 산출하였다. 다음 신체감정서에서는 신경손상을 유발한 의료과오 등을 밝히는 것이 목적이 아니라 합병증의 영구장애와 연관된 노동능력상실률을 중심으로 민사상 배상 등과 관련이 있을 것으로 판단된다. 감정서 작성자는 최대한 객관적으로 현재의 상태만을 중심으로 작성해야 하며 불필요하게 개인적인 의견을 제시하는 것은 바람직하지 않다.

신체감정서

OO대학교 치과병원 OOO과에서 OO지방법원 OO지원으로부터 신체감정[사건번호 OOOO 가단 OOOOO 손해배상(기)]을 의뢰 받아 시행한 감정 결과를 다음과 같이 제출합니다.

– 다음 –

감정 대상

성명: OOO　성별: 남자

주민등록번호: OOOOOO-OOOOOOO　생년월일: OOOO년 OO월 OO일

주소: OOO도 OO시 OO동 OOO-OO

감정 사항에 대한 감정

피감정인이 OOOO. O. O. 치과에서 매복치 및 발육성 치성낭이라는 진단을 받고, 같은 달 OO일 입원하여 전신마취 후 좌측 하악골 시상분할골절단술을 이용하여 좌측 하악 제3대구치 발치 및 좌측 하악 우각부 함치성 낭종 제거술을 받은 것과 관련하여

가. 피감정인의 치료 내용

1) 첨부된 OOOOO의 진료기록부를 검토한 결과, OOOO병원에서 2009년 8월 4일 발육성 치성 낭종 및 매복치로 진단하여 OOOO년 O월 OO일부터 같은 달 OO일까지 낭종 및 매복치 적출술을 위한 입원치료를 시행하였고,
2) 이후 개구제한과 좌측 입술 부위의 감각이상이 발생하여 OOOO년 O월 OO일 OO대학교 치과병원 구강내과에 내원하여 약물치료 및 물리치료를 시행하였으며,
3) OOOO년 OO월 OO일부터 같은 달 OO일까지 OO대학교 치과병원 구강악안면외과에서 좌측 하치조신경에 대한 외과적 수술을 위한 입원 치료를 시행하였고,
4) 퇴원 후 OOOO년 OO월까지 물리치료 및 약물치료를 위한 통원치료를 계속 진행하였음.

나. 피감정인의 매복치 및 발육성 치성낭 치료 과정 중 발생한 하치조 신경절단과 염증, 입술과 목 부분에 심한 피멍이 든 증상의 원인은 무엇인지

1) 하치조신경의 손상(하치조신경의 절단에는 이르지 않고 신경내막까지 손상된 상태로 추정함)의 원인은 기존에 존재하던 낭종 자체와 이를 제거하기 위한 낭종 제거술에 의한 것으로 사료되며,

2) 염증, 입술과 목 부분의 심한 피멍은 외과적 수술 후 동반되는 일시적인 후유증으로 사료됨.

다. 피감정인의 현재의 자각 및 타각 증상은

좌측 아래 입술, 치은점막 부위의 감각 저하가 관찰됨.

라. 피감정인의 증상에 기왕증과 관련이 있는 것인지

하악골 내 기존해 있던 낭종과 매복치 그리고 이를 제거하기 위한 시술과 관련이 있는 것으로 사료됨.

마. 향후 치료가 필요하다면 그 치료의 내용과 치료 기간 및 치료비 예상액

향후 6개월간 2주 간격으로 감각 저하 부위를 위한 물리치료 및 약물치료를 시행할 필요가 있으나 감각이 정상으로 회복될 가능성은 매우 낮을 것으로 사료되며 1회 치료 비용은 약물치료비를 제외하고 약 25,000원으로 예상됨.

바. 치료 종결 후 피감정인에게 후유증이 남게 되는지 여부

1) 장애가 남게 되는 기간

장애가 고착될 것으로 추정함.

2) 그 노동력의 상실 정도(%로 표시)

국가배상법시행령에 의한 신체장애등급과 노동능력상실표를 적용할 경우 제14급 9호 국부에 신경증상이 남은 자에 해당하며 이에 대한 노동률상실률은 5%에 해당됨.

위와 같이 감정함.
OOOO년 OO월 OO일
위 감정인
OOOOO 치과대학 교수 OOO

사례 3: 교통사고로 인한 턱관절장애(개구제한)와 치아파절

다음 신체감정서는 타 병원에서 발급한 진단서, 의무기록을 참고하여 감정하였고 환자가 주장하는 증상을 쉬운 용어 및 환자의 진술 그대로 작성한 것이 특징적이다. 또한 교통사고와의 연관성을 질의하였고 노동능력상실률은 맥브라이드법으로 산출해 주길 요청하였다. 감정서 작성자는 참고로 국가배상법에 의한 노동능력상실률도 제시하였는데 두 가지 방법으로 산출한 수치가 많은 차이를 보이는 것을 유념할 필요가 있다. 최종 판단은 법원에서 할 문제이다.

신체감정서

OO대학교 치과병원 OOOO과에서 OO지방법원으로부터 신체감정촉탁[법원 OOOO 가단 OOOO 손해배상(자)]을 의뢰 받아 시행한 감정 결과를 다음과 같이 제출합니다.
– 다음 –

〈감정 대상〉
성명: OOO 성별: 남자
주민등록번호: OOOOOO–OOOOOOO 생년월일: OOOO년 O월 O일
주소: OO시 OOO OOO

〈감정 사항에 대한 감정〉
피감정인의 OOOO. O. OO.자 부상에 대하여

1. 부상 부위 및 정도
   첨부된 진단서, 장애진단서, OOOOO 진료기록지에 의하면, 피감정인의 OOOO.O.OO.자 부상 부위 및 정도는 다음과 같다.
   ① 좌측 하악 정중부, 우측 하악 과두의 폐쇄골절
   ② 아래턱(이부)(3cm), 하순 내측 점막(1cm) 부위의 열창
   ③ 상악 우측 제2소구치, 상악 좌측 제1대구치, 하악 우측 견치, 제2소구치, 하악 좌측 견치 등 5개 치아에 치수노출을 동반하지 않은 치아파절
2. 현재의 자각적 증상의 유무 및 있다면 그 내용과 정도
   피감정인의 진술에 의하면 피감정인이 느끼는 자각적 증상은 다음과 같다.
   ① 대다수의 치아들이 손가락으로 가볍게 흔들어도 통증이 있고,
   ② 음식물을 씹을 때 턱관절에서 딱딱 소리가 나며,
   ③ 앞니로 음식물을 절단하기가 매우 어렵고,
   ④ 치아로 낚싯줄이나 실 등을 끊을 수 없으며,
   ⑤ 음식물을 씹는 도중 까드득 소리가 날 때가 종종 있고,
   ⑥ 입이 많이 벌어지지 않으며,
   ⑦ 목소리가 달라져 버렸고(쉰 목소리가 남),
   ⑧ 종종 턱관절 부위에 통증이 올 때가 있으며(관절 부위 근육이 아프기도 함),
   ⑨ 귀가 종종 먹먹할 때가 있고(음식물 씹을 때 귀에 압박감이 있음),
   ⑩ 아래위 이가 잘 맞지 않는 것 같으며,
   ⑪ 오징어 같은 말린 포는 먹을 수 없다(턱이 아파 씹지 못함).
3. 현재의 타각적 증세의 유무 및 있다면 그 내용과 정도
   OOOO년 O월 O일 △△△△△ 치과병원에 내원하여 시행한 임상제검사 및 치과방사선검사 결과,
   ① 상악 좌측 제1대구치에 치수노출을 동반하지 않은 치관파절(상아질 파절),
   ② 하악 좌·우측 견치에 치수노출을 동반하지 않은 치관파절(법랑질 파절),
   ③ 상악 우측 중절치, 측절치, 견치, 제1, 2소구치, 상악 좌측 중절치, 측절치, 견치, 하악 우측 중절치, 측절치, 견치, 제2소구치, 하악 좌측 중절치, 측절치, 견치, 제1소구치 부위가 타진검사에 양성 반응,
   ④ 개구 시 개구제한과 좌측 턱관절 부위에 통증,

⑤ 촉진검사 시 좌측 턱관절 부위에 압통 소견이 관찰됨.

4. 현재의 병적 증상이 위 일자의 사고로 인한 것인지 여부

첨부된 진단서, OOOOO 치과병원 진료기록지와 OOOO년 OO월 OO일, OOOO년 O월 O일 △△△△△ 치과병원에 내원하여 시행한 임상검사 및 치과방사선검사 결과를 종합한 결과,

① 저작장애, 개구장애, 저작 시 관절잡음, 턱관절 부위 통증, 저작 시 귀의 압박감 등의 증상은 턱관절장애 증상으로 위 사고로 인한 하악골 골절의 후유증으로 판단됨.

② 상악 좌측 제1대구치, 하악 좌·우측 견치의 치관파절은 위 사고로 인한 결과로 판단됨.

③ 피감정인은 대부분의 치아를 가볍게 흔들어도 통증을 호소하고, 다수의 치아가 타진검사에 양성 반응을 나타내는데, 이는 사고로 의해 치아에 충격이 가해져서 나타날 수 있는 증상이나 해당 치아에 동요도나 특징적인 병적인 소견이 관찰되지는 않음.

④ 목소리의 변화는 위 사고와 큰 관계가 없는 것으로 판단됨.

5. 향후 입원치료가 필요한 상황인지 또는 통원치료가 가능한지 여부, 향후 치료가 필요하다면 그 치료의 내용과 향후 치료비 예상액

(1) 향후 치료 내용 및 예상액

향후 특기할 합병증이 발생하지 않는 한,

① 파절된 상악 좌측 제1대구치에 보철적 수복치료가 필요하며

② 6개월 정도에 걸쳐 좌·우측 턱관절에 대해 근이완요법을 포함한 물리치료, 약물치료 및 교합안정장치 치료를 시행해야 할 것으로 사료됨.

③ 치료비 예상액은 OOOO년 O월 현재 △△△△△ 치과병원의 최저가와 최고가의 일반수가를 적용할 경우 다음과 같음.

-----------------------치료비 예상액(최저가)-----------------------

상악 좌측 제1대구치 보철치료비 413,000원×1개=413,000원

재진찰료 8,950원×30회=268,500원

물리치료비 16,030원×30회=480,900원

교합안정장치 제작비 850,000원×1개=850,000원

--합계: 2,012,400원

-----------------------치료비 예상액(최고가)-----------------------

상악 좌측 제1대구치 보철치료비 750,000원×1개=750,000원

재진찰료 8,950원×30회=268,500원

물리치료비 16,030원×30회=480,900원

교합안정장치 제작비 850,000원×1개=850,000원

--합계: 2,349,400원

*보철 수복물의 수명에 관여하는 인자는 매우 다양하고 개인차가 커서 정확한 추정은 어려우나 일반적인 학설에 의하면 약 10년 정도로 추정함.

(2) 통원치료 가능 여부

통원치료 가능

6. 치료 종결 후(향후 치료 포함) 피감정인에게 후유증이 남게 될 것인지 여부

가. 어떠한 후유증이 남게 되는지와 그것이 영구적인 것인지 혹은 개선 가능한 것인지 여부

① 피감정인은 개구 시, 저작 시 턱관절의 통증이 남을 것으로 예상되며, 이는 하악 우측 과두 부위의 골절에 의한 것으로 영구적일 것으로 사료됨.

② 치아는 재생이 안 되는 신체조직이므로 치아 손상은 영구적으로 남게 되나 치과 보철 수복치료 등을 통하여 기능의 회복이 가능함. 하지만, 통상적인 보철치료에 의한 수복은 자연치아에 비해서 완전치 못한 것으로 관찰 증명되며, 저작 효율의 감소 및 치아 수명의 단축 등의 후유장애를 동반하며, 이는 영구적임.

나. 이로 인하여 신체장해가 예상되는지(신체장해라 함은 치료 종결로 증상이 고정되었거나 향후 치료를 한다 하더라도 영구적으로 개선 불가능한 후유증이라는 점을 고려할 것)와 그 기능장해가 있는 경우 이를 구체적으로 표시할 것

6-가. 항 참조

다. 위 신체장해가 맥브라이드 노동능력상실평가표의 어느 항목에 해당하며 몇 % 정도 해당하는지

① 하악 우측 과두 골절에 대해서는, 맥브라이드 노동능력상실평가표 안면 I-C 항목(과상돌기의 통증을 수반한 교합)을 적용시킬 경우 노동능력상실률은 옥외 노동자의 경우 10%에 해당함.

② 치아 손상에 대해서는 향후 피감정인에게 예상되는 신체장애 정도를 평가함에 있어서 맥브라이드 평가표상 치과적 장애는 극히 제한적으로 기술되어 있으므로 본 치과적 손상과 장애를 이 표에 적용시키는 것은 부적합한 것으로 판단되며, 국가배상법을 적용할 경우 국가배상법 시행령 별표 2 노동능력상실률표 중 제14급 2항(3개 이상의 치아에 대하여 치과보철을 가한 자)에 해당되어 노동능력상실률은 5%로 추정함.

참조) 신체감정이 이루어지기 전 손상된 상악 우측 제2소구치와 하악 우측 제2소구치는 보철치료가 시행된 상태임.

7. 과거 및 향후 개호인이 필요한지 여부, 필요하다면

① 개호 내용(음식물 섭취, 착탈의, 대소변, 체위 변경 등)과

② 개호 내용에 비추어 의료 전문가의 개호가 필요한지, 또는 보통 성인 남녀의 개호로 족한지의 여부(의료 전문가가 필요하다면 그 비용)

③ 개호가 필요하다면 그 개호가 필요한 하루의 시간 및 개호인의 수

치과적으로 개호인 필요 없음.

8. 위 후유증의 피감정인이 평균수명에 영향이 있는지, 있다면 예상되는 단축 기간 및 그 근거 자료

평균수명에 미치는 영향 없음.

위와 같이 감정함.

OOOO년 OO월 OO일

위 감정인

△△△△ 치과병원

면허번호: OOOO

교수

치의학박사 OOO

사례 4: 치아 손상

다음 감정서는 법원에서 치아 손상의 원인을 질의하였고 노동능력상실률을 맥브라이드법으로 산출해 주길 요청하였으나 감정인은 적절히 준용할 항목이 없기 때문에 국가배상법을 적용하여 작성한 것이 특징적이다.

신체감정서

OO대학교 부속치과병원 구강내과에서 OO지방법원으로부터 신체감정[OO가 소OOOOO 손해배상(자)]을 의뢰받아 시행한 감정 결과를 다음과 같이 제출합니다.

– 다음 –

감정 대상

성명: OOO 성별: 여자

주민등록번호: OOOOOO-OOOOOOO 생년월일: OOOO년 O월 OO일

주소: OO시 OOO OOO OOO-O

초진 연월일: OOOO년 O월 O일

감정 사항에 대한 평가

결과

1. 부상의 부위 및 정도

본 치과병원에서 발부한 진단서, 진료기록부, 환자의 진술 및 1999년 11월 5일 본 치과병원에서의 임상제검사를 종합하여 분석해 볼 때

(1) 상악 좌·우측 중절치는 파절선이 순측 치관치경부 1/3부위에서 구개측 치은연하로 연장된 치수노출을 동반한 치관파절 및 치근의 1/3부위에 파절선이 관찰되어 외과적으로 발거되었고,

(2) 상악 우측 측절치는 파절선이 순측 치관치경부 1/3부위에서 구개측 치은연하로 연장된 치수의 노출을 동반한 치관의 파절이 관찰되어 근관치료(일명 신경치료)가 시행되었고 상악 좌측 측절치는 전기치수생활력검사 시 음성반응을 보이는 치수괴사가 관찰되어 근관치료가 시행되었으며,

(3) 상악 우측 견치부터 좌측 견치까지 임시보철물이 장착된 상태임.

2. 그동안의 치료 내용 및 경과

본 치과병원에서 발부한 진단서, 진료기록부, 본 치과병원에서의 임상제검사 및 환자의 진술에 의하면

(1) 상기 피감정인은 1998년 6월 7일 교통사고로 동년 6월 9일 본 치과병원에 내원하여 상기 1항으로 진단하였고,

(2) 동년 6월 10일 상악 좌측 중절치의 치관부 파절편을 제거, 상악 우측 중절치, 측절치 및 좌측 중절치에 대한 치수절제술을 시행하였고,

(3) 1998년 7월 1일까지 상악 좌우측 중절치를 발거하였으며,

(4) 동년 7월 24일까지 상악 좌우측 측절치에 근관치료를 시행하였으며,

(5) 1999년 11월 5일 본 치과병원에 재내원하여 임상제검사 및 치과방사선사진검사를 시행한 결과 상악 우측 견치부터 좌측 견치까지 연결된 임시보철물을 장착한 상태임.

3. 현재의 자각적 증상과 타각적 증세의 각 유무 및 있다면 그 내용과 정도
(1) 자각적 증상의 유무: 없음
(2) 타각적 증상의 유무: 있음
(3) 타각적 증상의 내용과 정도

상악 좌우측 측절치는 근관치료, 상악 좌우측 중절치의 결손의 수복을 위하여 상악 좌측 견치부터 우측 견치까지 연결된 임시보철물이 장착되어 있음.

4. 현재의 병적 증상이 위 일자의 사고로 인한 것인지의 여부

위 1항의 장해의 특성상 모두 외상에 의해 야기된 것으로 추정되며, 따라서 다른 외상을 받지 않았다면 1998년 6월 7일자 사고로 인하여 발생한 것으로 사료됨.

5. 위 병적 증상의 원인이 되는 기왕증이 있었는지 여부, 있다면 그 내용 및 기여 정도

상기한 1항에서 진단된 장해는 피감정인의 구강위생 상태가 양호하며, 치주질환도 거의 없으며, 치아우식증(일명 충치)도 없는 것을 고려할 때 기왕증에 기인한 것이 아니고 외상에 의하여 발현된 것으로 사료됨.

6. 치료의 종결 여부, 향후 치료가 필요하다면 그 치료의 내용과 시기, 기간, 치료비 예상액
(1) 치료가 종결되었는지 여부: 종결되지 않은 상태임.
(2) 향후 치료가 필요하다면 그 치료의 내용과 치료 시기 및 기간, 치료비 예상액

상악 좌우측 중절치의 결손 부위의 수복을 위하여 상악 좌측 견치부터 우측 견치까지 연결한 총 6개 치아를 연결한 도재소부전장관을 장착하여야 할 것으로 사료되며 치료 기간은 특별한 합병증이 발생하지 않는 한 약 1개월간의 통원치료가 필요하며 치료 시기는 빠를수록 예후가 좋고 향후 치료비 예상액은 본 치과 병원의 현재 수가를 적용하면 다음과 같음.

〈보철물 제작비〉

상악 좌측 견치부터 우측 견치까지 연결한 도재소부전장관보철치료비

350,000원×6개=2,100,000원

합계:2,100,000원

본 보철물의 수명은 개인차가 심하고, 이에 관여하는 인자들은 다양하여 추정하기 어려우나 일반적인 학설에 의하면 보철물의 수명은 약 10년 정도로 추정함.

7. 치료 종결 후(향후 치료 포함) 피감정인에게 후유증이 남게 될 것인지 여부
(1) 어떠한 후유증이 남게 되는지, 그리고 그 후유증을 객관적으로 증명할 수 있는지 여부

보철수복에 따른 저작력의 저하, 치주염의 증가, 치아과민, 수복물의 마모 등이 속발할 수 있으며 객관적으로 증명할 수 있음.

(2) 그것이 영구적인지 혹은 개선 가능한 것인지, 개선 가능하다면 그 소요 시간 및 개선 정도

치아는 발거하거나 치질이 파절된 경우 재생이 안 되기 때문에 이로 인한 신체장애는 영구적으로 남게 됨.

(3) 이로 인하여 신체장애가 예상되는지

상기 7-(1), (2)항에서 기술하였음.

(4) 위 장애가 맥브라이드 노동능력상실평가표의 어느 항목에 해당되는지

가) 맥브라이드 노동능력상실평가표를 적용

맥브라이드 노동능력상실표상 치과적 장애는 극히 제한적으로 기술되어 있기 때문에 본 치과적 손상과 장애를 이 표에 적용시키는 것은 부적합한 것으로 사료됨.

*나) 국가배상법 시행령 별표 2 신체장애등급과 노동능력상실률을 적용할 경우
제14급 2항(3개 이상의 치아에 대하여 치과보철을 가한 자)에 해당되어 노동능력상실률은 5%로 추정됨.

(5) 피감정인이 도시 또는 농촌 일용 노동자로 종사하는 경우 그 노동능력 상실 정도
상기 7-(4)항을 참조 바람.

(6) 피감정인이 도시 또는 농촌 일용 노동자로 계속 종사하는 경우 그 노동능력 상실 정도
상기 7-(4)항을 참조 바람.

8. 개호인이 필요한지 여부
치과치료를 위한 개호인은 필요 없었을 것으로 사료됨.

9. 피감정인이 보조구나 의치, 의수 등이 필요하다면 그 필요 기간, 소요 개수, 개당 단가, 수명과 그 보조구의 사용으로 개선될 수 있는 거동의 정도 및 착용 훈련이 필요한 경우에는 그 훈련 기간
(1) 보조구가 필요한지 여부: 치과보철물의 장착이 필요함.
(2) 보조구의 종류, 필요 기간, 소요 개수, 개당 가격, 수명: 6-(2)항을 참조 바람.
(3) 보조구의 사용으로 개선될 수 있는 거동의 정도 및 착용 훈련: 치과보철물의 장착 직후에 사용 가능하고 훈련은 필요치 않음.

10. 위 후유증이 피감정인의 평균 여명에 영향이 있는지, 있다면 예상되는 단축 기간 및 근거 자료의 출처 명기
치과적으로 특별한 후유증이 없는 한 평균 수명에 영향을 미친다고 보기는 어려움.

11. 기타 참고사항
(1) 치료비 추정은 OOOO년 O월 본원 수가에 준함.
(2) 상악 좌우측 중절치는 근관치료 중 치아의 중앙 1/3부위에 파절선이 관찰되어 발거를 시행하였음.

위와 같이 감정함.

OOOO년 O월 O일

위 감정인
OO대학교 치과대학 부속치과병원
면허번호 OOOO 교수
치의학박사 O O O

*국배법 시행령 기준은 의학적 근거에 기초하였다. 보기도 어렵고 상태를 지나치게 일률적으로 고정한 것이라는 주장이 있다.

사례 5: 사고로 인한 치아탈구

사고 후 타 치과의원에서 임플란트 치료를 받은 후 신체감정이 의뢰되었던 경우이다. 임플란트의 재식립, 상부 보철물의 교체 가능성 및 치료비를 추정하였고 맥브라이드법으로 노동능력상실률을 산출하였던 사례이다. 그러나 환자의 평균수명(계속 변하고 있으며 정확한 수치를 예측할 수 없음)을 70세로 예상하고 보철물 교체 주기를 10년으로 예상하여 치료비를 산출하였는데 적절한 방법은 아닌 것으로 판단된다. 대개 1회 치료법과 치료비를 산출하면서 의견을 제시하는 것이 타당하며 환자의 평균수명을 고려한 보상 비용 등은 법원에서 판단할 문제이다.

신체감정서

(치과)
피감정인: OO
나이/성별: 52/남
주민등록번호: OOOOOO-OOOOOOO
주소:
감정사항: 아래와 같음
감정일: OOOO년 O월 OO일
감정인: OOO
소속: OO대학교병원 치과
직위: 교수, 과장
면허번호: OOOOO

(별지) 감정사항
피감정인(OO)의 OOOO. O. OO. 발생한 사고로 인한 치아탈구상과 관련하여
병력
사고 당시 내용은 자세히 알 수 없으나 OOOO년 O월 OO일 사고 이후 하악 양측 중절치(#31, 41)가 손상되어 발치되었으며 치과의원에서 임플란트 치료를 받은 상태임.
현 증상
하악 양측 중절치 부위에 2개의 임플란트 식립 후 상부 보철물이 완성된 상태로서 방사선검사에서는 특이 이상 소견이 관찰되지 않음. 그러나 환자는 하악 전치부가 시리고 가끔 잇몸이 붓고 이가 약한 느낌이라고 함.
치료 종결 여부
현재 치료가 종결된 상태임.
향후 치료가 필요하다면 그 치료의 내용과 치료 기간 및 소요 치료비 예상액
1) 1회 정도의 임플란트 재식립
재식립 필요성은 예측할 수 없음. 정기적인 유지관리가 잘되고 하악 전치부에 무리한 충격이 가해지지 않는다면 임플란트 재식립은 불필요함.

2) 2회 정도의 보철 교체 가능성에 대하여

가. 횟수를 정확히 명시할 수 없음.

나. 그러나 상부 도재 보철물은 생활 중에 파손 가능성이 높고 접착제 유실로 인한 탈락 등의 가능성은 있음.

다. 치료 내용과 치료 기간 및 소요 치료비 예상액

–10년 간격으로 상부 보철물 교체가 필요할 수 있다는 가정(보철물의 평균 수명 7~10년으로 산정할 경우)하에서 평균수명을 70세로 가정할 때 4회 보철물 교체

–치료 비용: 상부 보철료 750,000×2×4=6,000,000원

상기 치료비는 OOOO대학교병원 치과 일반수가(도재금관수복 비용)를 기준으로 하였으며 담당 의사 및 의료기관에 따라 차이가 있을 수 있음. 물가상승률에 따른 치료비는 예측할 수 없음.

위의 상해가 피감정인의 평균수명에 영향이 있는지의 여부, 있다면 예상되는 여명의 단축 기간

해당 사항 없음.

치료 종결 상태를 기준하여 피감정인에게 정신 및 육체적 노동능력의 감퇴가 예상되는지의 여부 및 노동능력상실률

맥브라이드 장애평가: 2개 치아 소실(전치 상실의 보철. ‘Ⅲ’의 1/14 준용)

19/14=1.357%

부분적인 치아 손상은 담보그 치아점수법으로 평가하거나 국가배상법시행령(별표)으로 평가하는 것이 권유됨.

〈이상 피감정인 OO의 신체감정〉

사례 6: 산재사고로 인한 치아 손상, 족관절 골절

연번호:

신체감정서

(치과부분에 한함)

수신: OO지방법원

제목: 신체감정촉탁에 관한 회신

귀원 2000 가단 OOOOO 손해배상(기) 사건으로 의뢰한 OOO(남, OOOO년 OO월 OO일생) 신체감정 결과를 다음과 같이 회신하오니 참고하시기 바랍니다.

-다음-

피감정인이 OOOO. OO. OO.경 발생한 사고로 입은 상해와 관련하여,

1. 병력

OOOO년 OO월 OO일 공사장 웅덩이에 추락하여 치아 외상 발생. 당시 치아 조각 등이 입안에서 나왔으며, 이후 치아동요 등의 이상이 있다는 사실을 알고 있었으나 족관절 골절 등으로 치료를 미루었다고 진술함.

OOOO년 OO월 OO일 좌측 상악 중절치가 발거됨(2000년 OO월 OO일에 작성된 OO도 OO시 소재 △△치과의원 소견서에 의거함).

OOOO년 OO월 OO일 OO치과의원 방문하여 구강검사 시행함. 당시 구강검사 및 방사선사진 촬영 시행. 검사 결과 좌측 상악 중절치 발거된 상태였으며 좌측 상악 측절치가 발거 대상으로 판명됨(치주질환과 병행된 치아동요도 존재).

현재까지 좌측 상악 측절치의 발거 및 고정성 보철물 제작을 위한 지대치 형성, 레진을 이용한 임시보철물 장착 상태임.

2. 피감정인의 치아와 관련하여 존재하는 부상 또는 장해의 부위 및 정도

좌측 상악 중절치, 좌측 상악 측절치가 상실된 상태이며 우측 상악 측절치, 우측 상악 중절치, 좌측 상악 견치는 고정성 보철물 제작을 위해 지대치 형성이 되어 있고 레진을 이용한 임시보철물이 장착된 상태.

3. 이 사건 사고 일시로부터 현재까지의 치료 경과

1항 참조.

4. 현재의 증상이 이 사건 사고로 인한 증상인지 여부

사고 당시(OOOO. OO. OO.) 의무기록 및 방사선사진이 존재하지 않으므로 인과관계를 추정하기 어려움. 환자는 당시 입안에서 치아가 부서진 가루 등이 나왔으나 경황이 없어서 치과진료를 받을 수 없었다고 진술함. 정형외과적인 문제 해결 때문에 치과치료를 미루는 경우가 종종 있으므로 참작이 가능할 것으로 사료됨.

5. 향후 치료에 관하여

가. 치료가 종결되었는지 여부

레진을 이용한 임시보철물을 장착해 놓은 상태이며 향후 최종 고정성 보철물을 장착하여야 치료가 종료됨.

나. 치료가 필요하다면 그 치료의 내용, 치료 시기 및 기간, 예상 치료비

치료 내용:

우측 상악 측절치, 우측 상악 중절치 및 좌측 상악 견치를 지대치로 하는 고정성 보철물 수복

(참고로 대체할 수 있는 치료로는 상실된 치아 부위에 임플란트를 고려할 수 있음. 하지만 현재 고정성 보철물 수복을 전제로 우측 상악 측절치, 우측 상악 중절치, 좌측 상악 견치의 지대치 형성이 되어 있어 별도로 도재전장관 수복을 요하므로 고려하지 않기로 함.)

치료 기간:

수상 부위에 고정성 보철물 제작을 위하여, 발치된 공간의 연조직 치유 기간이 발치로부터 8주 이상이 요구되며, 이후 보철물 제작을 위한 인상채득, 제작 및 장착 등의 치료에 2~3주의 기간이 요구됨.

치료 비용:

고정성 보철물 제작 시 상실된 치아 2개와 지대치 3개 총 5개 치아 부위의 도재전장관 수복이 요구되므로 1치당 776,300원×5=3,881,500원

(향후 진료비 추정 시에는 환자의 연령과 보철물의 평균수명을 고려하여 주기적인 보철물을 교체를 포함시켜야 하며, 또한 보철물의 유지관리 비용을 추가하여야 함.)

6. 보조구, 재활용구

결손된 좌측 상악 중절치, 좌측 상악 측절치의 보철 수복 요함. 종류, 개수, 단가는 5항의 내용과 같고, 수명은 고정성 보철물의 경우 통상적으로 10년으로 함.

7. 신체장애에 관하여

가. 치료 종결 후(향후 치료 포함) 피감정인에게 신체장애가 남게 되는지 여부

남을 수 있음.

나. 남게 된다면 신체장애로 남게 되는 구체적 후유증의 내용

보철수복에 따른 치주염, 수복물 마모 등

다. 위 신체장애가 영구적인 것인지, 한시적인 것인지(한시적인 경우 그 기간)

개선 가능하나 다시 속발할 수 있음.

라. 위 신체장애가 맥브라이드 노동능력상실평가표의 어느 항목에 해당하는지 여부

해당 사항 없음.

마. 위 신체장애가 예상된다면 노동능력의 상실 정도(%)

담보그씨 치아점수법에 의한 맥브라이드 노동능력상실률 → 5단위 고정성 보철물 장착 시 0.84% 노동력 상실

8. 기타 이 사건의 부상과 관련된 참고사항

1) 위 감정은 합병증이 병발치 아니한 경우에 한하고 치료 후의 경과에 변수가 있으므로 치료비 추정은 변경될 수 있음.

2) 치료비 산정은 OOOO대학교병원 치과 지정진료 선택 시 수가를 기준으로 함.

OO병원 치과

작성일: OOOO년 OO월 OO일

작성자: 교수 OOO (면허번호: (치)OOOOO) (인)

OO병원장

사례 7: 다수치아손상 및 턱관절진탕

연번호: OOOOOO

신체감정서

(치과부분에 한함)

수신: OO지방법원

제목: 신체감정촉탁에 관한 회신

귀원 OOOO 가단 OOOOO 손해배상(기) 사건으로 의뢰한 OOO(남, OOOO년 O월 O일생) 신체감정 결과를 다음과 같이 회신하오니 참고하시기 바랍니다.

-다음-

피감정인이 입은 상해와 관련하여,

1. 부상의 부위 및 정도

우측 상악 측절치, 우측 상악 중절치, 좌측 상악 중절치의 치아파절 및 치수노출

좌측 하악 측절치 치아파절

측두하악관절 진탕

2. 그동안 치료 내용 및 경과

2009. 3. 7. OO치과병원(경기도 OO시 소재) 내원, 검진 및 우측 상악 측절치, 우측 상악 중절치, 좌측 상악 중절치의 근관치료(신경치료) 시행

2009. 3. 17. 우측 상악 측절치, 우측 상악 중절치, 좌측 상악 중절치의 임시 근관충전 시행

2009. 3. 19. 우측 상악 측절치, 우측 상악 중절치, 좌측 상악 중절치 임시치아 수복

2009. 5. 6. 상기 치아의 근관 형성 및 세척 시행

2009. 5. 13. 상기 치아의 근관 형성 및 세척 시행

2009. 5. 18. 우측 상악 측절치, 우측 상악 중절치의 코어(core) 형성, 좌측 상악 중절치의 포스트(post) 및 코어 형성

우측 상악 중절치, 좌측 상악 중절치의 치관연장술(crown lengthening procedure) 시행

2009. 5. 26. 우측 상악 측절치, 우측 상악 중절치, 좌측 상악 중절치, 좌측 하악 측절치 보철 위한 치아 형성

2009. 6. 4. 우측 상악 측절치, 우측 상악 중절치, 좌측 상악 중절치, 좌측 하악 측절치 도재전장관 시적 및 접착

3. 현 자각적 증상의 유무 및 있다면 그 내용과 정도

해당사항 없음.

4. 현 타각적 증상의 유무 및 있다면 그 내용과 정도

해당사항 없음.

5. 현재의 병적 증상이 위 일자의 사고로 인한 것인지의 여부

손상된 치아는 현재 보철물 수복이 완료된 상태로서, 과거의 의무기록 및 방사선사진 등에 의존하여 판단할 수 있겠음.

6. 위 병적 증상의 원인이 되는 기왕증이 있었는지 여부, 있다면 그 내용 및 정도(기여 비율을 %로 표시할 것)

주증과 관련된 특이한 기왕증 불분명함.

7. 치료 종결 여부, 향후 치료가 필요하다면 그 치료의 내용과 치료 시기 및 기간, 치료비 예상액
   치료 종결됨. 보철물의 평균수명을 고려하여 교체를 요할 수 있음.
   가. 보철물 교체 시 치료 기간: 약 2주
   나. 치료비 예상액(1회): 도재전장관 1치아당 776,300원×4=3,105,200원(2009년도 OO대학병원 치과의 지정진료수가 기준에 의함).
   (향후 진료비 추정 시에는 환자의 연령과 보철물의 평균수명을 고려하여 주기적인 보철물 교체를 포함시켜야 하며, 또한 보철물의 유지관리 비용을 추가하여야 함. OOOO년 O월 O일에 작성된 OO도 OO시 소재 □□□□치과병원 향후진료비추정서 참고 요망.)
8. 치료 종결 후(향후 치료 포함) 피감정인에게 후유증이 남게 될 것이지 여부
   가. 어떠한 후유증이(구체적으로) 남게 되는지, 그리고 그 후유증을 객관적으로 증명할 수 있는지 여부
   보철수복에 따른 치주염, 수복물 마모 등이 속발할 수 있음.
   나. 그것이 영구적인지 혹은 개선 가능한 것인지, 개선 가능하다면 그 소요 기간 및 개선 정도
   개선 가능하나 다시 속발할 수 있음.
   다. 이로 인하여 신체장애가 예상되는지와 그 장애 내용(운동장애, 기능장애가 있는 경우 이를 구체적으로 표시할 것)
   보철치아가 자연치아의 저작 및 기능에 미치지 못하는 정도.
   라. 위 신체장애가 맥브라이드 노동능력상실평가표와 국가배상법시행령 별표 2 노동능력상실률표의 각 어느 항목에 해당하는지
   맥브라이드 노동능력상실평가표: 해당 없음.
   국가배상법 시행령 별표 2: 5% 상실에 해당(3개 이상의 치아에 대하여 치과보철을 가한 자).
9. 개호인이 필요한지 여부
   필요 없음.
10. 피감정인이 휠체어, 의족 등 보조구나 의치 등이 필요하다면 그 필요 기간, 소요 개수, 개당 가격, 수명
    이미 보철 수복함.
11. 피감정인의 평균수명에 대한 영향 여부
    특별한 후유증이 없는 경우 평균수명까지 영향을 미친다고 보기는 어려움.
12. 기타 참고사항
    위 감정은 치아, 구강 및 악안면의 손상과 기능장애, 특히 합병증이 병발치 아니한 경우에 한하고, 치료비 추정은 변경될 수 있음.

OO대학교병원 치과
작성일: OOOO년 O월 O일
작성자: OOO (면허번호: (치)OOOOO) (인)
OO대학교병원장

사례 8: 소아 치아 외상

연번호: OOOOOO

신체감정서

(치과부분에 한함)

수신: OO지방법원 OO지원

제목: 신체감정촉탁에 관한 회신

귀원 OOOO 가단 OOOO 손해배상(기) 사건으로 의뢰한 OOO(남, OOOO년 O월 O일생) 신체감정 결과를 다음과 같이 회신하오니 참고하시기 바랍니다.

다음

피감정인이 2008. 3. 24.경 발생한 사고로 입은 상해와 관련하여,

1. 병력

2008년 3월 24일 놀이방에서 놀다가 부딪침. 당시 전치부 외상으로 좌측 상악 유중절치의 함입이 발생하였으며 OO대학교병원(경기도 OO시 소재) 응급실 방문하여 진료 받음.

2008년 3월 26일 OO치과 내원.

2008년 4월 1일 검사상 타진반응과 동요도 없었으며, 자발적 맹출 관찰되었음. 이후 우측 상악 유중절치 및 좌측 상악 유중절치의 변색 관찰되어 치수절제술 시행 후 경과 관찰 중임.

(상기 내용은 2008년 4월 1일 OO치과에서 발행한 진단서 및 2009년 5월 22일 OO대학교병원 내원 시 환자 보호자 진술에 근거함.)

2. 현 증상

2009년 5월 22일 OO대학교병원 치과 내원하여 방사선검사 시행하였음. 특이 소견은 관찰되지 않았고, 함입되었던 좌측 상악 유중절치의 자발적 맹출은 거의 완료된 상태로 관찰되었으며, 명확한 영구치의 손상 여부는 확인할 수 없었음. 임상적으로는 좌측 상악 유중절치가 타진반응에 양성으로 관찰되었음(양성 타진반응은 환자의 연령을 고려한다면 가양성일 가능성을 배제할 수 없음).

3. 치료 종결 여부

현재 OO치과 치료 중이며, 일차적인 치수절제술 시행 후 경과 관찰 중인 것으로 파악됨.

(상기 내용은 2009년 5월 22일 초진 당시 시행한 방사선검사 소견과 환자 보호자의 진술에 근거함)

4. 향후 치료가 필요하다면 그 치료의 내용과 치료 기간 및 소요 치료비 예상액

현재로서는 치수절제술이 시행된 상악 유중절치의 주기적인 경과 관찰이 필요함. 특히 상악 유중절치 치근단 부위의 감염 및 치근흡수 상황을 확인하는 것이 중요하겠음.

치아의 외상 및 치료와 관련된 부작용 및 합병증 등에 관해서는 추후 재판정이 요구되며, 아울러 그 치료 기간 및 소요 치료비 등에 대해서도 향후 재판정 요함.

5. 피감정인 보조기구를 필요로 할 때 보조기구의 소요 개수와 개당 수명 및 단가

해당 사항 없음.

6. 앞의 상해가 피감정인의 평균수명에 영향이 있는지의 여부, 있다면 예상되는 여명의 단축 기간

해당 사항 없음.

7. 치료 종결 상태를 기준하여 피감정인에게 정신 및 육체적 노동능력의 감퇴가 예상되는지 여부
   해당 사항 없음.
8. 노동능력 감퇴가 예상되는 경우 도시 일용 노동자로서의 노동능력상실률(%로 표시)
   해당 사항 없음.
9. 기타 필요한 사항
   ① 유치의 함입이 발생한 경우 동요가 관찰되지 않는다면 자발적 맹출을 유도하는 것이 통상적인 치료임. 3~4주 정도 관찰 시 재맹출이 유도되지 않는 경우 인위적으로 탈구를 유발하며 이후 3~4주 경과하여도 더 이상 맹출되지 않는 경우 발치를 고려할 수 있음. 만약 함입에 의하여 해당 치아 부위의 영구치배의 손상이 확실히 관찰되는 경우에는 발거를 시도할 수 있음.
   ② 유치의 외상은 그 자체보다도 이후 맹출되는 영구치의 손상 가능성에 주목할 필요가 있음. 영구치의 손상은 크게 영구치배의 손상에 따른 치아의 변형과 맹출 지연을 들 수 있으며, 이러한 영구치의 손상은 환자의 치령에 따른 맹출 시까지, 비록 영구치의 형성이 진행되어 방사선검사에서 일정 정도 파악이 가능할지라도 정확히 알 수 없는 경우가 종종 있음.
   ③ 또한 유치의 탈구 시 미리 치아를 발거하는 이유 중의 하나는 유치의 외상에 따른 치수 손상으로 인한 치근단 감염이 영구치로 전달될 가능성이 있기 때문인 바, 직접적인 손상 외에도 간접적인 손상을 염두에 두어야 함.
   ④ 유치의 치근단 감염에 따른 후속 영구치배의 손상은 치아변형이나 맹출 지연의 원인이 될 수 있음. 후속 영구치의 맹출 지연 시 자발적 맹출이 어려울 경우에는 교정치료를 통해 강제적으로 맹출을 유도할 수 있음.
   ⑤ 영구치배의 손상이 심하거나 영구치의 유착 등 기타 원인으로 후속 영구치의 발거가 필요한 경우에는 발치 및 보철치료를 고려할 수 있음. 환자의 연령상 성장이 완료되지 않았음을 고려하면 임시보철치료와 성장 완료 후 보철치료 등으로 구분하여 고려하여야 할 것임. (끝)

OO대학교병원 치과
작성일: OOOO년 O월 OO일
작성자: 조교수 OOO (면허번호:(치)OOOO) (인)
OO대학교병원장

사례 9: 상이처일부인정거부처분취소 사건으로 의뢰한 사망자 OOO에 대한 진료기록감정

진료기록감정서

(치과부분에 한함)

수신: OO지방법원

제목: 진료기록감정촉탁에 관한 회신

귀원 OOOO 구단 OOOO 상이처일부인정거부처분취소 사건으로 의뢰한 망 OOO 진료기록감정 결과를 다음과 같이 회신하오니 참고하시기 바랍니다.

다음

망인이 전투 중(총상 또는 파편상으로) 하악에 부상을 입고 약 7개월간 입원치료를 받을 정도의 부상을 입은 경우 1952년도 우리나라 의학 발전 수준 등에 비추어 볼 때, 망인에게 예상되는 후유장애의 정도와 관련하여

1. 망인이 부상을 당한 부위인 하악이란 무엇인지

하악(下顎)이라 함은 '아래턱'을 의미하며 치아를 포함하고 있는 턱뼈인 '악'은 상악(上顎)과 하악으로 구성되어 있음.

하악은 신체 부위를 지칭하며 병명으로는 부적합함. 하지만 2008년 4월 25일 발부된 국가유공자 등 요건 관련 사실 확인서(2)에 따르면 원상병명이 '하악', 현상병명이 '얼굴 관통상' 및 '다리 파편상'으로 기재되어 있음.

안면 외상은 크게 연조직 외상, 경조직 외상 및 두부 외상으로 분류할 수 있음. 관통상이라 함은 연조직 외상의 하나로 "일반적으로 칼이나 예리한 물체에 의하여 조직 내로 관통하는 창상으로 구강, 비강, 혹은 상악 등을 범하며 다른 부위의 조직까지도 손상을 주는 경우가 많다"라고 할 수 있음.

일반적으로 '하악' 부위의 '얼굴 관통상'은 경조직 외상이 동반될 경우에 하악골 골절과 치아 손상을 야기할 수 있음. 하지만 이러한 경우에는 진단을 통상적으로 '하악골의 골절(개방성)'로 한다는 점을 고려하면 동반된 경조직 외상은 없었을 것으로 추정할 수 있음.

반대로 망인이 전투 중(총상 또는 파편상으로) 하악에 부상을 입고 약 7개월간 입원치료를 받을 정도의 부상을 입은 경우 1952년도 우리나라 의학 발전 수준 등에 비추어 볼 때는 경조직 외상을 동반하지 않은 단순한 '얼굴 관통상'일 가능성은 낮음. 하악의 부상이 7개월간 입원치료 목적이 아니라면 '다리 파편상'의 치료로 인해 입원 기간이 길어졌을 경우를 배제할 수 없으며, 안면 외상에 따른 파상풍이나 기타 합병증의 발생을 추정할 수 있음.

2. 위 부상으로 인하여 망인에게 음식물 씹는 기능에 기능장애가 예상될 수 있는지 여부 및 예상된다면 그 정도

'얼굴 관통상'이 음식물 저작에 필요한 저작근을 포함하는 경우 씹는 기능에 기능장애가 예상될 수도 있음. 하지만 망인의 기록상으로는 그 여부 및 정도를 파악할 수 없음.

3. 위 부상으로 인하여 망인에게 음성기관에 기능장애가 예상될 수 있는지 여부 및 예상된다면 그 정도

'얼굴 관통상'이 입술이나 구강점막을 포함하는 경우 음성기관에 기능장애가 예상될 수도 있음. 하지만 망인의 기록상으로는 그 여부 및 정도를 파악할 수 없음.

'얼굴 관통상'이 입술이나 구강점막을 포함하는 경우 음성기관에 기능장애가 예상될 수도 있음. 하지만 망인의 기록상으로는 그 여부 및 정도를 파악할 수 없음.

4. 위 부상으로 인하여 망인에게 치아의 손실 또는 상실이 예상될 수 있는지 여부 및 예상된다면 그 정도

'얼굴 관통상'이 경조직을 포함하는 경우에 치아의 손실 또는 상실이 예상될 수도 있음. 하지만 전술한 바와 같이 경조직 외상을 포함하는 경우에는 진단명에 '하악골 골절'이나 '치아 외상'에 대한 내용을 추가하였을 것이라 판단할 수 있음. 또한 망인의 기록상으로는 그 여부 및 정도를 파악할 수 없음.

5. 위 부상으로 외모에 흉터가 예상될 수 있는지 여부 및 흉터가 예상된다면 그 크기 정도.

'얼굴 관통상'으로 인해 외모에 흉터가 예상될 수 있음. 객관적인 자료는 부족하나 원고측 진술인인 OOO과 OOO의 각각의 진술서에 명시된 '얼굴의 오른쪽에서 얼굴에 이르기까지 약 10cm 정도의 큰 흉터'라는 공통된 진술 내용에 근거하여 10cm 정도의 흉터를 추정할 수 있음.

6. 기타 첨부된 자료들을 종합하여 검토해 볼 때 위 부상으로 망인에게 예상 가능한 후유장애 내용 및 그 정도

'얼굴 관통상'이 다양한 기능장애를 예상할 수 있으나 기타 첨부된 자료들을 종합하여 검토해 볼 때 위 부상으로 망인에게 예상 가능한 후유장애로 '흉터의 장애'를 추정할 수 있음.

7. 망인에게 예상 가능한 후유장애가 별첨 3 '국가유공자 등 예우 및 지원에 관한 법률 시행규칙 별표 3'상의 상이 등급에 해당되는 사항이 있는지 여부 및 있다면 그 상이 등급 및 장애 내용

흉터의 장애와 관련하여, 외모에 고도의 흉터가 남아 있는 자로서 '안면부에 있어서는 가장 긴 쪽의 길이가 5cm 이상인 반흔'이 있는 경우 상이 등급 분류 번호 1급 내지 7급의 6급 2항 90에 해당한다고 추정할 수 있음. (끝)

OO병원 치과
작성일: OOOO년 OO월 OO일
작성자: OOO (면허번호:(치)OOOOO) (인)
OO병원장

사례 10: 법원 사실조회서에 대한 답변서: 상악 대구치 아탈구

사실조회서

사건 OOOO 고단 OOO 상해

피고인 OOO(주민등록번호: OOOOOO-OOOOOOO)

피감정인의 '상악 우측 제2대구치 아탈구'에 관하여

1. 피감정인의 '상악 우측 제2대구치 아탈구'가 발생한 사실이 있는지를 추정해 볼 수 있는지 여부

   답변: 치아의 아탈구는 치아 외상에서 치아진탕 다음 단계로서 문헌상 다음과 같이 설명할 수 있습니다.

   진단과 임상 소견: 치아는 건드릴 때 민감하며 동요도는 있지만 변위는 없습니다. 치은열구에서 출혈이 있을 수 있습니다.

   방사선학적 소견: 이상 소견 없음.

   치료: 치아의 잠간고정은 선택 사항임—환자의 편의를 위해 7~10일간 사용하거나, 인접 치아의 외상진단에 따라 사용할 수 있습니다.

   따라서 환자를 수상 당시 검진한 치과의사의 임상 소견이 절대적으로 중요합니다. 당시의 의무기록을 토대로 상해진단서를 작성하였다고 보면, 상해진단서상에 상해 부위와 정도 난에서 타진반응(++), 동요도(++) 증상이 기술되어 있고, 향후 치료 의견란에서 2주간 치아의 고정과 관찰이 필요하다는 기술에 근거하여 유추해 보면 치아가 아탈구이상의 상해를 입은 것으로 사료됩니다.

2. 만약 위 추정 진단을 할 수 있다면 피감정인의 '상악 우측 제2대구치 아탈구'가 2007년 1월경부터 2007년 12월경 사이 언제쯤 발생한 사실이 있는지 여부

   답변: 1번 답변에 근거하여 추정 진단이 가능한 근거는 수상 당시의 의무기록과 검진한 치과의사 임상소견뿐입니다. 상해진단서의 상해년월일에 2007년 07월 18일로 추정된다고 기술되어 있습니다. 그 외에 다른 시기에 발생 사실 여부는 확인하기 어려울 것으로 사료됩니다.

3. 피감정인의 '상악 우측 제2대구치의 아탈구'는 어느 정도의 가격으로 발생할 수 있는 것인지 여부

   답변: 일반적으로 치아의 아탈구는 주로 전치부에 많이 발생합니다. 하지만 구치부에 발생하는 경우도 있으며 이는 가격의 정도도 중요하지만 가격의 방향이나 수상 당시의 치아 상태가 중요합니다. 주변치아가 없거나 수상 치아의 치주 상태가 좋지 않거나 상대적으로 대합치(하악 우측 제2대구치)가 건전하거나 등의 요인이 중요할 것으로 사료됩니다.

4. 피감정인의 '상악 우측 제2대구치 아탈구'가 손바닥으로 1대 때리면 발생될 수 있는 것인지 여부

   답변: 3번 답변과 같은 맥락에서 볼 수 있습니다. 일반적인 통념에 근거하면 손바닥 1대 가격에 의해서 건전한 제2대구치가 아탈구 손상을 받기는 힘들 것으로 사료되나, 기존 치주조직의 건전성 및 대합되는 치아와 교합 상태 등을 고려하여야 할 것으로 사료됩니다. (끝)

OOOO년 O월 OO일

OO대학교병원 치과 OOO (면허번호:(치)OOOOO) (인)

사례 11: 사실조회서: 상악 유중절치 함입

연번호: OOOOOO

사실조회서

수신: OO지방법원 OO지원

제목: 사실조회신청서에 대한 회신

귀원 OOOO 가단 OOOO 손해배상(기) 사건으로 의뢰한 OOO(남, OOOO년 O월 OO일생) 신체감정서에 대한 사실조회 신청을 다음과 같이 회신하오니 참고하시기 바랍니다.

–다음–

(1항 관련)

가. 좌측 상악 유중절치의 함입이 무엇인지

위 좌측 중간 젖니가 외력 등에 의해 원래 위치를 벗어나 잇몸 안쪽으로 들어간 것.

나. 자발적 맹출이 무엇인지, 그 원인은 무엇인지

들어갔던 치아가 저절로 제위치를 찾아 나오는 것을 자발적 맹출이라 하며, 함입된 치아는 제자리로 맹출되어 돌아오려는 경향이 있음.

다. 상악 유중절치가 변색된 이유는 무엇인지

치아가 외력에 의해 제위치를 벗어난 경우 뿌리 끝에서 신경이 절단, 손상될 가능성이 높고 그렇게 되면 신경이 죽어서 치아의 색이 변하게 됨.

라. 치수절제술이 구체적으로 무엇인지

치아 내부의 죽은 신경을 기구를 이용해 긁어내서 제거하고 약재를 채워 넣는 시술법.

마. 어느 치아를 몇 개나 시술한 것인지

변색이 일어난 우측과 좌측 상악 유중절치(2개).

(2항 관련)

가. 자발적 맹출이 완료되면 어떻게 되는지

처음과 비슷한 위치로 돌아오게 됨.

나. 영구치의 손상 여부는 언제 판단할 수 있는지

방사선사진상 확인 가능한 경우도 있으나 영구치가 완전히 맹출해야 확인 가능한 경우도 있음.

다. 가양성이 무엇인지, 그 원인은 무엇인지

거짓 양성 반응. 타진에 실제로 통증을 느끼지 못하지만 환자의 의사 표현 능력이 부족하여 통증을 느낀다고 표현하는 것.

(4 내지 8항 관련)

가. 치수절제술 후 치근흡수 상황을 관찰하여야 하는 이유는 무엇인지

죽은 신경을 제거한 후에도 뿌리 끝에 염증이 생길 수 있으며, 이런 경우 유치 치근이 비정상적으로 흡수되거나 아래의 영구치배에 손상을 줄 수 있기 때문.

나. 추후 재판정은 언제 가능한지?
   후속 영구치 맹출 후.
다. 노동능력상실률을 판단할 수 있는 근거 자료는 있는지
   맥브라이드 노동능력상실평가, 담보그씨 치아점수법 — 전치 1개 상실 후 보철 수복하였을 때 0.68%의 노동력 상실로 계상할 수 있음.

(9항 관련)
가. 영구치배의 손상 여부는 언제 어떻게 판단할 수 있는지
   방사선사진으로 판단이 가능한 경우도 있으나 맹출 연령이 되어 치아가 맹출되어야 확실하게 알 수 있음(영구 중절치의 맹출 연령은 평균 만 7~8세).
나. 영구치배가 손상되는 경우 어떻게 되는 것인지
   유치 치근단 감염에 의해 손상되는 경우 후속 영구치의 표면 법랑질층에 흠이 생길 수 있으며, 영구치가 다른 방향으로 맹출되거나 맹출이 지연될 수 있음. 또한 영구치 치근이 휘어질 수 있으며, 드물게 심각한 감염에 영구치배가 노출되었을 경우 치아 형성 자체에 문제가 발생할 수 있음.
다. 보철치료비 등 비용은 얼마인지
   향후 영구 중절치 표면이 손상된 경우 손상 정도에 따라 레진 수복 또는 보철 수복(단일치아[single crown])을 할 수 있으며, 중절치를 발거하게 되는 경우 보철(고정성 국소의치[3unit bridge]) 또는 임플란트를 통해 수복할 수 있음.
   *레진 수복 비용: 190,000원(2면을 포함하는 복잡충전의 경우)
   *보철 수복 비용(단일치아): 517,500원(도재전장관으로 수복할 경우)
   *보철 수복 비용(고정성 국소의치, 3단위): 517,500×3=1,552,500원(도재전장관으로 수복할 경우)
   *임플란트 수복 비용: 3,000,000원
   (단, OO대학교병원 치과에서 1회 1치아 시술 시 필요한 비용임.)
   (향후 진료비 추정 시에는 환자의 연령과 보철물의 평균수명을 고려하여 보철물 교체를 포함시켜야 하며, 또한 보철물의 유지관리 비용을 추가하여야 함.)
라. 추상장애 등 장애가 남게 되는지, 그 경우 노동능력상실률은 얼마인지
   추상장애가 안면부에 흉터 등으로 인해 추상이 예상되는 경우를 의미하는 것이라면, 본 건에 해당 사항이 없을 것으로 사료됨.
기타 필요한 사항
   후유장애의 정도는 가능한 모든 치료와 노력을 다한 다음에 피해자의 의학적 상태가 안정되고 회복에 관한 모든 가능한 노력을 마친 후에 평가되는 것이 원칙이며 5년 단위로 재평가하거나, 일정 기간 후 노동력 상실을 재평가하는 것도 나라에 따라 시행되고 있음.

OO대학교병원 치과
작성일: OOOO년 O월 OO일
작성자: 조교수 OOO(면허번호: (치)OOOOO) (인)
OO대학교병원장

제 7 장

후유장애진단서

1. 후유장애진단서의 정의

장애란 재해로 인한 상해 혹은 질병에 대해 충분한 치료를 하였으나 완전히 회복되지 않고 증상이 고정되어 신체에 남아 있는 영구적인 정신 또는 육체적 훼손 상태를 의미하며, 이를 객관적으로 진단한 서류를 후유장애진단서라고 한다.

2. 후유장애진단서의 용도

이러한 후유장애진단서는 대부분 손해보상 문제와 연계된 법적 처리 과정에서 노동부 등 국가기관, 산업체, 손해배상보험사 및 이를 중재하는 법원에서 요구하게 된다.

참고 '영구적'의 의미

–장래에 더 이상 호전을 기대할 수 없는 상태인 경우
–장래에 일정 기간 경과 후 호전 가능성의 유무를 확정할 수 없는 경우
–장애의 호전 가능성이 있다 하여도 장애 확정 시점까지는 상당한 기간이 소요되는 경우

참고 장애 확정 시점

장애 확정 시점은 장애 진단 기준일을 말하며 이는 회복 가능성이 없다고 인정한 날(장애 고정일)로 결정된다. 즉, 대부분 운동장애인 경우에는 회복 가능성이 없다고 의사가 판정한 날로 결정되며, 절단에 의한 결손장애인 경우에는 절단일을 기준으로 인정한다. 회복 가능성이 없다는 것은 치유가 되더라도 더 이상 호전 가능성이 없는 것을 뜻한다.

참고 장애

장애란 재해 또는 질병에 대한 치료의 효과를 기대할 수 없게 되거나 또는 그 증상이 고정된 상태에 이른 것을 말한다.

참고 불의의 사고(재해)의 개념

장애급여금은 일반 질병으로 인한 장애인 경우 장애급여금의 지급이 배제되는 경우가 많고, 재해를 직접적인 원인으로 요하는 경우가 많으므로 재해의 개념을 정확히 아는 것이 중요하다. 일반적 개념은 생각하지 않은 재난이나, 예기치 않은 사고, 또는 의도되지 않았던 사고이지만 엄밀히 정의하는 것은 용이하지 않고 사고의 객관적 판단 기준이 필요하게 된다. 약관에 규정되어 있는 것처럼 다음의 요건을 충족시킬 필요가 있다. (1) 우발적인 외래의 사고(단, 질병 또는 체질적인 요인을 가진 자가 경미한 외부적 요인에 의해 발병 또는 그 증상이 악화될 때는 제외한다). (2) 한국표준질병사인분류에 해당하는 항목

참고 불의의 사고(재해)의 구성 요건

① 급격성: 원인에서 결과에 이르는 과정이 결과 발생을 피하기 어려울 정도로 급박한 상태를 의미한다. 따라서 만성, 반복성, 지속성이 강한 것은 제외된다.
② 우발성: 피보험자의 고의에 의하지 않은 것 또는 예기치 않은 돌발적인 원인에 의하여 발생되는 것을 말하며, 예기할 수 있던 원인에서 발생된 결과라도 경과 중 다른 예기치 않던 상황이 발생하여 결과에 중대한 영향을 미친 경우도 역시 우발적인 것으로 본다.
③ 외래성: 외적 요인(외력)에 의해 발생되는 것으로 내적 요인(체질적인 요인)과 신체의 외부 원인에 의해 생기는 상처는 반드시 신체의 표면에만 발생되지 않는다.
④ 직접 원인: 불의의 사고와 그의 결과(사망, 장애, 입원) 사이에 밀접한 인과관계가 있어야 한다. 불의의 사고에서 원인과 결과 사이에 일반적인 의학적·경험적 특성상으로 인정되고 합리적·개연적인 연속 관계가 존재된다면 직접 원인이 있다고 한다.
⑤ 약관상 대상이 되는 불의의 사고: 우발적인 외래의 사고(단, 질병 또는 체질적인 요인이 있는 자로서 경미한 외부의 요인에 의하여 발생되거나 또는 그 증상이 더욱 악화되었을 때에는 그 경미한 외부의 요인은 우발적인 외래의 사고로 보지 아니함)를 말한다.

참고 원인에 의한 장애 분류

① 교통재해장애: 약관상 교통사고로 정의된 교통사고가 직접적인 원인이 되어 약관에 정한 장애 상태가 된 경우
② 일반재해장애: 약관에 정한 불의의 사고(재해)가 직접적인 원인이 되어 약관에 정한 장애 상태가 된 경우
③ 일반질병장애: 약관에 정한 불의의 사고(재해) 이외의 원인으로 약관에 정한 장애 상태가 된 경우

참고 재해분류표

재해란 우발적인 외래의 사고(다만, 질병 또는 체질적 요인이 있는 자로서 경미한 외부 요인에 의하여 발생하거나 또는 그 증상이 더욱 악화되었을 때는 그 경미한 외부 요인은 우발적인 외래의 사고로 보지 아니함)로써 다음 분류표에 따른 사고를 말한다.

3. 후유장애진단서 작성 시 고려사항

장애 상태와 장애 평가에 대한 사항이 추가되어야 한다. 이러한 장애 평가는 장애등급의 결정과 노동력상실률에 대한 내용을 포함한다.

4. 장애등급의 판정 및 노동력상실평가

현재 우리나라에 있어서 신체장애의 등급과 노동력상실률에 대한 평가 기준이 실정법으로 규정된 것으로는 국가배상법 시행령을 들 수 있다. 이 밖에 자동차종합보험 구약관의 보험금 지급 기준에 장애등급별 노동력상실률이 규정되어 있고, 근로기준법 및 산업재해보상보험법에 장애등급과 각 등급별 보상일수 규정(피해자의 평균임금의 일정 일수에 해당하는 금액을 보상)이 있으며, 자동차손해배상 보장법 시행령에 장애등급별로 1인당 배상 한도액(금액)이 규정되어 있다. 특기할 것은 앞에서 말한 어느 규정이나 모두 장애등급을 129개의 장애 항목을 제1~14의 14개 등급으로 단계화하여 규정하고 있고 그 장애 항목별 내용 또한 완전히 동일하다. 손해배상에 관한 재판 실무에서는 맥브라이드의 노동력상실평가 방법(소위 맥브라이드식), 미국의학협회의 신체장애평가 방법(소위 AMA식), 국가배상법 시행령의 규정 또는 근로기준법(산재보험법) 시행령 등의 평가 방법 등이 일관되지 않게 적용되고 있어 혼란을 야기하기도 한다.

※장애등급의 평가와 노동력상실평가는 함께 기술하는 것이 마땅하겠지만, 최근 발표된 구강악안면 영역의 신경손상과 관련된 내용을 보강하고자 노동력상실평가에 대해서는 별도로 제10장에 자세히 소개하기로 하겠다.

5. 신체 부위별 장애등급 판정에 관한 세부 기준

산업재해보상보험법 시행규칙(제48조)에 신체 부위별 장애등급 판정에 관한 세부 기준을 명시하였으므로 장애등급 판정에 이를 자세히 살펴보는 것이 도움이 될 것이다. 부록에 치과 해당 부분을 발췌하여 수록하였으므로 참고하기 바란다. 이 중 입의 장애를 살펴보면 다음과 같다.

예: 입의 장애

1. 말하는 기능의 장애

어음은 모음과 자음으로 구별하고 자음을 구음 부위에 의해서 분류하면, 구순음, 치설음, 구개음, 후두음의 4종류가 있다.

모음: ㅏ, ㅑ, ㅓ, ㅕ, ㅗ, ㅛ, ㅜ, ㅠ, ㅡ, ㅣ

자음: 구순음(ㅁ, ㅂ, ㅍ), 구개음(ㅈ, ㅊ), 후두음(ㅇ, ㅎ), 치설음(ㄴ, ㄷ, ㄹ)

1) 말하는 기능을 완전히 잃은 것

① 말과 소리 내는 기능장애로서 구순음, 치설음, 구개음, 후두음 중 3종류 이상의 발음이 불가능하고, 그 회복이 불가능한 경우

② 뇌 언어중추의 손상으로 인한 실어증으로 음성언어에 의한 의사소통이 불가능하고 그 회복이 되지 않은 경우

③ 성대 전부를 떼어냄으로써 발음이 불가능한 경우

2) 말하는 기능에 뚜렷한 장애가 남은 것

말과 소리를 내는 기능의 장애로서 구순음, 치설음, 구개음, 후두음 중 2종류 이상 발음이 불가능하고 회복이 되지 않은 경우를 말한다.

2. 씹는 기능의 장애(저작 기능장애)

상하 치아의 교합과 배열 상태 및 하악의 개폐운동 등에 따라 종합적으로 판단해야만 한다. 또한 식도의 협착, 혀의 이상, 인후지배신경의 마비 등으로 생기는 연하장애에 대해서는 장애의 정도에 따라 개별적으로 판단한다.

1) 씹는 기능을 완전히 잃은 것

물이나 유동식 이외의 것은 섭취할 수 없는 상태로서 그 회복이 불가능한 정도를 말한다.

2) 씹는 기능에 뚜렷한 장애가 남은 것

죽 또는 이에 준하는 음식 이외의 것은 섭취할 수 없는 상태로서 그 회복이 불가능한 정도를 말한다. 어느 정도의 고형식은 섭취할 수 있으나 이에 제한이 있는 씹어먹는 기능이 불충분한 상태의 경우 등은 해당되지 않는다.

6. 장애등급 판정 기준

지금까지 살펴본 장애등급 판정과 별도로 우리나라 보건복지부에서 고시한 장애등급 판정 기준은 장애인복지법 제29조의 규정에 의하여 보건복지부에서 고시(제2009-37호)한 것이며, 장애인등록을 신청한 사람의 장애를 진단 및 판정하는 데 적용하게 된다. 이러한 장애등급 판정 기준은 부록에 수록하였으므로 장애진단서를 작성할 때 참고하기 바란다.

사례 1: 임플란트 식립 후 신경손상(국가배상법 적용)

1. 병력

56세 여성으로 2007년 3월경에 개인치과의원에서 하악 임플란트 식립 후 발생한 하악 좌측 부위 감각 저하를 주소로 2008년 9월에 내원하였다.

2. 임상증상, 방사선학적 및 기타 검사소견

1) 임상증상

안정 시 및 촉진 시의 좌측 하악 전치부 치은, 하순 점막, 좌측 구각부–정중선 영역의 피부 감각 저하를 호소하였다.

2) 방사선학적 소견

컴퓨터단층촬영검사상 하악 좌측 제1대구치 상실부의 임플란트가 좌측 하악관을 침범한 것이 관찰되었다(그림 7–1).

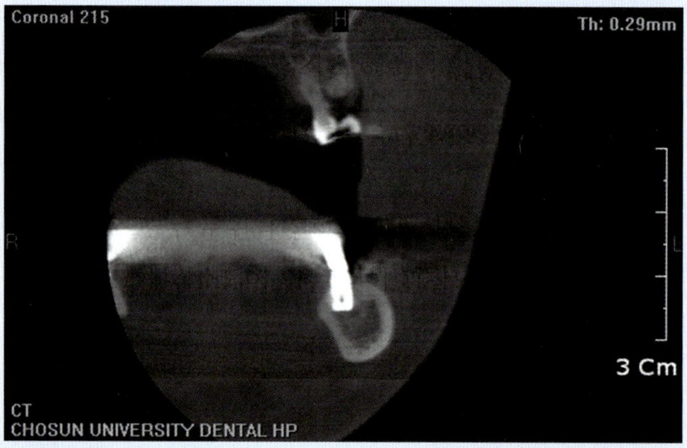

그림 7–1. CT 사진에서 임플란트가 하치조관을 침범한 소견이 관찰된다.

3) 기타 검사

지각이상 이학적 검사에서 정상 감각을 100이라고 하였을 때, 피부의 경우 접촉검사소견 10, 통각검사소견 60, 입술의 경우 접촉검사소견 70, 통각검사소견 70, 구강점막의 경우 접촉검사소견 40, 통각검사소견 40, 치은의 경우 접촉검사소견 20, 통각검사소견 20을 각각 나타냈다.

3. 진단 및 치료계획

1) 진단

임상적 검사와 방사선사진검사 결과 '피부의 지각 감퇴'(R20.1)로 진단하였다.

2) 치료계획

CT, 전류인지역치검사(Neurometer®)를 통한 진단 시행 후 약물치료 또는 경과 관찰하기로 하였고, 필요 시 임플란트를 제거하기로 하였다.

4. 치료 과정 및 경과

- 전류인지역치검사 3회, 지각이상이학검사 3회 실시하였으며, 약물치료 및 상기 감각 저하 부위에 대해 전기자극요법(S.S.P)을 시행하였다.
- 2010년 3월 12일 시행한 지각이상 이학적 검사 재검사 결과,

피부의 경우 접촉검사소견 70, 압력검사소견 60, 통각검사소견 70

입술의 경우 접촉검사소견 70, 압력검사소견 70, 통각검사소견 40

구강점막의 경우 접촉검사소견 60, 압력검사소견 70, 통각검사소견 60

치은의 경우 접촉검사소견 40, 압력검사소견 40, 통각검사소견 60

으로, 감각 저하 소견이 관찰되고 있는 상태였으며, 안정 시 및 촉진 시 하악 좌측 이부, 아래 입술, 점막, 전치부 치은의 감각 저하를 호소하는 바 상기 병명으로 재진단하였다.

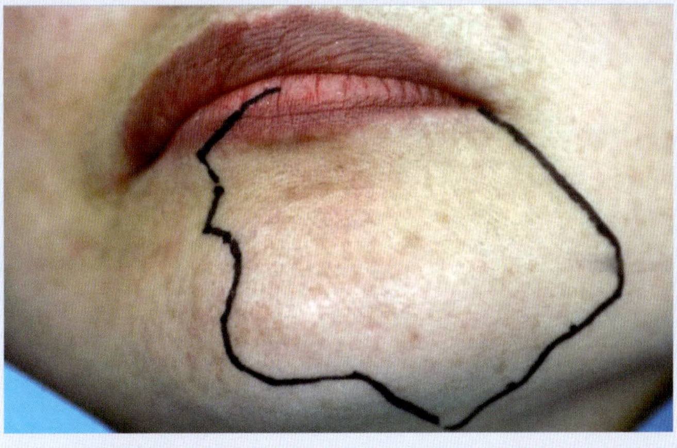

그림 7-2. 2010년 3월 12일 내원 시 감각 둔화 부위를 마킹펜으로 표시한 모습.

5. 후유장애진단서

<table>
<tr><td colspan="5">후유장애진단서</td></tr>
<tr><td>성명</td><td>OOO</td><td>주민등록번호</td><td colspan="2">OOOOOO-OOOOOO</td></tr>
<tr><td>주소</td><td>OOOO시 OOO OOO OOO</td><td>전화번호</td><td colspan="2">OOO-OOOO-OOOO</td></tr>
<tr><td rowspan="3">병명</td><td colspan="2">좌측 하순, 이부 지각 이상</td><td>수상 일자</td><td>2007년 3월경</td></tr>
<tr><td colspan="2">하악 좌측 이부, 아래 입술,</td><td>입원 기간</td><td>~</td></tr>
<tr><td colspan="2">점막, 전치부 치은</td><td>통원 기간</td><td>2008년 09월 25일~
2009년 03월 16일</td></tr>
<tr><td colspan="5">전 병력</td></tr>
<tr><td colspan="5">기왕증: 해당 사항 없음. 기왕증의 현재 장애에 대한 기여율: 해당 사항 없음
기존 장애 및 장애율: 해당 사항 없음.
기왕증과 교통사고와 상당인의 관계 유 · 무: 해당 사항 없음</td></tr>
<tr><td colspan="5">주요 치료 내용 및 경과</td></tr>
<tr><td colspan="5">2008년 9월 25일 임플란트 시술 후 발생한 감각 저하를 주소로 본원에 내원하여 시행한 임상제검사, 치과방사선사진검사, 컴퓨터단층촬영검사, 이학적 검사 및 전류인지역치검사 결과,
1) 컴퓨터단층촬영검사에서 하악 좌측 제1대구치 상실부의 임플란트가 좌측 하악관을 침범하였으며,
2) 지각이상 이학적 검사상 피부의 경우 우측을 정상 감각 100이라고 하였을 때 접촉검사소견 10, 통각검사소견 60, 입술의 경우 접촉검사소견 70, 통각검사소견 70, 구강 점막의 경우 접촉검사소견 40, 통각검사소견 40, 치은의 경우 접촉검사소견 20, 통각검사소견 20으로 감각 저하 소견이 관찰되고 있는 상태이고,
3) 안정 시 및 촉진 시 하악 좌측 이부, 아래 입술, 점막, 전치부 치은의 감각 저하를 호소하는 바, 상기 병명으로 진단하였으며, 상기 감각 저하 부위에 대해 전기자극요법을 포함한 물리치료 및 약물치료를 시행하였음.
2010년 3월 12일 시행한 재검사 결과,
1) 지각이상 이학적 검사상 피부의 경우 우측을 정상 감각 100이라고 하였을 때 접촉검사소견 70, 압력검사소견 60, 통각검사소견 70, 입술의 경우 접촉검사소견 70, 압력검사소견 70, 통각검사소견 40, 구강 점막의 경우 접촉검사소견 60, 압력검사소견 70, 통각검사소견 60, 치은의 경우 접촉검사소견 40, 압력검사소견 40, 통각검사소견 60으로 감각 저하 소견이 관찰되고 있는 상태이고,
2) 안정 시 및 촉진 시 하악 좌측 이부, 아랫입술, 점막, 전치부 치은의 감각 저하를 호소하는 바, 상기 병명으로 재진단하였음.</td></tr>
<tr><td colspan="5">각종 검사소견(장애 내용)</td></tr>
<tr><td colspan="5">'주요 치료 내용 및 경과'란 참조</td></tr>
<tr><td colspan="5">장애 평가
국가배상법 시행령에 의한 신체장애등급과 노동력상실률표를 적용할 경우 제14급 9항(국부에 신경증상이 남은 자)에 해당하며, 이에 대한 노동능력상실률은 5%로 산정되어 있음.</td></tr>
<tr><td colspan="2">비고
좌측 하치조신경 제3지 신경손상
후유증으로 추정</td><td colspan="3">상기와 같이 추정 진단함
OOOO년 OO월 OO일
발행자: OOOOO 치과병원
주소: OOOO시 OOO OOO OOO
요양기관기호: OOOOOOOO
의사면허번호 제OOOO호 의사 성명 OOO 인</td></tr>
</table>

사례 2: 임플란트 식립 후 발생한 좌측 하치조신경손상(국가배상법 적용)

1. 병력

5개월 전 치과의원에서 하악 좌측 구치부 임플란트 식립(#36, #37) 후 좌측 이부 및 하순 무감각 증상이 발생하였다. 인근 치과대학병원으로 의뢰되어 CT 촬영 후 #37 임플란트의 하치조관 침범 소견이 확인되어 제거하였으나 증상이 호전되지 않아 본원을 방문하였다.

2. 임상증상, 방사선학적 및 기타 검사소견(그림 7-3~7-5)

초진(2010년 10월 11일) 당시 좌측 하순과 턱 상방 부위에 찌릿하고 욱신거리는 통증과 감각 둔화 증상을 호소하였다. 하악 좌측 구치부 잇몸 감각이 없고 통증이 심해서 잠이 잘 오지 않아 신경정신과 치료를 받고 있다고 언급하였다. 감각 둔화 부위의 피부를 뾰족한 탐침기로 찔러 보았을 때 통증은 인지하는 상태였다. 2010년 10월 18일 근전도 및 QST(quantitative sensory test) 검사를 시행하였다. 전기진단학적 검사 결과 좌측 하치조신경 병변을 시사하는 소견이 관찰되었고 QST 검사에서 중증의 감각 저하가 관찰되었다. 체열검사에서는 좌측 하악골 부위가 우측에 비해 0.54℃ 저체온 소견을 보였다.

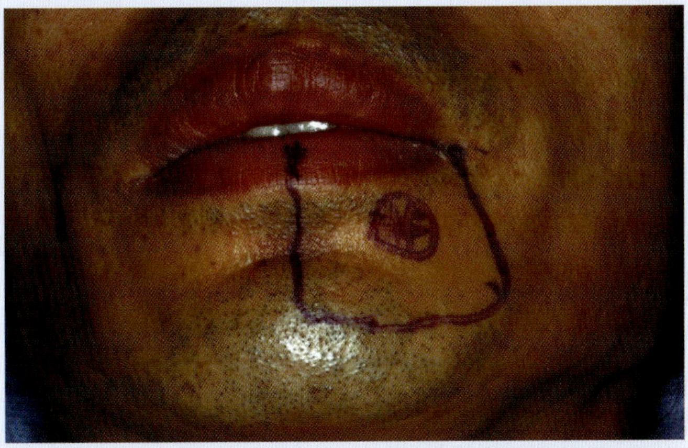

그림 7-3. 환자가 감각 둔화를 호소하는 부위를 마킹펜으로 표시한 모습.

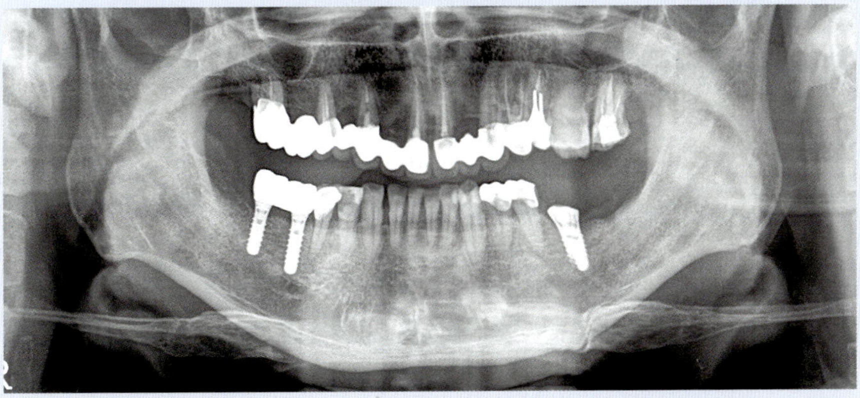

그림 7-4. 초진 시 파노라마 방사선사진. #37 임플란트는 제거된 상태이며 #36 임플란트 첨부가 하치조관 상벽에 근접해 있는 것을 볼 수 있다.

14354 2010-10-18

Electrodiagnostic Laboratory

Name: 14354 **M.D:**
Patient ID: **Sex:** Male

Motor NCS

Nerve / Sites	Latency ms	Amp.1-2 mV	Dur. ms	Area mVms	Lat Diff ms
R FACIAL - Nas,Ocu,Oris					
1. Ear-Nasalis	2.85	1.1	3.05	1.6	2.85
2. Ear-Orb Oculi	2.75	1.4	6.10	4.9	2.75
3. Ear-Orb Oris	2.45	1.2	4.85	2.4	2.45
4. Ear-Orb Frontalis	3.15	1.3	11.35	6.8	0.70
L FACIAL - Nas,Ocu,Oris					
1. Ear-Nasalis	3.15	0.9	2.70	1.2	3.15
2. Ear-Orb Oculi	2.85	1.1	4.40	2.0	2.85
3. Ear-Orb Oris	3.45	1.0	3.20	1.6	3.45
4. Ear-Orb Frontalis	3.25	0.9	10.90	12.4	-0.20

Sensory NCS

Nerve / Sites	Rec. Site	Latency ms	Pk Amp µV	Amp Pk-Pk µV	Duration ms	Resp.	Lat Diff ms
R INFRAORBITAL - CHIN							
1. Branch 1	G1	2.00	61.9	111.2	3.90		2.00
2. Branch 2	G1	2.05	37.5	83.8	3.90		2.05
3. Branch 3	G1	2.05	42.0	92.9	3.85		2.05
4. Branch 4	G1	2.00	55.0	100.5	4.00		2.00
5. Branch 5	G1	2.05	62.3	77.1	3.95		2.05
L GENERAL NERVE - Compare Branches							
1. Branch 1	G1					No	
2. Branch 2	G1					No	
3. Branch 3	G1					No	
4. Branch 4	G1					No	
5. Branch 5	G1					No	

Needle EMG

EMG Summary Table											
	Spontaneous					MUAP			Interference		Recruit.
	IA	Fib	PSW	CRD	Fasc	Amp	Dur.	PPP	Pattern	Effort	Pattern
L. MASSETER	N	None	None	None	None	N	N	N	N	Full	N
L. ORB ORIS	N	None	None	None	None	N	N	N	N	Full	N

SEP- TRIGEMINAL

Protocol / Run	N20 ms	P25 ms	A N20 µV
L TRIGEMINAL			
1 TRIGEMINAL	17.35	24.75	2.9
2 TRIGEMINAL	17.30	24.75	3.8
R TRIGEMINAL			
1 TRIGEMINAL	16.15	23.15	2.6
2 TRIGEMINAL	16.15	23.20	3.2

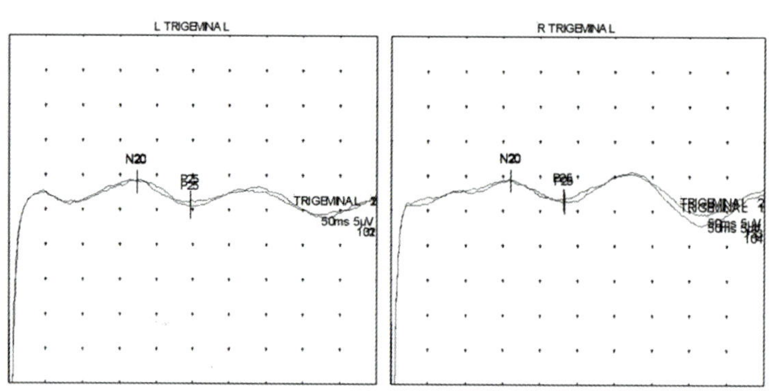

그림 7-5. 근전도 및 체열 검사소견. *(계속)*

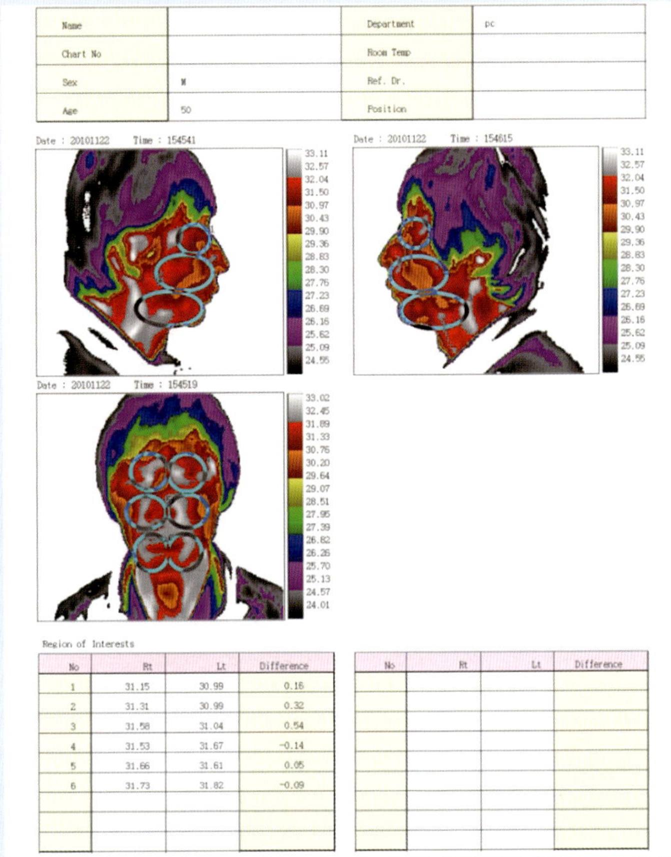

그림 7-5. *(계속)* 근전도 및 체열 검사소견.

3. 진단 및 치료계획

좌측 하치조신경손상 및 신경병변성 통증으로 잠정 진단하고 투약 및 물리치료를 계획하였다.

4. 치료 과정 및 경과

처음 1주간 Trileptal과 Methycobal을 처방하였으나 반응을 보이지 않아 Neurontin과 Sensival로 교체하였고 1주 간격으로 내원하면서 저주파전자침자극요법을 시행하였다. 2010년 11월 15일 신경병변성 통증은 많이 완화되었으나 밤에 잠을 못 자고 가슴이 두근거리며 정신적 고통이 심하다고 하여 신경정신과 협진 및 마취통증의학과에 성상신경절블록치료(2주 간격으로 5회 시행)를 의뢰하였다. 2011년 1월 24일에는 좌측 이신경 주위에 dexamethasone 주사를 시행하고 Methycobal을 4주간 처방하였다. 2011년 4월 18일 좌측 하순과 턱에 묵직한 느낌이 있으나 통증 자극에는 반응을 보였고 초진 시에 비해 증상이 많이 호전된 양상을 보였다. 2011년 8월 23일 EMG, QST를 시행한 결과 거의 정상적인 소견을 보였으나 주관적인 감각 둔화 증상은 지속되었으며 환자에게 신경 관련 증상의 예후를 설명하고 적응하면서 잘 지내도록 설명한 후 치료를 종료하였다.

5. 후유장애진단서

후유장애진단서

진료카드번호: OOOOOO　　　　연번호: OOOOOOOO

<table>
<tr><td>성명</td><td>OOO</td><td>주민등록번호</td><td>OOOOOO-OOOOOOO</td><td>등록번호</td><td>OOOOOO</td></tr>
<tr><td>주소</td><td colspan="5">OO시 OOO OOO OO-O</td></tr>
<tr><td>수상일</td><td colspan="3">2010. 5. 10.(환자측 진술 및 관련 의무기록지에 근거함)</td><td>초진일</td><td>2010. 10. 11.</td></tr>
<tr><td colspan="6">*상병명: 외상 추정 동통성 지각이상으로 진단</td></tr>
<tr><td colspan="6">주요 치료 경과, 현증 및 기왕증, 주요 검사소견 등(환자의 치료 종결 및 폐질 확정 의견 포함)
(#기재란이 부족할 때는 별지에 기재하여 주십시오)
2010년 5월경 임플란트 치료 후 좌측 턱과 하순의 무감각증이 발생하여 CT 촬영 후 임플란트를 제거한 병력이 있음(환자측 진술 및 관련 의무기록지에 근거함). 임상 및 방사선 검사, 근전도 및 체열 검사에서 좌측 하치조신경손상 징후가 확인되었음. 감각이상과 신경병변성 통증이 지속되어 물리치료, 투약 및 성상신경절전달마취치료를 받았음.
2011년 2월 14일 경과 관찰 시에도 감각이상과 신경병변성 통증이 잔존하고 있음.</td></tr>
<tr><td colspan="6">*상하지, 수, 족, 척추관절의 운동 범위(해당 관절의 운동의 명칭, 환측과 건측의 운동 범위를 기재)
해당 사항 없음.</td></tr>
</table>

<table>
<tr><td rowspan="3">시력</td><td>나안시력 (좌)　(우)
교정시력 (좌)　(우)</td><td>*정상 시력과 대비한 (좌)　%
시각장해율　(우)　%
(정상 100을 기준)</td><td rowspan="3">청력</td><td>적용 기준
ASA
ISO</td><td>(좌)　db
(우)　db</td></tr>
<tr><td colspan="2">*정면시에서 복시 유무:　*좌우 상하 측면시에서 복시 유무:</td><td colspan="2">보통의 대화청취거리(　m)</td></tr>
<tr><td colspan="2">상기 내용에 해당 사항 없음.</td><td colspan="2">상기 내용에 해당 사항 없음.</td></tr>
</table>

<table>
<tr><td colspan="2">국가배상법시행령에 따른 등급 및 노동력상실률
“제14급 9. 국부에 신경증상이 남은 자” 항목을 준용할 수 있음.
노동력상실률: 5%</td></tr>
<tr><td>비고</td><td>상기와 같이 진단함.
OOOO년 O월 OO일
OOOO시 OOO OOO OOOO
OO대학교병원
면허번호 OOOO 구강악안면외과　의사 성명　OOO(인)</td></tr>
</table>

사례 3: 측두하악관절장애(AMA 기준을 과도하게 적용)

타 병원에서 진료 받은 후 장애진단서 작성을 요구한 경우임.

<table>
<tr><td colspan="6">장애진단서
(치과부분에 한함)</td></tr>
<tr><td>성명</td><td>OOO</td><td>주민등록번호</td><td>600000-1000000</td><td>등록번호</td><td>OOOOOO</td></tr>
<tr><td>주소</td><td colspan="5">OO시 OOO OOO OO-O</td></tr>
<tr><td>수상일</td><td colspan="2">1998년 2월 20일</td><td>초진일</td><td colspan="2">1998년 9월 5일</td></tr>
<tr><td colspan="6">상병명: 측두하악관절장애(K07.6)</td></tr>
<tr><td colspan="6">주요 치료 경과 사항
타 대학병원에서 1998년 6월 초진 이후 3개월 동안 물리치료 및 교합안정장치를 이용한 치료를 받았음(의무기록과 1999년 7월 27일 작성된 신체감정서에 의한 것임).</td></tr>
<tr><td colspan="6">현증 및 주요 검사소견
상기 환자는 개구제한과 개구 시 하악의 좌측 편위를 주소로 함. 하악 궤적운동검사법에 의한 하악운동의 검사 시에, 개구 시 평균 16mm의 개구제한과 좌측으로 평균 11.4mm의 편위를 보임.</td></tr>
<tr><td colspan="6">AMA식 장애 평가
*장애 부위 및 신체장애율
AMA식 신체장애 평가의 구강악안면 영역의 장애율표에서 저작 기능의 1)항을 인용하여, 식이를 반고형식 또는 부드러운 음식으로 제한하는 경우에 준하여 평가할 때 10%의 신체장애를 보임.
*최종 신체장애율: 10 %</td></tr>
<tr><td colspan="2">비고
상기 환자가 원하는 AMA식 장애 평가는 신체감정 시에 인용한 맥브라이드식 장애 평가 결과와는 다를 수 있음.</td><td colspan="4">상기와 같이 진단함.
OOOO년 O월 OO일
OOOO시 OOO OOO OOOO
OO대학교병원
면허번호 OOOO 구강악안면외과 의사 성명 OOO (인)</td></tr>
</table>

사례 4: 측두하악관절장애(맥브라이드 기준을 과도하게 적용)

후유장애진단서

<table>
<tr><td>성명</td><td>OOO</td><td>주민등록번호</td><td colspan="3">OOOOOO-OOOOOOO</td><td>등록번호</td><td>OOOOOO</td></tr>
<tr><td>주소</td><td colspan="7">OO시 OOO OOO OO-O</td></tr>
<tr><td>수상일</td><td colspan="5">1999년 1월 18일 (환자 진술에 의함)</td><td>초진일</td><td>2000년 5월 23일</td></tr>
<tr><td colspan="8">*상병명: 측두하악관절장애(K07.6)</td></tr>
<tr><td colspan="8">*주요 치료 경과, 현증 및 기왕증, 주요 검사소견 등
상기 병명으로 2000년 5월 23일 OO대학교 치과병원 OO과에 내원하여 물리치료 및 교합안정장치에 의한 치료를 시행 받고 있음. 2000년 11월 14일 구강악안면외과에 내원하여 정기적 검진 중임. 현재 최대 개구 시(34mm)와 저작 시, 양측 측두하악악관절의 동통을 주소로 하나, 1999년 11월 8일과 2001년 2월 16일 시행된 측두하악관절의 핵자기공명영상촬영 소견상에서 폐구 시와 개구 시의 양측 측두하악관절 원판의 위치는 정상이며 전방부나 근심부, 원심부로의 변위 소견은 보이지 않음.</td></tr>
<tr><td colspan="8">*상하지, 수, 족, 척추관절의 운동 범위(해당 관절의 운동의 명칭, 환측과 건측의 운동 범위를 기재)
해당 사항 없음.</td></tr>
<tr><td rowspan="3">시력</td><td colspan="2">나안시력 (좌) (우)
교정시력 (좌) (우)</td><td>*정상 시력과 대비한 (좌) %
시각장해율 (우) %
(정상 100을 기준)</td><td rowspan="3">청력</td><td>적용 기준
ASA
ISO</td><td colspan="2">(좌) db
(우) db</td></tr>
<tr><td colspan="3">*정면시에서 복시 유무: *좌우 상하 측면시에서 복시 유무:</td><td colspan="3">보통의 대화청취거리(m)</td></tr>
<tr><td colspan="3">상기 내용에 해당 사항 없음.</td><td colspan="3">상기 내용에 해당 사항 없음.</td></tr>
<tr><td colspan="8">*장애 부위 및 노동력상실률
맥브라이드식 신체장애 및 노동능력상실률표의 구강악안면부를 근거로 할 때, 악골절후 악관절에 통증을 동반한 교합에 준용하여 노동능력상실은 10%임.</td></tr>
<tr><td colspan="3">비고</td><td colspan="5">상기와 같이 진단함.
OOOO년 O월 OO일
OOOO시 OOO OOO OOOO
OO대학교병원
면허번호 OOOO 구강악안면외과 의사 성명 OOO (인)</td></tr>
</table>

사례 5: 다수 치아 손상(맥브라이드와 국가배상법 적용)

후유장애진단서

성명	OOO	주민등록번호	OOOOOO-OOOOOOO
주소	OO시 OOOO OOO	전화번호	OO-OOO-OOOO
장해상병명	외상성 치아 상실: 상악 우측 중절치, 상악 우측 측절치, 상악 좌측 중절치(K08.1)	부상(발병)일	2008년 10월 18일
	외상성 치관-치근 파절: 하악 우측 중절치, 하악 우측 측절치, 하악 우측 견치(S02.56)	초진일	2008년 10월 18일
	외상성 측방 탈구: 상악 우측 견치(S03.20)	장해진단일	2009년 6월 10일

주요 치료 경과, 현증 및 기왕증, 주요 검사소견 등

(1) 치료 경과

2008년 10월 18일 OO시 소재 △△치과의원에서 초진하고 치관-치근파절된 치아 발거 및 상실치아에 대하여 보철 수복을 시행함. 2009년 06월 10일 본원에서 재진함.

(2) 현재의 상태, 임상 및 방사선학적 소견

① 본원 내원 당시 저작 기능장애(환자 진술에 의거)를 호소하는 상태임.
② 우측 상악 중절치부터 좌측 상악 중절치까지 3치아의 결손 부위는 7단위 도재전장금관으로 수복되어 있음.
③ 우측 하악 견치부터 우측 하악 중절치까지 3치아의 결손 부위는 6단위 도재전장금관으로 수복되어 있음.
④ 상악 좌측 측절치 선천적 매복.

상하지, 수족, 척추관절의 운동 범위

(1) 해당 관절

측두하악관절.

(2) 운동 범위

전치절단 간 최대 개구가 35mm 이상으로 개구운동 제한 없음.

(3) 저작 기능

통상적 식사 가능, 발음 및 외모의 심미적 결함 없음.

(1) 맥브라이드식 장애 평가

① 장해 부위 및 해당 부위

치아 상실(상하악 13 치아에 보철을 요함으로 'Ⅲ'의 13/28 준용)

② 병합 합산 노동력상실률: 19%×13/28=8.82%

(2) 국가배상법 시행령에 의한 노동력상실률 평가

① 치아의 장애—제12급의 3: 15%

비고	상기와 같이 진단함. OOOO년 O월 OO일 OO시 OOO OOO OOOO OO대학교병원 면허번호 OOOO 구강악안면외과 의사 성명 OOO (인)

사례 6: 하악골 골절 부정유합으로 인한 부정교합, 좌측 턱관절장애, 좌측 하치조신경손상 증례(맥브라이드법과 AMA 평가 기준 적용)(그림 7-6)

<table>
<tr><th colspan="5">후유장애진단서</th></tr>
<tr><td>성명</td><td>OOO</td><td>주민등록번호</td><td colspan="2">OOOOOO-OOOOOOO</td></tr>
<tr><td>주소</td><td>OO시 OOO OO</td><td>전화번호</td><td colspan="2">OO-OOOO-OOOO</td></tr>
<tr><td rowspan="3">장해상병명</td><td colspan="2">하악 골절의 부정유합, 부정교합, 턱관절장애(탈구) K0762</td><td>부상(발병)일</td><td>2011년 11월 22일</td></tr>
<tr><td colspan="2">하치조신경손상(좌측)(S04.3)</td><td>초진일</td><td>2012년 1월 4일</td></tr>
<tr><td colspan="2">외상성 부정교합(K074)</td><td>장해진단일</td><td>2012년 5월 23일</td></tr>
<tr><td colspan="5">주요 치료 경과, 현증 및 기왕증, 주요 검사소견 등</td></tr>
<tr><td colspan="5">2011년 11월 22일 넘어지면서 하악골 골절이 발생하여 응급실 내원하였고 2011년 11월 23일 성형외과에서 관혈적 정복 및 고정술 시행 받았음(응급실 의무기록지와 수술기록지에 근거함). 2012년 1월 4일 치과에 처음 방문하였으며 교합부전 소견이 관찰되었고 방사선사진에서 하악골 골절에 대한 수술을 받은 소견이 관찰되었음. 2012년 5월 18일 좌측 턱관절 탈구 및 통증, 좌측 턱과 하순의 감각 둔화를 주소로 다시 내원하였으며 전류인지도역치검사 결과 좌측 하치조신경손상 소견이 관찰되었음. 진단 모형 분석 결과, 좌측 하악골 골절 부정유합과 연관된 부정교합 소견이 관찰되었음. 구강검사에서는 4개의 우측 상악 중절치, 좌측 상악 중절치, 좌측 하악 측절치, 우측 하악 중절치 파절 소견이 관찰되었음.</td></tr>
<tr><td colspan="5">상하지, 수족, 척추관절의 운동 범위</td></tr>
<tr><td colspan="5">하악골의 우측 편위 및 교합부전, 입을 크게 벌릴 때 좌측 턱관절 통증이 동반된 턱관절 기능장애 소견이 관찰됨. 현 상태에서는 반고형식, 연식으로 제한되는 식사가 가능함. 언어 및 발음 결함은 없음.</td></tr>
<tr><td colspan="5">(1) 맥브라이드식 장애 평가
장애 부위: 하악골, I. 악골절, B. 부정교합이 있는 하악 골절 노동력상실률: 10%
병합 합산 노동력상실률: 10%
(2) AMA 기준에 의한 장애평가
① 좌측 하치조신경손상
한쪽 삼차신경(3개 분지)의 손상: 10% 중, 하악신경손상 1/3 준용 3.3%: 하악신경 3분지 중 하치조신경손상 1/3 준용 1.1%
② 저작 기능장애(현재 반고형식, 연식으로 제한하는 정도이지만 재수술 및 턱관절치료를 통해 일부 회복 가능): 5%
병합 합산: 5%+(100−5)×0.011=6.045%</td></tr>
<tr><td colspan="2">비고
① 적용하는 평가 기준에 따라 노동력상실률은 다소 차이가 발생함.
② 개선을 위한 치료적 노력에 대해 추가.</td><td colspan="3">상기와 같이 진단함.
OOOO년 O월 OO일
OO시 OOO OOO OOOO
OO대학교병원
면허번호 OOOO 구강악안면외과 의사 성명 OOO (인)</td></tr>
</table>

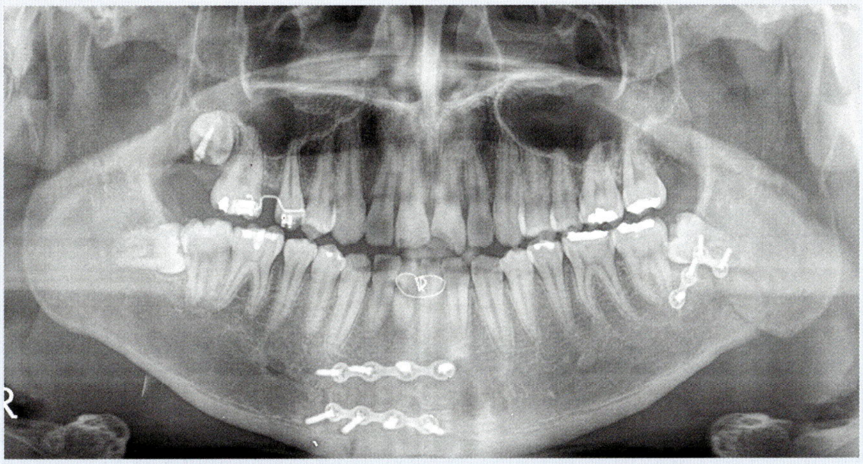

그림 7-6. 하악 골절부의 부정유합과 골편의 변위가 관찰됨.

제 8 장

향후치료비추정서

1. 향후치료비추정서에 포함되어야 할 항목

손해배상이 필요한 신체의 부상에 대하여 가해자, 보험회사, 산업체 또는 국가기관 등에서 그 치료비를 부담하게 될 경우 후유장애진단서와 함께 향후치료비추정서 발급을 요청하는 경우가 많다. 치과의사가 향후 치료비 추정서를 작성할 경우에는 다음의 항목들이 포함되어야 한다.

1) 환자 인적 사항

2) 병명(한국표준질병분류)

3) 향후 치료 및 치료비 추정

(1) 치료의 내용

일반적으로 통용되는 치료법을 기재하는 것이 원칙이다. 특수한 치료 방법, 검증되지 않은 최신 의술을 적용한 치료법 등을 적용하는 것은 타당하지 않으며 부득이 특수 치료법을 기술할 경우엔 그 근거를 확실히 밝혀야 한다.

(2) 기왕증과 치료계획

이미 결손된 치아들에 대한 보철 수복, 기존에 존재하던 치주질환 등의 치료 비용은 원칙적으로 환자 본인이 부담해야 하기 때문에 치료계획에 포함시켜선 안 된다. 그러나 기왕증이 상해와 같은 외상으로 인해 악화되었을 경우엔 치료계획에 포함시킬 수 있다. 예를 들면 턱관절장애로 치료 받았던 환자들이 교통사고 후 그 증상이 더욱 악화되어 치료가 필요할 수 있다. 또는 만성 치주질환을 보유한 환자들이 외상을 받은 후 치아유동성이 더욱 심해지거나 탈락되었을 경우에는 치료계획에 포함시키는 것이 타당하다. 또한 외상으로 기존에 존재하고 있던 보철물이 파손되었을 경우 그에 대한 치료계획도 포함시켜야 한다.

(3) 치료비, 의료수가의 적용

상해인 경우에는 의료보험의 급여 대상이 되지 못하므로 일반 의료수가를 적용하게 된다. 일반 수가는 의료기관에 따라 많은 차이가 있기 때문에 치료비 추정 시 차이가 있을 수밖에 없다. 입원 및 수술적 치료가 필요한 경우에는 입원 비용(병실 사용료 및 입원 관리료: 6인실 기준, 1일 평균 비용과 예상 입원 기간에 따른 비용), 검사료(이학적 검사, 병리검사 등), 방사선 촬영 및 판독료, 수술료, 처치료, 투약료, 치아 수복 비용, 임시보철 및 보철 수복료 등을 구분하여 작성한다.

(4) 보철의 수명과 회수

보철물의 수명을 평균 10년으로 가정하고 한국인의 평균연령을 79세(남), 83세(여) 정도로 가정하여 교체 비용을 언급하는 경우도 있지만 적절하지 않다고 생각된다. 즉, 1년에 1회의 스켈링과 방사선 촬영, 재진비 등을 고려하여 최고 10만 원 정도를 책정하는 경우도 있으나 객관적인 근거는 찾기 어렵다. 잔여 수명까지 고려하여 치료비를 예상하여 보상 여부를 결정하는 것은 법원이나 보험회사와 같은 기관들에서 판단할 문제이다. 치과의사는 '1회의 보철 수복'임을 밝히면서 치료비를 추정하여 작성하는 것이 좋다. 보철물에 대한 연간 유지관리 비용을 포함시키는 경우도 있다.

4) 비고

질병의 경과, 치료 후 합병증 등에 따라 치료계획의 변경 가능성이 있으며 이때 치료비가 더욱 추가될 수 있다. 또한 담당 치과의사의 의견이 다를 수 있고 의료기관들의 일반 수가에 차이가 있기 때문에 반드시 단서를 추가로 기술하는 것이 좋다.

예 1) 상기 치료비는 ○○대학병원 일반 진료비를 기준으로 추정하였으며 담당 의료진의 의견과 의료기관의 진료수가에 따라 차이가 있을 수 있음.

예 2) 합병증이 발생할 경우 재평가가 필요하고 치료계획과 치료비 변경이 있을 수 있음.

예 3) 치과 보철 수복 비용은 1회를 기준으로 추정하였음.

5) 발급일

향후치료비추정서 발급일은 질병의 경과가 비교적 안정적으로 진행하여 그 예후를 쉽게 추정할 수 있을 때가 좋다. 초진 후 2주 이상 경과한 다음 환자를 재검하여 그 결과를 가지고 발급하는 것이 타당하다.

6) 기타

치료가 종결된 상태가 아니므로 합병증의 병발 가능성, 치과의사의 전문성, 치과 의료기관에 따라 차이가 있을 수 있음을 유념해야 한다. 불확실한 예후를 가지는 치료법보다는 예측 가능하고 확실한 방법을 선택하여 치료비를 추정하는 것이 바람직하다.

다음 사례들에서 추정한 진료비는 가상의 수가이며 현행 의료보험 및 일반 진료수가와 많은 차이가 있을 수 있다.

사례 1: 턱관절장애

치과치료 후 발생한 턱관절 및 주변 근육 합병증에 대한 보존적 치료 방법을 기준으로 치료비를 추정한 사례이다.

1. 병력

1) 질병 및 외상 발병일

31세 여성으로 2010년 1월 11일 치과의원에서 좌측 하악 제3대구치 발치를 위한 하치조신경전달마취 중 주사침 파절이 발생하였다. ○○대학병원에서 파절편 제거를 위한 수술을 시행하였으나 제거되지 않아 1월 27일 현저한 개구제한과 통증을 주소로 본원 구강악안면외과에 내원하여 파절편을 제거하였다. 이후 지속되는 개구제한을 주소로 2010년 2월 9일 본과에 의뢰되었다.

2. 임상증상, 방사선학적 및 기타 검사소견

1) 임상증상

무통성 자발적 개구량은 20mm, 최대 개구량은 23mm(최대 개구 시 좌측 턱관절 부위의 통증)이며, 개구 시 좌측 편향(deflection)을 나타내었다. 좌측방 운동 시 좌측 턱관절 부위의 통증을 호소하였으며, 턱관절 촉진검사상 좌측 턱관절의 압통, 근육 촉진검사상 좌측 교근의 압통 소견이 관찰되었다.

2) 방사선학적 소견

파노라마사진에서 좌측 하악 과두 경부 부위의 선형의 방사선불투과상이 관찰되었고, 횡두개 방사선사진에서 양측 하악 과두의 활주운동이 크게 감소되어 있는 것이 관찰되었다(그림 8-1, 8-2).

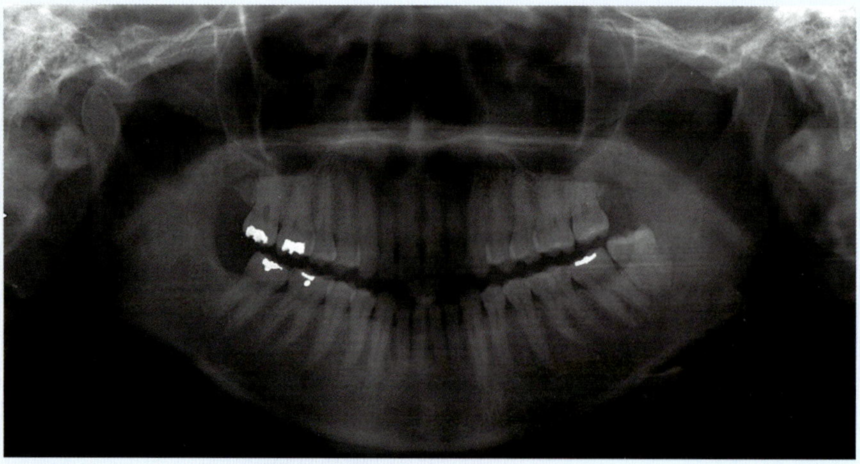

그림 8-1. 초진 시 파노라마 방사선사진.

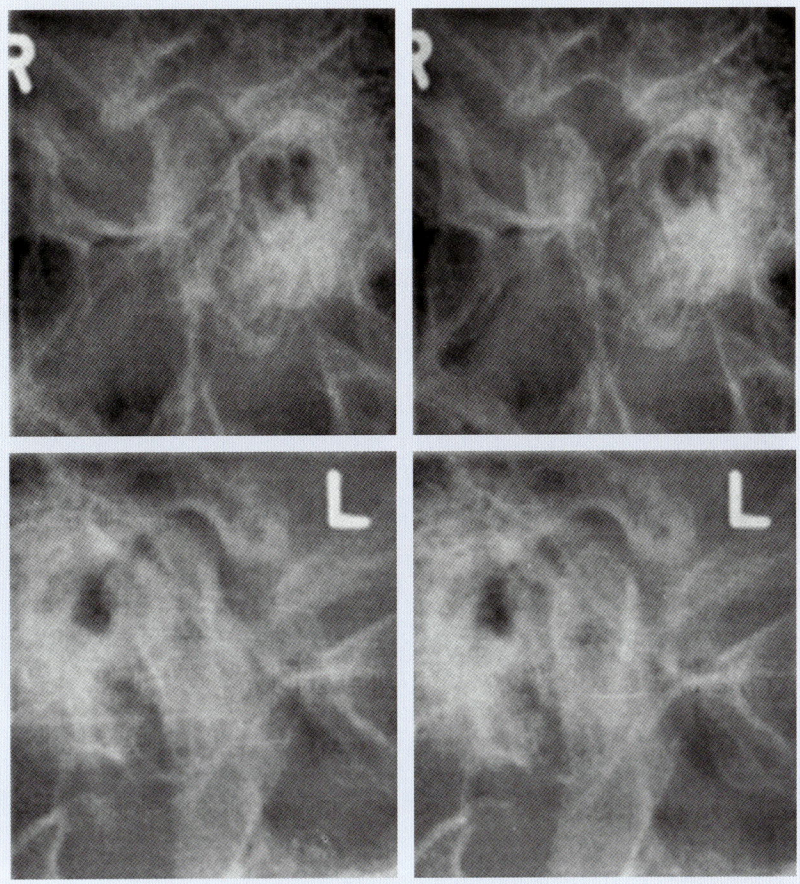

그림 8-2. 초진 시 횡두개 방사선사진.

3. 진단 및 치료계획

1) 진단

측두하악장애분석검사 및 치과방사선사진검사 결과 좌측 턱관절의 정복성 관절원판변위(ADD with reduction), 좌측 교근의 근육통(myalgia)으로 진단하였다.

2) 치료계획

좌측 턱관절 및 교근에 대한 근이완요법과 물리치료 및 약물치료를 시행하기로 하였다.

4. 치료 과정 및 경과

(1) 본원 구강악안면외과에서 파절편 제거 후 한 달 동안 약물치료를 동반한 주기적인 관찰을 시행하였다.

(2) 자가요법으로 근이완요법과 행동조절을 교육하였으며, 15회 정도에 걸쳐 좌측 턱관절과 교근에 대한 물리치료(ultrasound, soft laser, TENS) 및 교합안정장치치료를 시행하기로 하였다.

5. 향후치료비추정서

향후치료비추정서

병록번호: OOOOOOOO
연번호: OOOOOO 주민등록번호: OOOOOO-OOOOOO
성명: OOO 성별: 여자 생년월일: OOOO년 O월 OO일 연령: 만 31세
주소: OO시 OOO OOO OO-O
병명: 저작근장애(K07.66): 좌측 교근 한국질병분류번호: K07.66
발병 연월일: 2010년 O월 OO일(환자의 진술에 의함) 초진일: 2010년 O월 OO일
원인: 외상성으로 추정함.
향후 치료 및 치료비 추정 내역

1. 증상 및 병에 대한 소견: 2010년 O월 O일 OOOO치과병원에 내원하여 임상제검사 및 치과방사선사진검사를 시행한 결과,
   1) 개구제한이 관찰되고, 안정 시 양쪽 턱관절과 개구 시 좌측 교근의 통증을 호소하며,
   2) 촉진검사상 좌측 교근의 압통 소견이 관찰되므로,
   상기 병명으로 진단하였으며, 따라서 이에 대한 치과치료가 필요함.
2. 현재까지의 치료 경과: 2010년 O월 O일 상기 병명으로 진단하였으며, 좌측 교근에 대해 근이완요법을 포함한 물리치료, 약물치료 및 교합안정장치치료를 시행해야 할 것으로 사료됨.
3. 향후 치료 의견: 향후 특기할 합병증이 발생하지 않는 한 6개월 정도에 걸쳐 좌측 교근에 대해 근이완요법을 포함한 물리치료, 약물치료 및 교합안정장치 치료를 시행해야 할 것으로 사료되며, 2010년 O월 OOOO치과병원의 수가를 적용한 향후 치료비 내역은 다음과 같음.

(치료비 내역)

- -

1) 재진진찰료: 8,950원×15회=134,250원
2) 물리치료비: 16,030원×15회=240,450원
3) 교합안정장치치료비: 850,000원

- -

합계: 1,224,700원

4. 치료 후 심신장애에 대한 의견: 치과의사의 지시를 성실히 따르는 한 특기할 합병증은 발생하지 않을 것으로 사료되나, 근육통은 치료 후에도 과도한 개구나 큰 소리, 단단하거나 질긴 음식의 과다한 섭취 시 증상이 재발하거나 악화될 수 있으므로 지속적인 주의를 요함.
5. 용도: 보험회사제출용

비고: 본 추정서는 치과치료 부분에 한함.
발행일: OOOO년 OO월 OO일
의료기관: OOOO치과병원
주소 및 명칭: OO시 OOO OOOO
전화 및 FAX: OOO-OOO-OOOO
면허번호 제OOOO호 치과의사 성명 OOO 인

사례 2: 임플란트 식립 후 발생한 하치조신경손상

신경손상 후 상당한 기일이 경과하여 적절한 치료법이 없지만 외과적 치료가 필요할 수 있다는 가정하에 치료비를 추정한 사례이다. 치료비는 건강보험수가를 적용하였다.

1. 병력

치과의원에서 2년 전 하악 좌측 제2대구치 부위 임플란트 식립 후 마취가 풀리지 않아 다음 날 임플란트를 제거하였다.

2. 임상증상, 방사선학적 및 기타 검사소견

52세 여자 환자가 감각마비를 주소로 내원하였으며 임상검사 시 좌측 하순과 턱의 감각마비 증상을 호소하였다. 촉각 및 통각을 거의 인지하지 못하였으며 좌측 턱 부위를 만지면 찌릿한 느낌이 있다고 하였다. 찌릿한 통증은 VAS 2, 감각마비는 VAS 10을 나타냈고 EPT 검사 결과 좌측 중절치부터 제1대구치까지 음성반응을 보였다. 턱, 입술, 뺨, 치아에 변화된 감각을 느끼고 있었으며, 음식물 저작, 물 마시기, 이야기하는 것이 힘들다고 하였다. 파노라마 방사선사진에서는 하악 좌측 제2대구치가 소실된 상태였으며 하치조관의 경계는 명확하지 않았다. 근전도검사에서는 특이 소견을 보이지 않았지만 QST에서는 좌측 턱의 중등도 감각 저하가 관찰되었다. 체열검사를 시행한 결과 좌측 하순과 이부에서는 0.38℃ 고체온증을 보였고 좌측 하악골은 우측에 비해 1.12℃ 저체온증 소견을 보였다(그림 8-3~8-7).

3. 진단 및 치료계획

임상진단 및 다양한 검사 결과를 기반으로 좌측 하치조신경손상으로 진단하였으며, 손상 후 시간이 많이 경과하였기 때문에 적절한 치료법은 없다고 판단하였고 현 상태를 환자에게 설명한 후 적응하면서 지낼 것을 추천하였다. 신경병변성 통증이 발생할 경우엔 투약치료를 계획하였고 현재의 감각 둔화 증상과 상관없이 좌측 하악 제2대구치의 임플란트 치료 등을 시행하여 저작 기능을 회복할 것을 권유하였다.

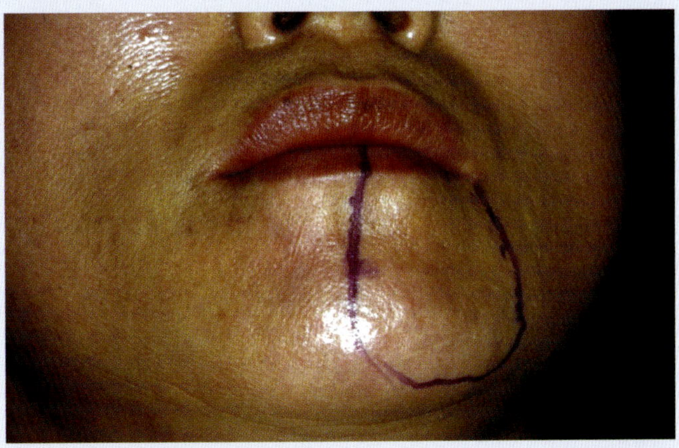

그림 8-3. 좌측 하순과 턱의 감각 둔화 부위를 마킹펜으로 표시한 모습.

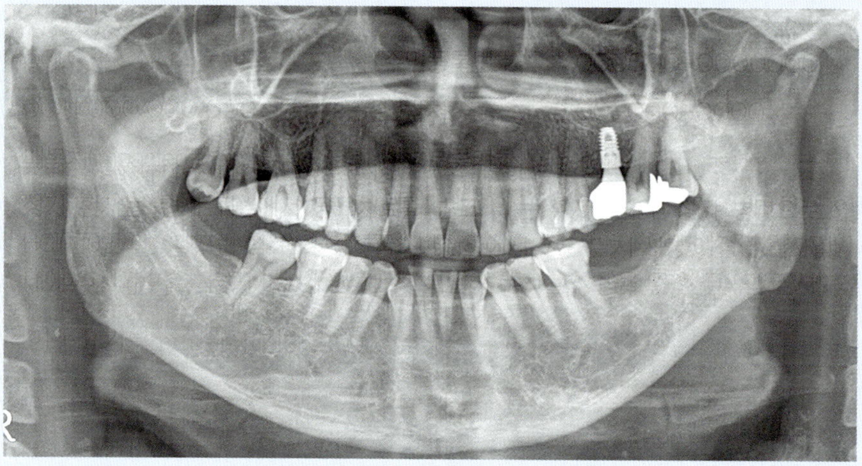

그림 8-4. 초진 시 파노라마 방사선사진.

14932 2011-02-22

Electrodiagnostic Laboratory

Name: 14932 **M.D:**
Patient ID: **Sex:** Female

Motor NCS

Nerve / Sites	Latency ms	Amp.1-2 mV	Dur. ms	Area mVms	Lat Diff ms
R FACIAL - Nas,Ocu,Oris					
1. Ear-Nasalis	3.25	0.7	2.95	1.4	3.25
2. Ear-Orb Oculi	3.15	0.7	2.85	1.3	3.15
3. Ear-Orb Oris	3.25	1.0	5.35	1.9	3.25
4. Ear-Orb Frontalis	3.15	0.8	6.30	1.8	-0.10
L FACIAL - Nas,Ocu,Oris					
1. Ear-Nasalis	3.40	0.6	3.70	1.0	3.40
2. Ear-Orb Oculi	3.45	0.6	4.20	1.2	3.45
3. Ear-Orb Oris	3.00	1.1	4.95	3.1	3.00
4. Ear-Orb Frontalis	2.95	1.0	4.85	2.2	-0.05

Sensory NCS

Nerve / Sites	Rec. Site	Latency ms	Pk Amp µV	Amp Pk-Pk µV	Duration ms	Lat Diff ms
R GENERAL NERVE - alveolar						
1.	II	1.15	5.3	18.9	3.05	1.15
L GENERAL NERVE - alveolar						
1.	II	1.10	5.4	25.7	2.85	1.15

Needle EMG

EMG Summary Table	Spontaneous					MUAP			Interference		Recruit.
	IA	Fib	PSW	CRD	Fasc	Amp	Dur.	PPP	Pattern	Effort	Pattern
L. ORB ORIS	N	None	None	None	None	N	N	N	N	Full	N

14932 2011-02-22

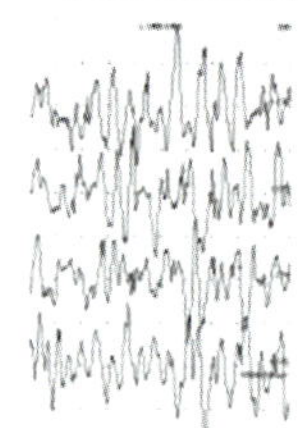

SEP-arm

Protocol / Run	N20 ms	P25 ms	A N20 µV
R TRIGEMINAL			
2 Trigeminal	16.40	24.35	3.9
3 Trigeminal	16.30	24.25	7.3
L TRIGEMINAL			
1 Trigeminal	16.50	24.10	4.4
2 Trigeminal	16.50	24.20	5.5

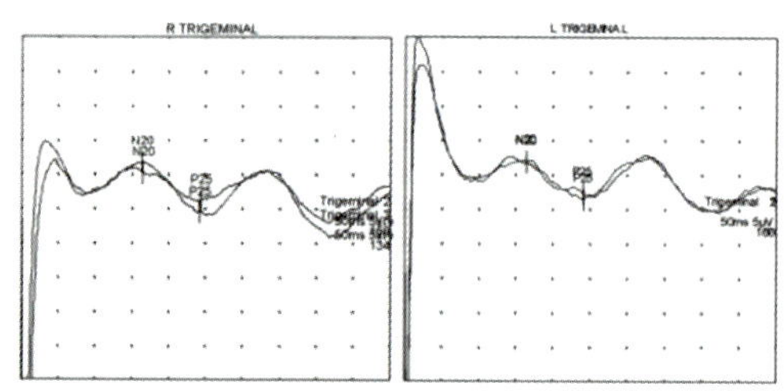

그림 8-5. 근전도 검사소견.

SENSORY NERVE CONDUCTION THRESHOLD (CPT) TEST: INTERMEDIATE CALCULATIONS

PATIENT NAME:
ID: DOB: SEX:
NOTE:
DATE: 02-23-2011 TYPE: SIDE: B VER: nvdb 2.42 (Y2K)

Current Perception Threshold (CPT) Measures & Range Analysis

	2K Hz	scr	250 Hz	scr	5 Hz	scr	GRADE
L-TRIGEMINAL-jaw	212	(0)	055	(+1)	041	(+2)	8.37
R-TRIGEMINAL-jaw	182	(0)	055	(+1)	033	(0)	7.00

Within Site CPT Ratios & Analysis

	2K:5	scr	2K:250	scr	250:5	scr	GRADE
L-TRIGEMINAL-jaw	5.17	(0)	3.85	(0)	1.34	(0)	0.00
R-TRIGEMINAL-jaw	5.52	(0)	3.31	(0)	1.67	(0)	0.00

Between Sites CPT Ratios & Analysis

	2K:2K	scr	250:250	scr	5:5	scr	GRADE
L-TRIG-jaw:R-TRIG-jaw	1.16	(0)	1.00	(0)	1.24	(0)	0.00

♀

SENSORY NERVE CONDUCTION THRESHOLD (CPT) TEST: DATA ANALYSIS SUMMARY SHEET

PATIENT NAME:
ID: DOB: 00-00-1900 SEX:
NOTE:
DATE: 02-23-2011 TYPE: SIDE: B VER: nvdb 2.42 (Y2K)

CPT Measures and Analysis Summary

		2K Hz	250 Hz	5 Hz	GRADE
TRIGEMINAL-jaw	:L	212	055	041	8.37
	:R	182	055	033	7.00

09185

CPT Summary Report Observations

CPT Measures were taken from 2 sites. Bilateral measurements were obtained from the trigeminal n. - mandibular division (jaw). The grade of the left side measures was 8.37 which indicates a moderate hypoesthetic condition. The grade on the right side was 7.00 indicating a very mild hypoesthetic condition.

그림 8-6. QST.

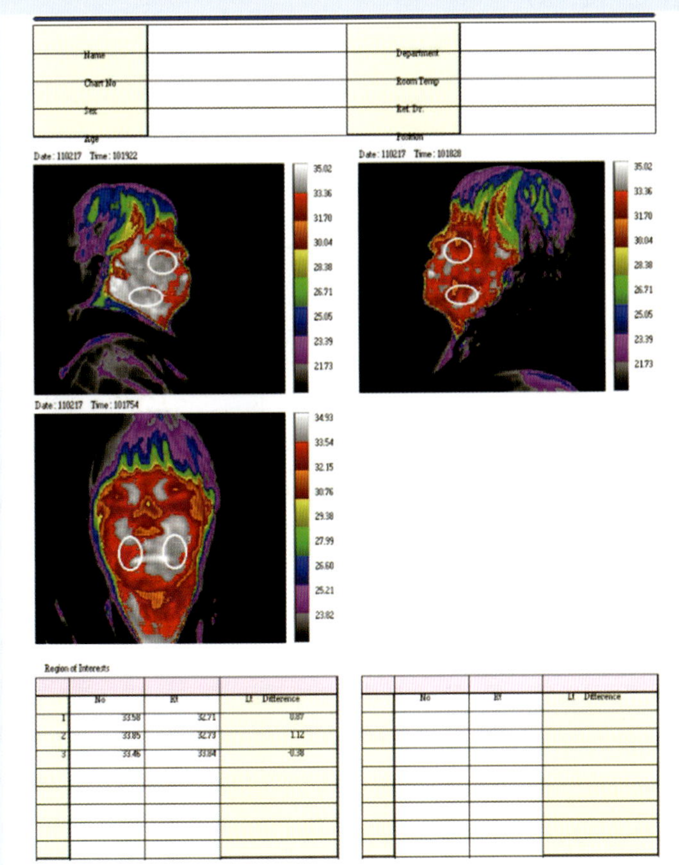

그림 8-7. 체열검사 결과.

4. 치료 과정 및 경과

환자는 특별한 치료를 원하지 않았으며 현재 상태의 진단과 향후치료비추정서 작성을 요청하였다.

5. 향후치료비추정서

향후치료비추정서

진료카드번호 OOOOOOO　　연번호 OOOOOO

성명: OOO　　주민등록번호: OOOOOO-OOOOOOO
주소: OO시 OOO OOO OOO　　전화: OOO-OOO-OOOO
성별: 여　생년월일 : OOOO년 OO월 OO일　연령: 51세
병명: 좌측 하치조신경손상 {S04.3}
현 상태: 좌측 하순과 턱의 감각 둔화 현상이 지속되고 있음.

향후추정진료비

현재 적극적인 치료가 필요한 상태는 아니지만 신경병변성 통증이 지속되는 등 상태가 악화될 경우 다음과 같은 치료가 시행될 수 있음.

1. 투약 및 물리치료 4주(주 2회 내원, 총 8회) 기준:
   재진료(치과병원 기준): 10,610×8=84,880원
   외래환자 의약품관리료(치과병원, 26일분 이상 30일분): 990원
2. 외과적 치료
   신경문합술 준용+하악 부분골 절단술: 284,320원+선택진료비 284,320원=568,640원
   입원(3일 입원, 치과병원): 28,930×3=86,790원
   전신마취료 및 검사료(술 전·후 이학적 검사, 심전도, 흉부 방사선촬영비 등): 100만 원
   파노라마 방사선검사료 2회: 15,000×2=30,000원
   입원 식대+투약(9회 적용): 5,000×9=45,000원
   퇴원 후 처치료 및 재진료(7일 기준): 13,000×7=91,000원
   총계: 1,907,300만원

상기 치료비는 치과병원 요양급여 비용을 기준으로 추정하였으며 담당 의료진의 의견과 의료기관의 진료수가에 따라 차이가 있을 수 있음.

위와 같이 추정합니다.

OOOO년 O월 O일

진료과목　치과
의사 성명　OOO
면허번호　OOOO
의료기관 주소　OO시 OOO OOO OO-O
전화번호　OOO-OOO-OOOO
OO치과병원장

사례 3: 하악 제1대구치에 발생한 근단주위농양

의도적 재식술을 이용한 치아 보존, 국소 교정, 보철치료 및 외과적 처치 등을 포함시킨 향후치료비추정서 사례이다. 타 사례들과 달리 임상증상을 서술식으로 작성하지 않고 간략하게 필요한 내용들을 작성한 점을 주목할 필요가 있다.

1. 병력

52세 남자 환자로 정기검진을 위해 치과의원을 방문하였다가 하악 우측 제1대구치 하방의 골흡수성 병소가 발견되어 본원으로 의뢰되었다. 아주 가끔 1번씩 둔통을 느낀 것 외에는 불편함을 느끼지 못하였다고 진술하였다. 환자는 병소의 해결과 동시에 자연치아의 유지를 강력히 희망하였다.

2. 임상증상, 방사선학적 및 기타 검사소견

1) 임상증상(그림 8-8)

하악 우측 제1대구치(#46)

Percussion(+)

Palpation(-)

Mob(0)

Bite test(-)

Periodontal pocket depth: normal

Paresthesia, Anesthesia: none

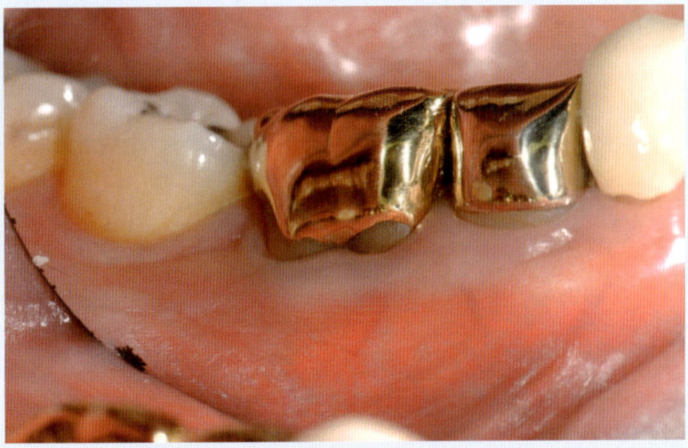

그림 8-8. 초진 시 임상 사진. 부종(swelling) 및 누공(fistula)은 관찰되지 않았다. 환자는 저작 등 사용 시에도 불편감을 느끼지 않는다고 하였다.

2) 방사선학적 소견

#46 하방의 직경 약 1.5cm의 치조골 흡수성 병소가 관찰되었다. 치근흡수 등은 관찰되지 않았다. 불완전한 근관충전 상태와 제거하기 힘들 것으로 생각되는 post가 관찰되었다. 병소는 하악관(inferior alveolar canal)까지 진행된 것으로 보이나 감각이상 등은 호소하지 않았다. 치근단 수술 시 하치조신경(inferior alveolar nerve)의 손상을 일으킬 가능성이 있을 것으로 판단하였다(그림 8-9).

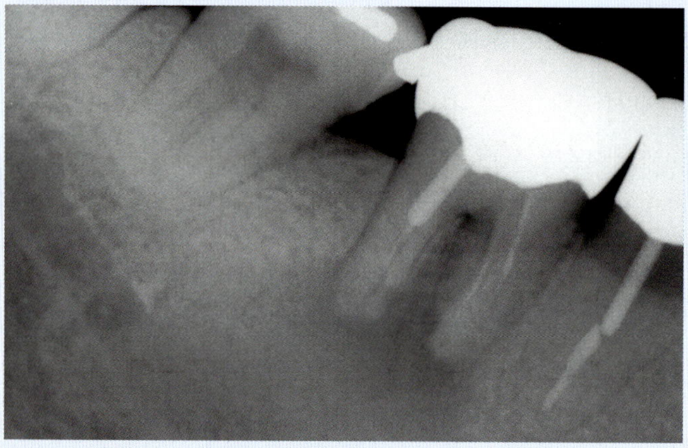

그림 8-9. 치근단 방사선사진. #46 하방의 치근단 병소가 관찰된다. 일부 치조백선의 소실이 관찰되며 하치조관까지 진행된 모습이 관찰된다. 해당 치아의 근관 치료 상태가 좋지 않으며 원심 근관에는 제거하기 힘들 것으로 보이는 post가 관찰된다.

3. 진단 및 치료계획

1) 진단

임상검사 및 치과방사선사진검사 결과 #46의 동이 없는 근단주위농양(periapical abscess without sinus)으로 진단하였다.

2) 치료계획

환자는 병소의 제거와 함께 치아의 유지를 원하였다. 하치조신경의 손상이 염려되었고 접근이 어렵기 때문에 치근단 수술은 배제하였다. 수술 범위를 최소화하고 치아의 완벽한 처치(apicoectomy 및 retrograde filling)를 위하여 의도적 재식술로 치료하기로 하였다.

4. 치료 과정 및 경과(그림 8-10~8-14)

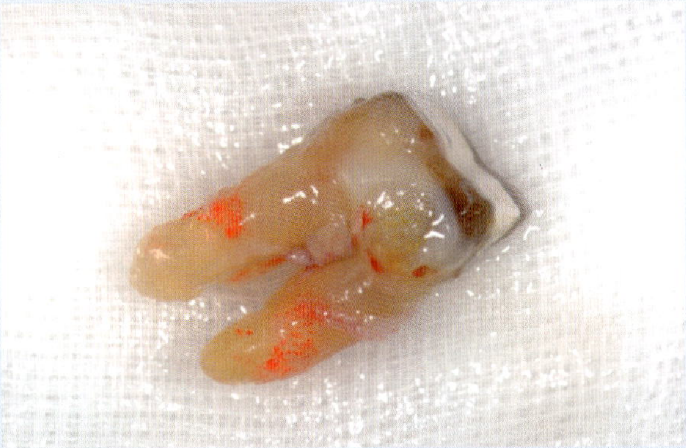

그림 8-10. 의도적 재식술 시행함. 발치된 #46의 모습(발치 시간 28초).

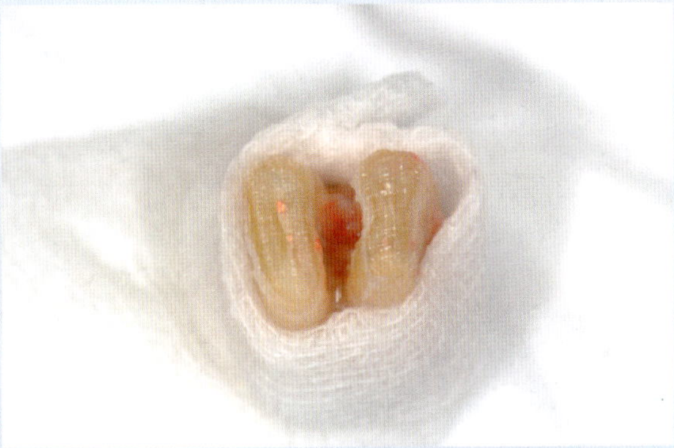

그림 8-11. 발치 후 치근단절제술을 시행한 모습. 불완전한 근관충전 및 isthmus가 관찰된다.

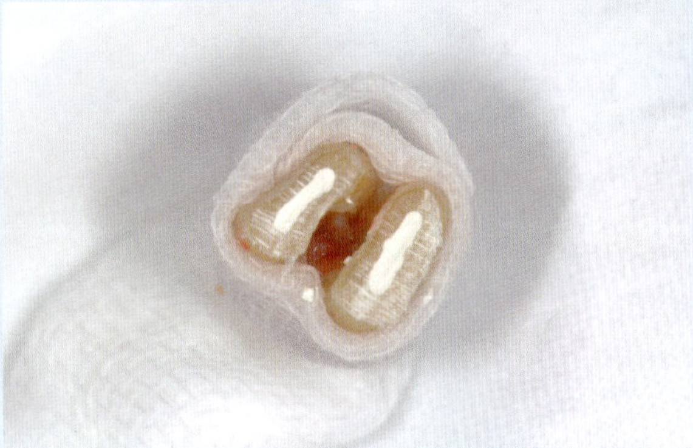

그림 8-12. MTA를 이용하여 치근단역충전을 시행하였다.

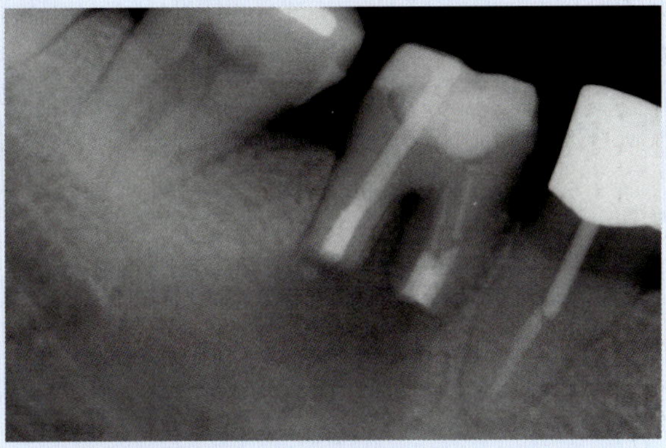

그림 8-13. 재식한 직후의 방사선사진. 구강 외 시간은 11분 28초였다.

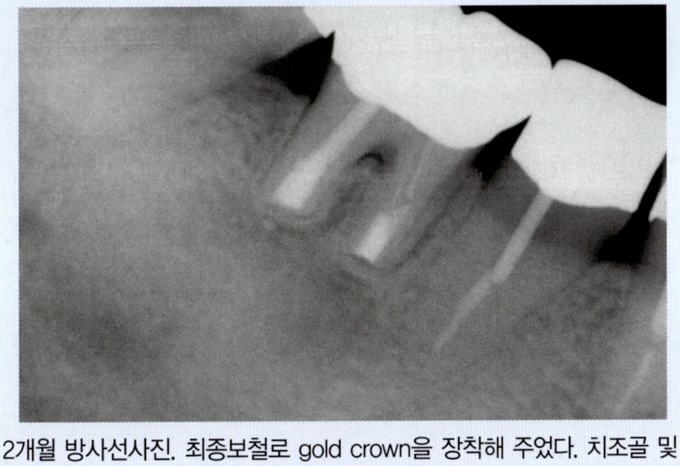

그림 8-14. 술 후 1년 2개월 방사선사진. 최종보철로 gold crown을 장착해 주었다. 치조골 및 치조백선의 뚜렷한 재생이 관찰된다. 감각이상 등은 없었으며 사용에 전혀 불편감을 호소하지 않았다. 치근흡수 등에 대한 장기간의 관찰이 필요하다.

5. 향후치료비추정서

향후치료비추정서

병록번호: OOOOOO
연번호: OOOOOO
주민등록번호: OOOOOO-OOOOOOO
성명: OOO　성별: 남자　생년월일: OOOO년 O월 O일　연령: 만 51세
주소: OO시 OOO OOO OO
병명: 동이 없는 근단주위농양: 하악 우측 제1대구치
한국질병분류번호: K04.7
발병 연월일: 정확한 추정이 어려움
진단일(초진일): OOOO년 OO월 OO일
원인: 이전의 불완전한 근관치료로 인한 치근단 염증으로 추정함.
향후 치료 및 치료비 추정 내역:

상기 병명으로 내원하여 OOOO년 OO월 OO일 임상검사 및 방사선검사 결과 하악 우측 제1대구치의 동이 없는 근단주위농양으로 진단함. 하치조신경손상을 막고 치아의 처치 및 보존을 위하여 의도적 재식술을 계획함.

(1) 안전한 발치 및 치주인대의 재생을 위하여 기존 금관을 제거하고 정출을 위한 교정치료가 우선되어야 함.
(2) 의도적 재식술 시행 및 보철치료가 필요함.

위의 치료에 대한 OOOO년 OOOO 치과병원의 수가를 적용한 향후 치료비 내역은 다음과 같음.

〈치료비 내역〉

1. 재진 진찰료: 8,950원×10회=89,500원
2. 기존 보철물 제거비: 36,200원
3. 교정치료비: 682,600원
4. 의도적 재식술료: 22,960원
5. 치근낭종적출술료: 20,620원
6. 치근단역충전(MTA)비: 290,000원×2회=580,000원
7. 임시고정장치비: 14,310원
8. 보철(주조금관)료: 625,000원

합계: 2,071,190원

3) 치료 후 심신장애에 대한 의견: 치과의사의 지시를 성실히 따르는 한 특기할 합병증은 발생하지 않을 것으로 사료되나 단단하거나 질긴 음식의 과다 섭취 시 동요도 증가 및 치조골소실 등이 발생할 수 있으므로 지속적인 주의를 요함.

용도: 보험회사 제출용
비고: 동요도 및 치근흡수 또는 치근단 병변의 재발 등에 대한 장기간의 경과 관찰이 필요하며 경과에 따라 치료계획이 변경될 수 있음.

위와 같이 추정합니다.

OOOO년 O월 O일

진료과목　치과
의사 성명　OOO
면허번호　OOOO
의료기관 주소　OO시 OOO OOO OOOOO
전화번호　OOO-OOO-OOOO
OO치과병원장

사례 4: 임플란트 치료 후 발생한 우측 하치조신경손상

수상 후 관련 임플란트를 제거하였고 신경손상에 대한 물리치료 등을 시행하고 있는 도중에 발행한 향후치료비추정서이다. 예후를 보장할 수 없지만 외과적 치료가 시행될 경우의 치료비와 제거된 임플란트 재치료비를 산정한 사례이다. 임플란트와 연관된 합병증은 6개월 이내의 경우 비급여 대상이기 때문에 본 사례는 일반 진료비를 적용하여 산정하였다(그림 8-15~8-17).

참고

임플란트 보철 완성 후 6개월부터는 자연치로 간주한다. 따라서 6개월 이후의 관련 진료는 보험청구가 가능하다. 그러나 6개월 이전은 임플란트의 진료 과정으로 보기 때문에 인정하지 않는다. 즉, 임플란트 관련 합병증으로 수술 6개월 이전에 발생한 것은 모두 비급여 처리된다는 점을 인식해야 한다.

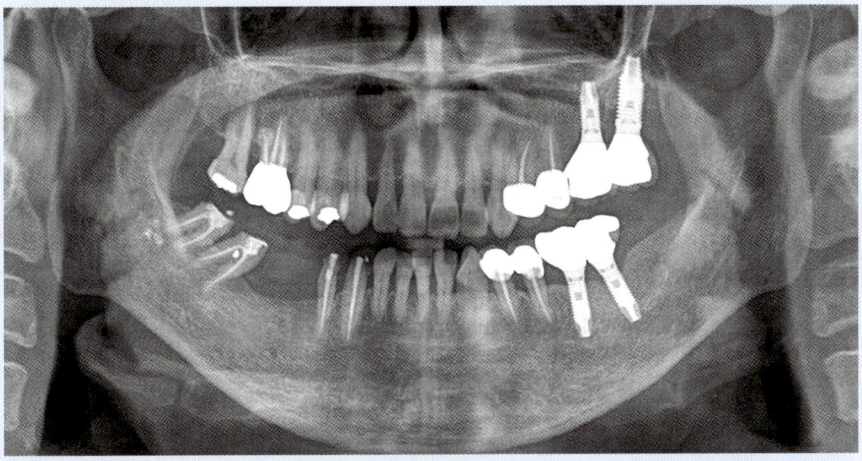

그림 8-15. 초진 시 파노라마 방사선사진. 하악 우측 구치부에 식립하였던 임플란트가 제거된 상태로 내원하였다.

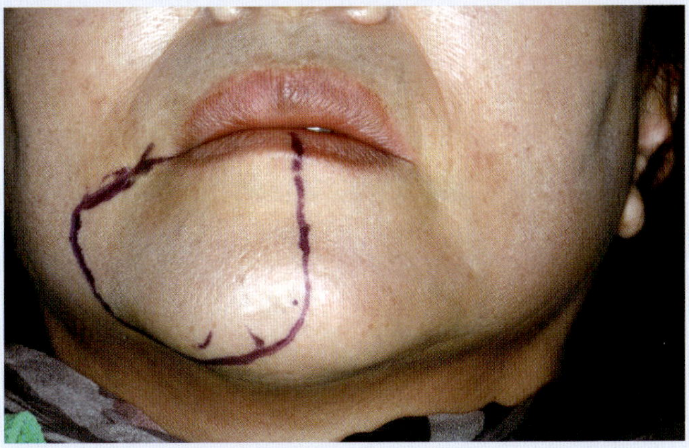

그림 8-16. 환자가 호소하는 감각이상 부위를 마킹펜으로 표시한 모습.

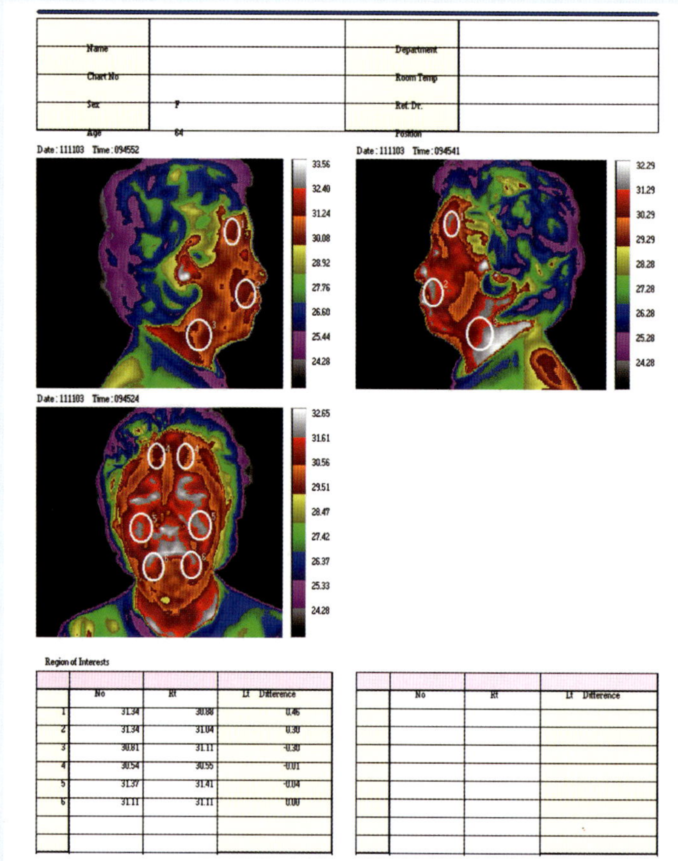

그림 8-17. 체열검사 소견. #2, #3 부위에서는 0.3℃의 온도 차이를 보였으나 환자가 감각이상을 호소하는 부위에서는 온도 차이가 거의 없었다.

진단명: 우측 삼차신경의 손상 {S04.3}

현 상태:

임상 및 전류인지역치도 검사 결과(CPT 2KHz: 203, 250Hz: 69, 5Hz: 12, Grade 8.41, advanced hypoesthetic condition) 우측 하치조신경지배 부위의 감각 둔화 증상이 관찰됨. 우측 하순과 턱 부위의 감각 둔화 및 신경병변성 통증을 호소하여 레이저 물리치료 및 성상신경절전달마취(마취통증의학과) 치료를 진행하고 있음.

향후추정진료비:

현재 적극적인 치료가 필요한 상태는 아니지만 신경병변성 통증이 지속되는 등 상태가 악화될 경우 다음과 같은 치료가 시행될 수 있음.

1. 투약, 주사 및 물리치료 1개월 기준: 약 100만 원
2. 외과적 치료

   신경감압술: 100만 원

   입원(3일 입원) 및 마취료, 검사료: 200만 원

   퇴원 후 처치료 및 재진비: 약 50만 원

3. 하악 우측 구치부 임플란트 치료(#45, 46): 300×2=600만 원
총계: 1,050만 원

상기 진료비는 ○○○○대학병원 일반 진료비를 기준으로 추정하였으며 담당 의료진, 의료기관에 따라 차이가 있을 수 있음.
현재까지의 진료비는 환자가 소지하고 있는 진료비 수납 영수증 참조.

사례 5: 13세 남자 환자가 교통사고 후 발생한 다수 치아 손상

상악 전치부 치근이 미형성되어 있는 상태로서 근관치료 도중에 향후치료비추정서를 발급하였으며 한국인 남자의 평균수명을 78세로 가정하여 치료비를 추정한 것이 특징이다. 또한 치아를 발치하지 않을 경우와 발치할 경우로 구분하여 작성하였다(그림 8-18).

1. 현재 치료 중인 내용

#12, #11, #21, #22, #23 치아들에 근관치료가 진행 중에 있다.

2. 향후 치료계획

현재 치근흡수가 진행 중이며 근첨공(apical foramen)이 닫혀 있지 않아 근관치료를 완료하지 않고 경과관찰 중이며 차후 근첨공이 닫힐 경우 근관치료를 완료할 계획임. 근관치료 완료 후 보철치료가 필요하며 보철치료는 도재금관주조관(PFG)이 추천된다.

치근흡수가 지속되어 동요도가 증가되거나, 치관 대 치근의 비율이 1:1 이하가 될 경우, 치아 주위에 골파괴 및 농양이 형성될 경우 치아 발치 가능성이 있다. 치아를 발치할 경우 임플란트 식립이 추천되나 환자의 성장이 완료될 때까지 임플란트 식립은 불가능하며, 환자의 성장이 지속되는 사이에는 임시의치를 장착해야 하며, 주기적으로 치과에 점검을 받으러 가야 한다. 수상 1시간 이후에 치아를 재식하였으므로 예후가 불량할 것으로 예상되며 최대 5개 치아의 발치 가능성이 있다.

3. 차후 치료 비용 추정

1) 치아를 발치하지 않을 경우

① 근관치료 비용 15만 원×5개=75만 원(치아 개당 레진 코어 비용 10만 원 포함).
② 보철치료 비용 50만 원×5개=250만 원(PFG 보철일 경우).
③ 보철물 수명에 따른 재제작 비용은 보철물의 수명을 10년으로 가정하고 인간의 평균수명을 78세로 가정할 때 6번의 재제작이 필요하므로 50만 원×5개×6회=1,500만 원.

총 1,825만 원 추정.

2) 치아를 발거할 경우

④ 임플란트 수술료 150만 원(개당).

⑤ 임플란트 보철물 제작비 150만 원(개당).

⑥ 임시치아 제작비 35,000원(개당).

⑦ 보철물 유지관리비는 연 10만 원 정도로 평균수명을 78세로 가정할 경우 성장이 20세에 끝난다고 가정하면 58년 정도에 580만 원으로 추정.

⑧ 보철물 수명에 따른 재제작 비용은 인간의 평균수명을 78세로 가정하고 보철물의 수명을 10년으로 가정할 때 5번의 재제작이 필요하므로 750만 원(개당).

치아 1개를 발치할 경우에는 150+150+3.5+580+750=1,633.5만 원의 비용이 예상되며

치아 2개를 발치할 경우에는 150(×2)+150(×2)+3.5(×2)+580+750(×2)=2,687만 원의 비용이 예상.

즉, A개의 치아를 발치할 경우에는 150(×A)+150(×A)+3.5(×A)+580+750(×A)=1053.5(×A)+580의 임플란트 치료 비용이 예상되며, A개만큼의 근관치료 및 보철치료 비용, 보철물 수명에 따른 재제작 비용이 제외되므로 365만 원(×A개)의 비용을 제외하여야 함.

상기 1)과 2)의 상황을 종합하여 볼 때 5개의 치아 중 A개의 치아를 발치하고 임플란트를 식립할 경우 예상되는 치료비는 다음과 같다.

1825−365*A+1053.5*A+580만 원(A가 1 이상일 경우)(항목 ⑦에 해당되는 580만 원은 임플란트를 식립할 경우에만 정기적으로 추가되는 비용임을 상기할 것).

1,825만 원(A가 1 미만일 경우).

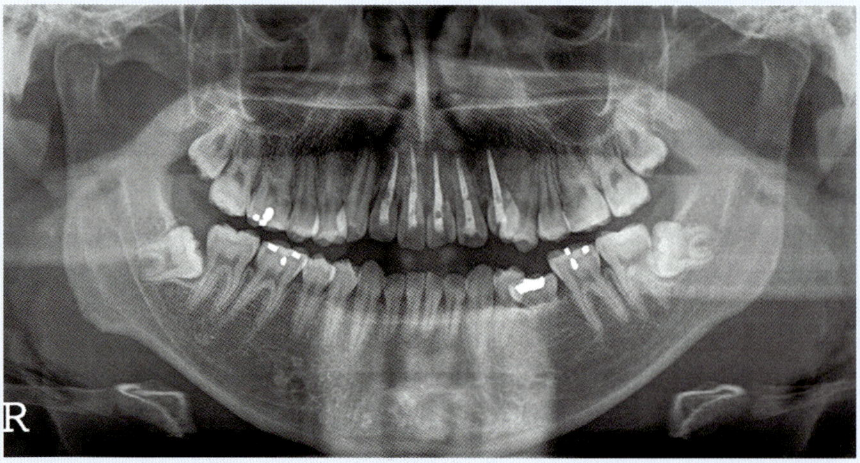

그림 8-18. 좌측 상악 견치의 치근흡수가 심하게 진행되어 동요를 보이고 있어 경과 관찰 중에 발거 및 임플란트 식립이 결정되었다.

2. 향후치료비 추정 시 참고할 치과건강보험 비급여대상(제9조제1항 관련): 치과 관련 사항

1) 다음 각목의 진료로서 신체의 필수 기능 개선 목적이 아닌 경우에 실시 또는 사용되는 행위, 약제 및 치료 재료

① 쌍꺼풀수술(이중검수술), 코성형수술, 유방확대축소술, 지방흡인술, 주름살제거술 등 미용 목적의 성형수술과 그로 인한 후유증 치료

② 저작 또는 발음 기능 개선의 목적이 아닌 외모 개선 목적의 악안면교정술 및 교정치료

③ 관절운동 제한이 없는 반흔구축성형술 등 외모 개선 목적의 반흔제거술

2) 다음 각 목의 예방진료로서 질병, 부상의 진료를 직접 목적으로 하지 아니하는 경우에 실시 또는 사용되는 행위, 약제 및 치료 재료

① 본인의 희망에 의한 건강검진(법 제47조의 규정에 의하여 공단이 가입자 등에게 실시하는 건강검진 제외)

② 예방접종(파상풍 혈청주사 등 치료 목적으로 사용하는 예방주사 제외)

③ 구취 제거, 치아 착색물질 제거, 치아교정 및 보철을 위한 치석 제거 및 구강보건 증진 차원에서 정기적으로 실시하는 치석 제거

④ 불소국소도포, 치면열구전색 등 치아우식증 예방을 위한 진료(치아우식증에 이환되지 않은 순수 건전치아를 가진 만 6세 이상 14세 이하 소아의 제1대구치에 대한 치면열구전색 제외)(2009. 12. 1. 개정)

⑤ 장애인진단서 등 각종 증명서 발급을 목적으로 하는 진료

⑥ 기타 보건복지부 장관이 정하여 고시하는 예방진료

3) 보험급여 시책상 요양급여로 인정하기 어려운 경우 및 그 밖에 건강보험급여 원리에 부합하지 아니하는 경우로서 다음 각 목에서 정하는 비용, 행위, 약제 및 치료 재료

① 5인 이하가 입원할 수 있는 병상(상급병상)을 이용함에 따라 추가로 부담하는 입원실 비용

② 치과의 보철(보철 재료 및 기공료 등 포함)

③ 의료법 제46조에 따른 선택진료를 받는 경우에 선택진료에 관한 규칙에 따라 추가되는 비용

④ 요양급여대상 또는 비급여대상으로 결정, 고시되기 전까지의 신의료기술 등(단 제11조 제4항 또는 제13조 제1항 후단의 규정에 의하여 소급하여 요양급여대상으로 적용되는 신의료기술 등을 제외한다)

⑤ 요양급여를 함에 있어서 비용 효과성 등 진료상의 경제성이 불분명하여 보건복지부 장관이 정하여 고시하는 검사, 처치, 수술 기타의 치료 또는 치료 재료

제 9 장

진료의뢰서 및 진료회신서

치과의사가 진찰 후 혹은 치료 도중에 타 병의원으로 환자를 의뢰하는 경우는 많다. 진료 의뢰를 할 경우에는 환자의 인적 사항, 진단명 및 치료 내용과 의뢰하는 사유를 작성하고 의뢰하는 치과의사의 서명날인과 함께 발송할 것을 추천한다(표 9-1). 환자에게 구두로 설명한 후 의뢰하는 것은 금해야 한다. 환자에게 의사 전달이 잘못됨으로 인해 의뢰 받은 치과의사가 내용을 전혀 이해하지 못하는 경우가 많기 때문이다. 의뢰할 경우에는 가급적 관련 검사(방사선사진 사본 등) 결과들을 첨부하는 것이 좋다. 진료의뢰서는 환자를 통해 인편으로 전달하거나 의뢰할 병원으로 우편, 팩스 혹은 이메일을 통해 직접 전달할 수도 있다. 의뢰 받은 치과의사는 가급적 후속 치료 내용 및 의견에 대해 회신서를 작성하여 의뢰한 치과의사에게 발송해 주는 것이 좋다.

한편 치과에 내원한 환자들은 당뇨, 고혈압과 같은 내과적 질환을 보유하고 있거나 지혈장애 가능성 약물과 같은 치과치료에 영향을 줄 수 있는 약물들을 복용 중인 경우가 많다. 이때 관련 전문과로 자문을 구하게 되는데 다음과 같은 내용들을 포함시켜 작성해야 한다(표 9-2).

(1) 환자 인적 사항

(2) 치과진단 및 치료계획

치과적 진단명과 치과치료 시 사용되는 마취법(국소마취, 진정정맥마취, 전신마취)과 마취제의 종류 및 용량(예: 2% Lidocaine HCl 1:10만 에피네프린 함유 2-3cc 국소마취), 약물(항생제, 소염진통제 등), 수술의 종류(발치, 임플란트, 치주수술 등) 등을 기록한다.

(3) 의뢰하는 사유

당뇨, 고혈압, 뇌혈관질환 등 의심되는 의과적 병명을 기록하고 환자의 현 상태에서 치과마취 혹은 치과수술이 가능한지 구체적으로 문의한다. 또한 현재 환자가 복용 중인 약물이 치과수술 시 지혈장애를 유발할 수 있는지, 그렇다면 용량 조절(일시적인 투약 중단 및 기간)이 필요한지 문의한다. 만성 간질환, 신장질환을 보유한 환자들에서는 항생제나 소염진통제가 나쁜 영향을 미칠 수 있기 때문에 추천되는 약물을 문의하는 것이 좋다.

(4) 의뢰한 치과의사의 연락처(주소, 전화번호, 이메일, 팩스 등)를 기록하고 의뢰한 치과의사 성명, 면허번호를 기록하고 서명날인한다.

표 9-1. 종합병원 구강악안면외과로 의뢰하는 양식 사례

구강악안면외과 진료의뢰서

________________ 병원 치과 구강악안면외과
본원에 내원하였던 환자를 의뢰하오니 적절한 진단 및 처치를 부탁합니다.

환자 성명: 나이/성별: 주민등록번호:
의뢰 부문:
( ) 매복치 발치 혹은 난발치술
( ) 치열교정을 위한 발치 혹은 소수술
( ) 낭종적출술
( ) 치근단절제술
( ) 소대성형술
( ) 보철을 위한 외과적 수술(전정성형술, 치조골성형술, 기타 수술)
( ) 인공치아매식술(개원가에서 시술이 복잡한 경우에만 의뢰하십시오.)
( ) 종양적출술 (양성, 악성)
( ) 악안면재건술
( ) 악교정수술
( ) 턱관절질환
( ) 원인 미상의 악안면동통 및 기능장애
( ) 구순 및 구개열
( ) 악안면외상(연조직손상, 골절)
( ) 타액선질환
( ) 악안면성형술(반흔성형술, 비성형술, 구순성형술 등)
( ) 악안면 감염
( ) 원인 불명의 신경성 병변(지각이상, 안면신경마비 등)
( ) 기타 질환

진료 후 요망 사항에 표기해 주십시오.
( ) 귀원에서 모든 치료를 전담하기 바람
( ) 수술 후 처치까지 완료한 후 환자를 보내 주기 바람
( ) 수술만 시행한 후 환자를 보내 주기 바람
( ) 의뢰된 환자의 확진과 치료계획 설정 후 환자를 보내 주기 바람

병의원 주소:
치과의사: 면허번호 (인)
전화번호: 팩스: 이메일:

표 9-2. 타과의뢰서 사례

환자 성명	OOO	주민등록번호	OOOOOO-OOOOOOO
환자 주소	OO시 OOO OOO OOO	연락처	OO-OOO-OOOO
상병명	매복치(impacted tooth)	상병분류기호	K0119
환자 상태 및 진료소견	상기 환자는 현재 귀원에서 당뇨치료를 받고 있는 환자입니다. 상기 병명으로 인해 2% Lidocaine HCl(1:10만 에피네프린 함유) 2-3cc 국소마취하에서 수술 발치 시행 예정인 환자입니다. 현재의 당뇨 상태에서 치과수술 가능 여부 및 술 전·후 특별히 유의할 사항을 알려 주시면 감사드리겠습니다.		
회신 내용			
진료 희망과	내분비내과		
담당 치과의사 면허번호	OOO OOOO	의뢰서 발급일	OOOO. O. O.
병의원 주소 전화번호	OO시 OOO OOO OOO	Fax	OOO-OOO-OOOO
		E-mail	
		진료회신서	(O)송부 요망, ( )요청 시 송부

사례 1: 대학병원에서 턱관절장애 치료 도중 환자의 거주지 문제 등으로 인해 물리치료 및 약물치료를 타 치과병(의)원으로 의뢰한 사례

1. 병력

33세 여성으로 개구장애 및 우측 안면부의 통증을 주소로 2003년도부터 2006년도까지 본원 구강내과에 내원하여 약물치료, 장치치료, 물리치료를 받았으며, 이후 치료 중단하였다가 우측 안면부 저작 시 및 옆으로 기댈 때 통증 및 교합 변화감을 주소로 본과에 2010년 2월에 내원하였다.

2. 임상증상, 방사선학적 및 기타 검사소견

1) 임상증상

무통성 자발적 개구량은 34mm, 최대 개구량은 35mm(최대 개구 시 우측 턱관절 통증)이며, 개구 시 특이 소견은 관찰되지 않았다. 하악 좌측 측방 운동 시 우측 턱관절의 통증을 호소하고, 좌우측 교합검사에서 우측 턱관절 통증을 호소하였다.

2) 방사선학적 소견

파노라마 사진에서는 주소와 관련된 특이 소견이 관찰되지 않았으며, 횡두개 방사선사진에서 최대 개구 시 양쪽 턱관절의 개구제한이 관찰되었다(그림 9-1, 9-2).

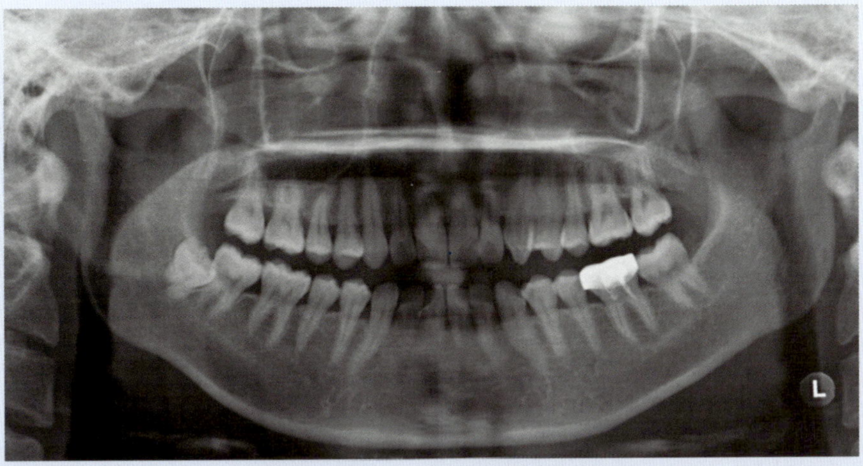

그림 9-1. 초진 시 파노라마 방사선사진.

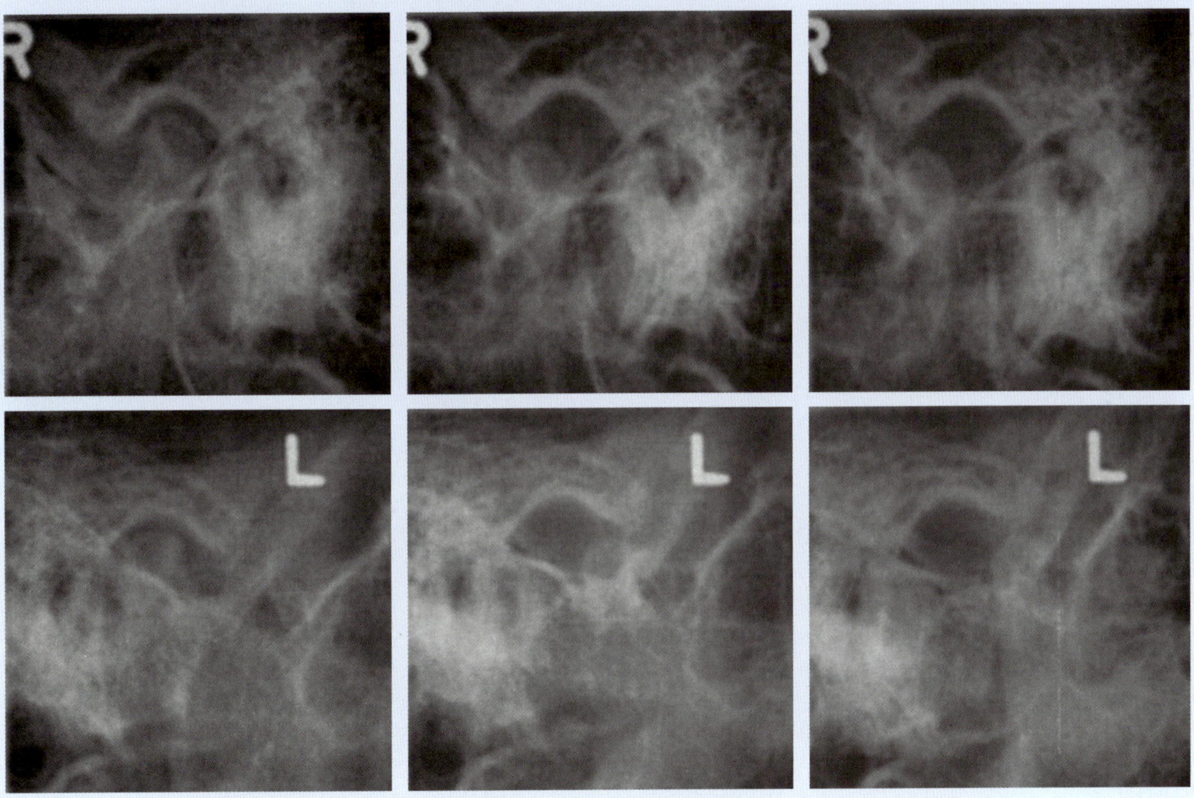

그림 9-2. 횡두개 방사선사진.

3. 진단 및 치료계획

1) 진단

측두하악장애분석검사 및 치과방사선사진검사 결과 턱관절내장증(우측 비정복성 관절원판 전위, K07.60)으로 진단되었다.

2) 치료계획

운동요법교육 및 물리치료와 약물치료를 시행하기로 하였고, 장치치료를 권유했으나 환자가 원하지 않았다.

4. 치료 과정 및 경과

측두하악장애분석검사, 치과방사선사진검사, 치아모형검사를 시행하여 진단하였고, 3회에 걸쳐 약물치료(Aceclofenac 100mg 하루 2회 복용, diazepam 2mg 잠자기 전 복용) 시행 및 물리치료(U/S, TENS, soft laser)를 시행하여 증상은 다소 완화되었다. 환자의 거주지 관계로 거주지 근처 치과의원으로 의뢰하였다.

5. 진료의뢰서

진료의뢰서

병록번호: OOOOOOOO
연번호: OOOOOO
보험자(기관)기호: 보험자(기관)명칭: 의료보험증번호:
세대주 성명: 주민등록번호:
수진자 성명: OOO 주민등록번호: OOOOOO-OOOOOO
주소: OO시 OOO OOO OOO
상병명: 턱관절내장증(우측 비정복성 관절원판 전위) 상병분류기호: K07.60
진료 기간: 2010. 02. 10.~2010. 04. 13. 진료 구분: 1.입원 2. 외래

환자 상태 및 진료 의견(구체적으로 기술할 것):

상기 33세 여환은 개구장애 및 우측 안면부의 통증을 주소로 2003~2006년 본원 치과병원 구강내과에서 진료(약물치료, 장치치료, 물리치료)를 받았으며 이후 치료 중단하였다가 우측 안면부의 저작 및 옆으로 기댈 때 통증 및 교합변화감을 주소로 본과에 2010년 2월 10일 내원하여 측두하악장애분석검사, 치과방사선사진검사, 치아모형검사를 시행한 결과 상기 병명으로 진단하였으며 이후 약 3회에 걸쳐 약물치료(Aceclofenac 100mg 하루 2회 복용, diazepam 2mg 잠자기 전 복용)를 시행하여 증상은 다소 완화된 상태입니다.

거주지 관계상 지속적인 내원은 힘들어 귀원에서 약물치료 및 물리치료를 받기를 희망하시어 의뢰 드리오니 고진선처 바랍니다.

교합이상 여부는 본과에서 약 6개월 간격으로 진단모형 채득하여 비교하기로 하였습니다.

감사합니다.

발급일: OOOO년 OO월 OO일
의사성명 OOO 인 면허번호 제OOOO호
요양기관 지정번호: OOOOOOOO
주소: OOOO시 OOO OOO OOO
명칭: OOOOO 치과병원

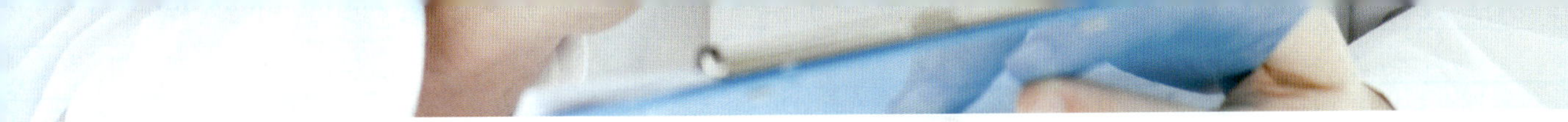

사례 2: 대학병원에서 의도적 재식술을 시행하여 상태가 안정된 후 후속 보철치료를 환자의 거주지 근처 치과의원으로 의뢰한 사례

진료의뢰서

병록번호: OOOOOOOO

연번호: OOOOOO

주민등록번호: OOOOOO-OOOOOOO

성명: OOO 성별: 여자 생년월일: OOOO년 O월 O일 연령: 만 41세

주소: OOOOO

병명: 치수괴사, 동이 없는 근단주위농양: 하악 좌측 제1대구치

한국질병분류번호: 치수괴사 K04.1, 동이 없는 근단주위농양 K04.7

진료 기간: 2010년 12월 28일~2011년 10월 7일

진료 구분: 1. 입원 2. 외래

환자 상태 및 진료 의견(구체적으로 기술할 것):

상기 41세 여환은 신장이식수술 후 면역억제제를 장기 복용 중인 환자로서 하악 좌측 제1대구치의 골흡수성 치근단 염증으로 2010년 12월 28일 본원 치과에 내원하였습니다. 수복물 하방의 이차우식에 의한 치수괴사 및 동이 없는 치근단농양으로 진단하고 통상적인 근관치료를 시행하였으나 약간의 증상 개선이 있었을 뿐 방사선 흡수상은 감소되지 않고 지속적인 주기적 동통을 호소하여 2011년 5월 9일 의도적 재식술 및 치근단낭종소파술을 시행하였습니다. 술 후 5개월 경과 현재 양호한 치유 양상을 보이고 있으며 동요도 및 치근흡수 등의 소견은 관찰되지 않습니다.

거주지 관계상 지속적인 내원은 힘들어 귀의원에 보철치료를 부탁드리게 되었습니다. 가급적 gold crown으로 제작해 주시길 바라며 margin은 치은연상으로 해 주시면 치주염 예방에 도움이 될 것으로 사료됩니다. 고진선처 바랍니다.

치근단 낭종 및 동요도, 치근흡수 등에 대한 장기간의 평가는 본원에서 진행하기로 하였습니다. 감사합니다.

발급일: OOOO년 OO월 OO일

의사성명 OOO 인 면허번호 제OOOO호

요양기관 지정번호: OOOOOOOO

주소: OO시 OOO OOO OOO

명칭: OOOOO 치과병원

사례 3: 개인 치과의원에서 턱관절 및 교합에 대한 평가를 의뢰한 경우의 진료회신서

1. 병력

37세 여성으로 개인 치과의원에서 왼쪽 하악과두의 흡수 소견에 대한 평가 및 교정치료 가능 여부에 대한 평가를 위하여 의뢰되었다.

2. 임상증상, 방사선학적 및 기타 검사소견

1) 임상증상

간헐적인 관절잡음 외에 호소하는 턱관절장애 증상은 없었으며, 능동개구량 35mm, 수동개구량 40mm이며, 경미한 좌측 편향(deflection)을 나타내었다. 촉진검사상 우측 교근 부위에 대한 압통 소견이 관찰되었다. 습관검사상 이 악물기, 우측 편측 저작, 턱 괴기 습관이 관찰되었다.

2) 방사선학적 소견

파노라마 방사선사진상 좌측 하악과두의 flattening 소견이 관찰되었고, TMJ CT상에서도 동일한 소견이 관찰되었으나, 턱관절 단면상의 특기할 만한 골변화나 deformity 양상은 관찰되지 않았다(그림 9-3, 9-4).

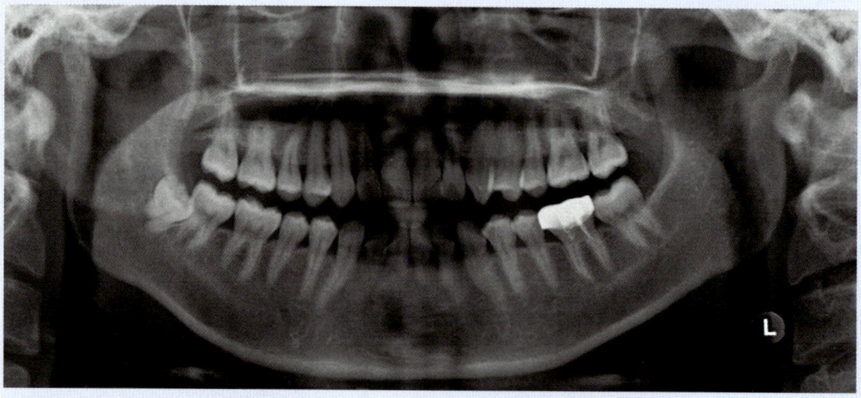

그림 9-3. 초진 시 파노라마 방사선사진.

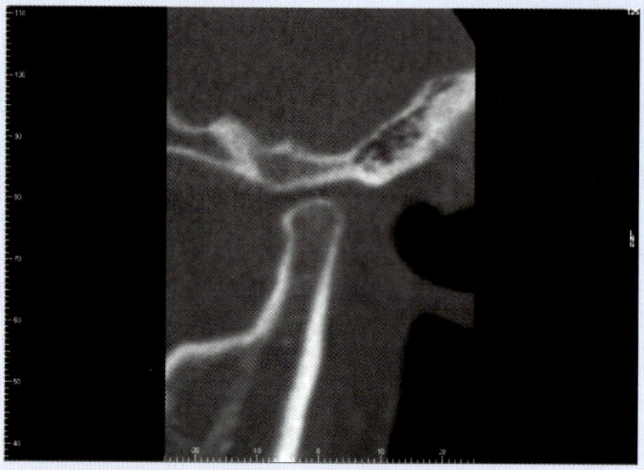

그림 9-4. 초진 시 횡두개 방사선사진.

3. 진단 및 치료계획

측두하악장애분석검사 및 치과방사선사진검사 결과 현재 턱관절의 특기할 만한 병적 소견은 관찰되지 않았으며 교정치료가 가능함을 설명하였다. 턱관절장애의 기여 요인과 주의사항을 설명하였다.

4. 진료회신서

진료회신서

OOO 원장님께

성명: OOO(37세/여) 초진일: OOOO. OO. OO.

1. 주소: 교정치료 전 좌측 과두의 평가를 위해서(△△치과 의뢰)
2. 임상증상: 상기 환자분은 교정치료 전 좌측 턱관절의 형태 이상에 대한 평가를 위해서 △△치과에서 의뢰되었습니다. 특기할 턱관절 이상 증상은 없으며 간헐적인 관절잡음이 있습니다.
3. 전신병력: 특이소견 없음
4. 치과병력: 교정치료 계획
5. 비기능적 습관: 이 악물기/편측 저작(오른쪽)/턱 괴기
6. 관련증상: 목의 뻐근함
7. 근육촉진: 촉진 시 좌측 천층 교근에 압통 소견 보임
8. 저작계 검사

–능동적 개구량 35mm/수동적 개구량 40mm(통증 없음)

–전방 운동량 9mm/우측 측방 운동량 5mm/좌측 측방 운동량 5mm(통증 없음)

–교합: 양측 Class I molar key/정중선 편위 없음. –CO stop: 7–3/4–7 7–3/4–7

–Overjet: 2mm/Overbite: 3mm –치아압흔: Mild buccal/tongue ridge

–Clenching test(–)/Loading test(–)/Resistance test(–)

–Pain on Palpation(+) on both masseter M.(Deep part)

9. 진단 및 치료계획.

측두하악분석장애 및 TMJ CT를 포함한 치과방사선사진검사 결과, 좌측 과두의 형태이상은 관찰되나, 골단면상 골흡수 등의 특기할 골변화나 deformity 소견은 관찰되지 않습니다. CO 또한 안정적인 상태이므로 교정치료 시행 가능할 것으로 사료됩니다.

환자분께 턱관절장애 기여 요인(clenching)과 주의사항에 대해서 설명 드렸습니다.

진료 의뢰 진심으로 감사드리며, 본 환자에 관해 문의가 있을 경우 구강내과 OOO–OOOO로 연락 주시면 언제든지 성심껏 답변 드리겠습니다. 감사합니다.

발급일: OOOO년 OO월 OO일

OOOOO치과병원 치과의사 OOO 인

제 10 장

노동력상실평가

1. 노동력상실평가 기준

현재 우리나라에서 장애 평가의 기준으로 많이 이용되고 있는 맥브라이드식 장애 평가는 1936년 맥브라이드 교수가 저술한 이래 1963년 6판을 발행한 이후 절판되었으며 시대가 변하여 낡아 버린 기준이 되어 맥브라이드 교수 저자 자신도 나중에는 미국의학협회 기준을 이용하였다고 한다. 그러나 우리나라에서는 노동력상실률을 결정하는 데 있어 아직도 맥브라이드 기준을 인용하는 예가 많다. 특히 자동차보험에서 교통사고 환자의 후유장애로 생긴 노동능력상실 정도의 평가에 많이 적용하는 것으로 알려져 있다. 하지만 맥브라이드 기준 제정 당시인 1930년대의 의학과 오늘날의 의학 수준은 상당히 많은 차이가 있으며 맥브라이드의 기준은 이를 반영하지 못하고 있다. 미국과 한국은 문화적 · 사회적 환경이 다르며, 특히 구강악안면 부위에 대해서는 매우 단순하고 준용하기 어려운 부분이 많다. 이렇게 시대에 맞지 않고 낡아서 버린 기준을 계속 따르고 인용하는 것은 옳지 않다고 본다.

맥브라이드식 장애 평가와 더불어 국부신경손상에 따른 장애율의 평가에 종종 인용되고 있는 국가배상법에 의한 기준은 과거 일본의 제도를 그대로 도입한 것으로서 직종별 직업 내용에 따른 영향을 전혀 고려하지 않았고, 그 장애 정도가 추상적이며, 등급 간의 상실률 격차가 너무 크다는 불합리성이 있으며, 치과 쪽에서 특히 치아 상실 후 보철치료를 시행한 개수에 따른 노동력상실률의 계산은 불합리하여 현재 채택되지 않고 있다. 국부에 신경장애 증상이 남은 자에 대한 노동력상실률을 일률적으로 5%로 한 것 역시 합리적이지 않다고 사료된다.

따라서 과학적이고 공신력 있는 미국의학협회의 기준과 이에 근거를 둔 미국 구강악안면외과학회의 악안면 영역의 신체장애율 기준에 준하여 구강악안면외과 영역에서의 신체장애율을 평가하는 것이 현재까지는 상대적으로 다른 기준들에 비하여 합리적이라 여겨져 종종 추천된다. 최근 생명보험회사의 보험금 책정을 위한 장애등급 평가 방식에 미국의학협회의 기준이 상당 부분 적용되는 것으로 알려져 있다. 하지만 무엇보다도 우리나라 실정을 고려한 객관적이고 합리적인 노동력상실평가 기준을 마련하는 것이 시급하다고 하겠다.

참고 노동능력(노동력)

사람의 능력을 경제적인 측면과 관련하여 운동능력(활동능력), 노동능력(노동력), 가득능력(소득능력) 등으로 분류할 수 있다. 운동능력(활동능력)은 순수한 생리적 관점의 능력으로 노동능력의 기초가 되나 엄밀하게 보자면 운동능력은 자연과학적인 관점이고 노동능력은 사회과학적인 관점이다. 동물이 사람보다 운동능력은 우수할 수 있으나 일을 할 수 있는 자주적인 노동능력은 없다고 할 수 있다. 이러한 노동능력은 사람에 따라 개인차는 있지만 같은 연령, 성별, 직종의 사람들 간에는 비슷한 수준이라 할 수 있다. 하지만 돈을 벌 수 있는 가득능력(소득능력)은 비슷한 노동능력을 가진 사람들 사이에서도 큰 차이가 있는 것이 현실이다. 이러한 가득능력은 노동능력과 환경적 요인을 고려한 것이라 할 수 있다.

손해배상 문제와 관련하여 의사가 평가하여야 하는 것은 노동능력이며, 가득능력의 차이는 손해배상액 산정의 기초로서의 소득 인정 부문에서 반영되는 것이다. 다시 말해 의사는 신체 기능의 상실 정도를 측정하여야 하며, 가득능력은 의사가 평가하기에 적합하지 않다고 할 수 있다.

2. 맥브라이드식 노동력상실 평가

일반적으로 맥브라이드 장애 평가 및 노동력상실 평가에서는 소위 맥브라이드 표(McBride table)를 이용하게 된다. 맥브라이드 표는 미국의 정형외과 의사인 오클라호마 의과대학 맥브라이드(Earl D. McBride) 교수가 1936년 발간한 "신체장애(노동능력상실) 평가 및 배상 가능한 손상의 치료 원칙(Disability Evaluation and Principles of Treatmet of Compensable Injuries)"이라는 책자에 수록되어 있는 것으로, 현재 우리나라 손해배상 사건에서는 1963년에 발간된 제6판을 참고하고 있다.

참고 맥브라이드 표

맥브라이드 표는 총 575페이지에 해당하는 책자 중에서 p.68~103까지 아주 작은 부분을 차지하고 있는 표 14와 15를 말하며, 책자의 나머지 부분은 신체장애 평가의 원칙이나 각종 신체장애에 대한 의학적 설명이 기술되어 있다. 표 14에는 신체장애별(절단, 강직, 골절 등)로 일반 육체노동자(ordinary manual labor)를 기준으로 한 전신장애율이 표시되어 있고, 이 장애율은 1~9의 직업계수(occupational grading)에 따라 증가하도록 만들어져 있는데, 정신장애율은 대개 직업계수 1의 수치와 일치한다. 표 15에는 279개의 직업이 나열되고 있고 각 직업마다 14개의 신체장애 부위별로 신체장애율을 평가하는 계수가 1~9 단계로 표시되어 있다. 맥브라이드 표에는 30세 육체노동자를 기준으로 하여 (1) 절단, (2) 강직, (3) 골절, (4) 말초신경, (5) 복부, (6) 여성 생식기, (7) 직장, (8) 비뇨생식기의 손상과 질환, (9) 관절염, (10) 결핵, (11) 흉곽의 손상과 질환, (12) 심장질환 · 신장혈관계, (13) 두부 · 뇌 · 척수, (14) 안면, (15) 귀 등의 순으로 신체 부위별 장애가 나열되어 있다. 따라서 맥브라이드 표를 이용할 경우 먼저 표 15에서 직업별 계수를 찾은 다음 표 14에서 장애 부위별 해당 직업계수의 노동능력상실률을 찾으면 된다.

맥브라이드 표와 노동능력상실률과의 관계를 구체적으로 정리하면 다음과 같다.

1) 질환으로 인한 노동능력상실률

맥브라이드 표는 상해가 아닌 결핵과 뇌염 같은 전염성 · 감염성 질환으로 인한 노동능력상실률도 상당 부분 포함되어 있으며, 이러한 부분은 기왕증 또는 기왕장애 및 피해자의 병적 소인이 상해로 인한 장애와 복합된 경우에서 상해와 질병, 각각으로 인한 노동능력상실률이 구분되어 있지 아니한 경우 각각의 기여도에 따라 감별하여 상해로 인한 노동능력상실률을 산출해야 한다.

2) 복수장애의 종합적인 평가

예를 들어, 상실률 50%의 A장애, 상실률 30%의 B장애, 상실률 10%의 C장애가 중복되는 경우,

① A와 B의 병합장애는,

50+(100−50)×30%=65%가 되고,

② 앞 A와 B의 65%와 C의 병합장애는,

65+(100−65)×10%=68.5%가 된다.

즉, A와 B, C 장애를 병합한 복수장애는 68.5%이다.

3) 뇌손상을 수반하지 않는 두개골 골절(fracture without brain injury)

이 항목은 두개골(복잡골절) 함몰골절이나 두개골결손에 적용시키려고 만든 것 같은데, 오늘날에는 52년 전에 비해 두개골성형술이 간단하고 안전하게 시행될 수 있어 이러한 증상은 장애로 인정할 필요가 없으므로, 과민성 또는 기타 이유로 두개골성형술이 불가능한 경우에만 적용한다. 만일 두개골성형술을 실시한 환자에 후유증(두통, 두피의 이상지각 등)이 있으면 두부손상후유증으로서 '중추신경계 기질적 질환' 항목의 적용이 가능하다.

4) 뇌손상을 수반하는 두개골 골절(fracture with brain injury)

뇌신경마비를 수반하는 경우 중증에 한해 다루고 있으며, 경증은 위 기준표상의 최고치를 기준으로 감산하게 된다.

5) 후각 및 미각 상실

후각 또는 미각을 상실한 경우의 상실률은 맥브라이드 표에 나와 있지 않고, 감정 의사들이 통상 AMA 기준표에 따라 각 3% 정도로 감정하고 있다.

참고 맥브라이드 방식의 특징과 문제점

1. 맥브라이드 방식의 특징

1) 신체장애율을 백분율로 평가

산업재해보상보험법시행령 등 국내법에는 신체장애를 14등급으로 나누어 장애등급만을 평가하고 있음에 비하여, 이 표는 신체장애를 30세 육체노동자를 기준으로 하여 15개의 신체장애 또는 신체 부위를 대항목으로 구분한 다음 경우에 따라 그 아래 다수의 소항목을 두고 다시 여러 단계의 세부 항목으로 분류하여 이에 대응한 노동능력상실률을 백분율로 표시하여 아주 상세하게 분류하고 있다.

2) 직업에 따른 노동능력상실률의 표시

279개의 직종에 따라, 신체장애 부위에 따라 직업장애계수가 달라지도록 표시되어 있다. 이 표는 30세의 일반 육체노동자를 기준으로 작성되어, 그 이하로는 취업의 가능성이 크다고 보고 그 이상으로는 취업의 가능성이 작다고 보아 1세에 0.5~1%씩 가감하고 있으나, 실무상에서는 연령에 따른 증감을 고려하지 않는 경향이 있다.

3) 복수장애의 종합적인 평가

예컨대, 피감정인에게 높은 상실률 A%와 낮은 상실률 B%의 노동능력상실이 중복되는 경우 복수장애는 A%+(100−A)×B%로 산정한다는 방식을 채택하여 합리적이다. 이 공식의 특징은 신체장애 부위가 아무리 많더라도 복합평가를 하게 되면 100%를 넘지 않는다는 것이다.

2. 맥브라이드 방식의 문제점

1) 신체장애의 분야별 편중과 누락

신체장애나 질환이 저자의 전공 분야인 정형외과에 편중되어 있고, 치과 부분이나 추상장애(醜相障害) 등에 관해서는 언급이 없으며, 정형외과를 제외한 다른 부분(예: 뇌손상, 척수손상, 중추신경계 손상 등)에 관해서는 세분화된 분류 항목이 다소 미흡하다. 또한 평가 방법에 대한 설명이 없어 평가자의 주관적 요소가 작용할 여지가 많다.

2) 직업 분포의 편제

육체노동자만을 중심으로 하고 있으며, 사무직이나 서비스업에 종사하는 직종 등은 일반 옥내노동자 한 가지 직종뿐이어서 불합리하다. 육체노동자도 작성 당시를 기준으로 분류하여 대부분 현재는 사라진 직종이나 희귀한 직종 중심으로 되어 있다. 279개의 직종이 다양한 것 같지만 손해배상 실무에서 실제 적용 가능한 직종은 많지 않다.

3) 일시적 장애 포함

표 14에는 좌상, 기관지염, 위궤양 같은 치료하면 완치될 수 있는 일시적 장애와 절단, 관절강직과 같은 영구적 장애, 그리고 골절, 관절염, 척추간판탈출증 등과 같이 치료하면 완치될 수도 있고 영구장애로도 될 수 있는 혼합형 등 세 가지 유형의 신체장애가 있다.

AMA 표는 책의 제목에서도 '영구적인 신체장애(permanent impairment)의 평가에 관한 지침'이라고 표시되어 영구적인 신체장애만을 표시하고 있음에 비하여, 맥브라이드 표는 신체장애(disability)가 있으면 영구적이든 일시적이든 가리지 않고 장애율이 표시되어 있다. 또한 결핵과 뇌염 같은 전염성·감염성 질환도 포함되어 있어 이 표가 외상으로 인한 신체장애만을 다루고 있는 것은 아님을 알 수 있다.

4) 준용규정의 미비

등급 판정에 있어 해당 조항이 없을 때 유사한 조항을 기준으로 해서 신체장애를 판정할 수 있다는 준용규정이 없고, 한 부위의 장애가 관점을 달리하면 2개 이상의 장애로 될 수 있는 경우가 있어 중복 평가될 우려가 있다. 예컨대, 뇌의 손상으로 인하여 기질성 정신병과 신경학적 증상이 있는 두개골결손이 동시에 있을 때 또는 척추압박골절과 그에 따르는 척추강직이 있을 때 이를 합산하는지, 한 항목만 적용하는지 불분명하다.

5) 뒤떨어진 의학 수준

각종 검사법이나 의학적 기술이 시대에 뒤떨어져 있고, 신체장애의 이름 중에는 현재 잘 쓰지 않는 것도 많다. 또한 의학적 견지에서 볼 때 타당치 않은 것, 모순된 것이 있다. 즉 이 표의 원서(原書)에는 신체장애의 정도 또는 직업별 장애계수와 노동능력상실률이 비율적으로 부합되지 않거나 명백히 모순되는 경우가 많다.

3. 미국의학협회(AMA) 기준

미국의학협회(American Medical Association; AMA)에서 1958년부터 발간된 자료를 수집하여 1971년에 한 권의 책으로 발간한 기준으로, 신체를 13개 부분으로 구분하여 평가하고 전신에 대한 비율을 표시하고 있다. 그러나 엄밀히 말하면 동 책자 서문에서도 명기하고 있듯이 노동능력의 평가가 아니고 일상생활에 지장을 주는 정도에 대한 평가이다. 따라서 직종, 연령 등에 대한 고려가 없으며 손해배상에 관한 노동능력상실 평가에 있어서는 중요한 참고가 될 수 있겠지만 그 기준을 그대로 사용하기보다는 우리나라 실정을 고려한 합리적인 기준의 제시가 필요하다.

1) 2009년 치과 영역의 신경손상에 따른 감각이상의 발생에 관한 국가적인 조사(national survey)(대한 치과의사협회지 2009년 47권 4호 참조)

2009년 전국의 치과의사를 대상으로 하악 지치를 발거하고 발생한 감각이상에 대한 설문조사를 시행한 결과, 지치 발거 후 발생한 2,577건의 하치조신경의 감각이상 중 2년 이상 지속된 경우가 8.7%였으며, 설신경의 감각이상 713건 중 2년 이상 감각이상 지속률은 10.7%였다.

지치 발치 후 발생한 감각이상 총 건수 3,290건 중 2년이 지나서도 감각이상이 지속된 172건에서 감각이상 정도가 감소되었던 경우가 29.7%(51명), 호소 부위가 감소되었던 경우가 8.7%(15명), 별다른 차도 없이 지속되었던 경우가 43.6%(75명), 잘 모르겠다고 한 경우가 18%(31명)였다. 그리고 2년 이상 감각이상이 지속되었던 경우 중 일상생활에 다소 불편했던 경우가 56.4%(97명)였으며, 일상생활에 별로 지장이 없었던 경우가 28.5%(49명), 타액이 흐르는 것도 모를 정도로 일상생활에 지장이 있었던 경우가 2.9%(5명), 직장 생활에 지장이 있을 정도로 노동력상실이 발생되었던 경우는 2.9%(5명)였으며, 모르겠다고 한 경우가 9.3%(16명)였다.

2) AMA 발간 뇌신경장애 평가(2007년)

(1) 삼차신경(V)장애 및 신체장애율(%)

- 한쪽 완전 감각상실: 3~10%
- 양쪽 완전 감각상실: 20~35%
- 비정형적 안면신경통: 0~20%
- 삼차신경통: 10~50%
- 한쪽 완전 운동 상실: 3~5%
- 양쪽 완전 운동 상실: 30~45%

(2) 얼굴신경(VII)장애

- 완전 미각 상실: 3%
- 한쪽 완전 마비: 10~15%
- 양쪽 완전 마비: 30~45%

(3) 저작 기능장애, 설하신경(XII) 손상으로 인한 연하장애

- 식이를 반고형식, 연식으로 제한: 5~10%
- 유동식으로 제한: 20~30%
- 튜브 삽입 혹은 위절제술을 시행한 경우: 40~60%

(4) 언어 기능장애 및 언어장애율

- 제1등급: 청취 가능, 이해 가능, 0~10%
- 제2등급: 보통의 조건에서만 가능, 발음 부정확, 15~35%
- 제3등급: 상당히 어려움, 40~60%
- 제4등급: 몇 개의 단어에 국한, 65~85%
- 제5등급: 어떤 발음도 못함, 90~100%

3) 동통장애 평가 기준 및 평가 방법 연구[가톨릭대학교 산학협력단 노동부 정책연구 사업(2009), 산재보상보험법(2009년 개정) 참조]

(1) 복합부위통증증후군(complex regional pain syndrome; CRPS)

① 원격 부위로 확산은 통상 2년 이상 지난 후 발생하므로 꾀병의 가능성을 고려해야 한다.

② 세밀한 진료기록이 판단의 중요한 근거가 된다.

③ 정신과적 검사와 치료 병행을 추천한다.

④ 장애 판정의 핵심은 통증과 연관된 기능 소실이다.

⑤ 꾀병을 배제하기 위하여 다른 의학적 문제, 반사회적 인격장애, 알코올이나 약물 의존성 여부, 결혼이나 가정문제 등을 확인하고 비디오 감시가 유용하다.

(2) 운동마비가 없고 객관적인 국부신경계통 장애가 발생한 경우

① 12급: 국부에 심한 신경증상이 남은 사람

② 14급: 국부에 신경증상이 남은 사람

(3) 다음 해당 사항 중 세 가지 이상이면 14급, 여섯 가지 이상이면 12급으로 판정

① 지속적인 통증치료가 필요한 경우

② 기존 직업 복귀가 힘들어 직업 변경이 필요한 경우

③ 기능 저하나 통증으로 보조기가 필요한 경우

④ 통증 부위가 절단지 또는 손과 발인 경우

⑤ 접촉 시 감각이상이 있는 경우(통각 과민, 감각이상, 이상통각 등)

⑥ 피부의 이영양성 변화(dystrophic change)

⑦ 피부이식을 시행한 경우

⑧ 상당한 근육위축이 동반된 경우

⑨ 타진에 신경과민 증상(Tinel's)을 보이는 경우

⑩ 전기생리학적 검사에서 이상 소견이 뚜렷한 경우

(4) 치과 영역의 신경손상과 장애율 판정에 대한 가이드라인의 제안

이상의 여러 가지 평가법 등을 고찰해 본 결과 치과 영역에서 다음과 같은 가이드라인을 제안하고자 한다.

① 수상 후 1년 이상 지난 후 판정하고, 장애율에 영향이 있을 경우 1년 후에 재판정한다.

② 세밀한 진료기록이 장애율 판단의 중요 근거가 되며, 6개월 이상의 치료 병력이 기록으로 증명되어야 한다.

③ 장애 판정의 핵심은 통증과 연관된 기능 소실이다.

④ 통증이 아닌 감각이상의 경우 AMA의 기준에 의하여 손상된 감각신경의 지배 부위를 평가하고 손상된 신경분지의 수에 준하여 판정을 한다.

참고 AMA 기준에 따른 삼차신경손상 시 장애율 산정법 예

삼차신경(V)의 한쪽 완전 감각 상실 시: 3~10%(여러 가지 객관적 검사법을 참고하여 담당 치과의사 책임하에 결정한다.)

삼차신경은 안신경(ophthalmic nerve), 상악신경(maxillary nerve), 하악신경(mandibular nerve)의 3분지가 있으므로 하악신경 전체 손상 시(최고 비율로 산정할 경우)

10%×1/3=3.3%

하악신경은 총 9개의 분지가 있으며 그 중 감각신경은 4개로 하치조신경(inferior alveolar nerve), 설신경(lingual nerve), 협신경(buccal nerve), 측두이개신경(auriculotemporal nerve)이 있다. 이 중 임상적으로 감각이상이 발생하여 불편함을 호소하게 되는 감각신경은 하치조신경, 설신경, 협신경 3분지이다. 따라서 실제 감각이상으로 인한 불편함의 정도가 일상생활을 하는 데 있어 현저한 지장을 초래할 정도가 아니라면 분지에 따른 분류를 추가할 것을 추천한다.

하치조신경 영역의 감각이상 시 3.3%×1/3

설신경 영역의 감각이상 시 3.3%×1/3

협신경 영역의 감각이상 시 3.3%×1/3

참고 맥브라이드식 평가 비교

맥브라이드식 신체장애 및 노동력상실률에서는 (두부, 뇌, 척추) 신경손상에서 뇌손상이 합병된 골절 시 발생한 삼차신경손상의 전신기능 대비 장애 비율은 18%이고 노동력상실은 20%이다. 삼차신경은 3분지이니까 하악신경 손상의 노동력상실률은 20/3=6.7%이고 이것의 반인 6.7/2=3.3%로 신체장애율을 결정하는 경우가 많다.

(5) 신경손상으로 인하여 안면신경통(facial neuralgic pain)으로 진행된 경우는 미국구강악안면외과학회의 가이드라인에 준하여 평가한다.

① 경미하거나 중등도의 손상(mild or moderate impairment): 3~5%, 지속적인 통증치료가 필요하다.

② 심한 손상(severe impairment): 6~10%, 극심한 통증으로 직업에 영향을 미친다.

4. 치아 기능 상실에 대한 '담보그씨의 치아점수법'

맥브라이드식 노동력상실률 표에서는 전 치아의 상실만이 반영되고, 국가배상법 시행령의 노동력상실에서는 지대치를 제외한 결손치아의 수만으로 노동력상실을 평가하기 때문에 치아기능의 노동력상실 산출은 합리적이라고 보기 어렵다. 특히 결손된 치아라고 하더라도 최신의 보철치료를 통해 효과적으로 수복한다면 저작 기능이 일부 회복된 것으로 보아야 하며, 결손치아의 수복을 위해 지대치로 사용된 치아나 파절로 인하여 근관 포스트를 한 치아도 영구적인 치아의 손상을 유발한 것이므로 치아의 기능 상실에 포함됨이 마땅하다.

치아의 저작 기능을 각 치아의 종류와 상태에 따라 점수로 표시할 수 있도록 개발된 것이 '담보그씨 치아점수법'이며, 국군신체검사기준(1984. 3. 5. 관보 제9685호) 치과 항목에 제시되어 있다. 그러나 우리나라 국가배상법이나 산재보상 등에서는 이에 익숙하지 못하고, 피해보상의 범위를 줄이려는 경향 때문인지 아직까지 법적으로 통용되고 있지는 않은 것 같다. 그러나 신체감정과 노동력상실의 평가에 이 담보그씨법을 첨부하는 것은 기왕의 장애를 인상 또는 하향하는 근거나 자료로 사용될 수 있다. (연세치대 구강내과 최종훈 교수 제공.)

한편, 임플란트 치료비를 손해로서 인정하는 경우 별도로 치아 상실에 인한 노동능력상실로 볼 수 있는지는 검토하는 것이 타당할 것으로 보이고, 그러한 한도 내에서는 치아기능상실에 대한 담보그씨의 치아점수법의 의의가 반감된다고 볼 수 있다.

1) 담보그씨법에 의한 치아별 점수

전 치아의 저작 기능을 100점(지치는 제외)으로 하고, 상하악 6전치의 심미적 기능을 각 2점으로 한다.

- 절치: 2점×8개 치아=16점
- 견치: 3점×4개 치아=12점
- 소구치: 3점×8개 치아=24점

- 대구치: 6점×8개 치아=48점 합계: 100점/28개 치아

2) 담보그씨법의 감정 기준

- 결손 및 저작 능력 상실 치아: 해당 치아점수의 100% 감점
- 3도 이상의 우식으로 보존 가능한 치아: 30% 감점
- 3도 이상 우식, 보존이 불가능한 치아: 100% 감점
- 치주병으로 치아동요가 3mm 이상 치아: 100% 감점
- 치주병으로 치아동요가 1~3mm인 치아: 50% 감점
- 치아동요 없이, 치주낭이 4~5mm인 치아: 50% 감점
- 치아동요 없이, 치주낭이 5mm 이상인 치아: 100% 감점

3) 보철 수복의 형태에 따른 기능회복률, 가점 기준

- 총의치 40~65%(상실률 0.5)
- 국소의치 60~80%(상실률 0.3)
- 가공의치 70~90%(상실률 0.2)

참고 담보그씨 치아점수법에 의한 치아 기능의 상실률 평가 예

감정사항: 상해로 상악의 4절치를 상실하였으나 우측 견치부터 좌측 견치까지 도재전장 계속가공의치로 수복한 경우의 노동력상실

① 저작 능력의 상실: 4절치×2점×0.2(가공의치: 10~30% 손실)+2견치×3점×0.2=2.8점 감점

② 맥브라이드식을 준용한 치아상실: 전 치아 상실 후 보철수복(총의치 0.5)한 경우 노동력상실 19%, 4전치의 상실 후 6치아의 보철수복에 의한 저작능력의 상실 2.8점 감점

③ 담보그씨 치아점수법을 대입한 맥브라이드 노동력상실률: (19/50)%×2.8=1.06%

제 11 장

Q & A

1. 치과의사가 작성할 수 있는 의료문서는 무엇인가?

표 11-1과 같이 대부분의 의료문서는 치과의사가 작성할 수 있다. 사망진단서가 포함되는 점에 관심을 가질 필요가 있다(의료법 제17조). 장애진단서는 장애인복지법에 따라 구강악안면외과의 전속 지도 전문의가 언어 장애에 한하여 발급할 수 있다.

표 11-1. 치과의사가 발급 가능 · 불가능한 의료문서

발급 가능	발급 불가능
진단서 일반진단서 상해진단서 병사용진단서 공무용진단서 보험용진단서 사망진단서(시체검안서) 향후치료비추정서 치료확인서(치료비내역서) 감정서(신체감정서, 연령감정서) 소견서	출생증명서 사산증명서

2. 진단서 발급이 어려운데 거부하면 안 되는가?

의료인이 정당한 이유 없이 진단서, 검안서 또는 증명서의 발급 요구를 거절한 경우 자격정지 1개월에 처해진다(의료법 제66조 1항 10호).

정당한 이유는 통상적으로 다음과 같다. 단, 구체적 사실 관계 여하에 따라서는 정당한 이유가 될 수 없는 경우도 있을 수 있다.

① 환자 또는 법정대리인이 아닌 제3자의 청구. 환자 개인의 비밀에 속하는 사항으로 환자에게 불리하게 사용될 가능성이 있을 때는 환자의 의사를 확인하기 위하여 요구서 또는 동의서 등의 제출을 요구할 수 있다.

② 진단이 불가능한 경우 그 이유를 설명하고 상급 의료기관으로 전원할 수 있다. 가령 신경손상의 진단은 매우 어렵다. 환자의 주관적인 증상에 의존하는 경우가 많으며 객관적인 검사 장비 및 기구가 매우 복잡하고 병의원에 구비되지 않은 경우가 많다. 따라서 적절한 객관적 진단 장비 및 기구가 없을 경우 타 의료기관으로 전원할 수 있다. 환자의 주관적 증상에 의존하여 진단서를 발급할 경우 허위 진단서로 취급될 수도 있다.

③ 암, 에이즈 등과 같이 병명을 알리는 것이 환자 진료상 중대한 지장이 있다고 판단되는 경우

④ 치과의사 자신의 질병 명정(酩酊) 등으로 교부가 불가능한 경우

3. 환자 사정이 딱한데 진단서 내용을 바꾸어 주는 것이 가능한가?

거짓으로 작성하여 발급한 경우 자격정지 3개월에 처해진다(의료법 제66조 1항 3호). 또한 형사적인 처벌을 받을 수 있다.

① 사례 1: 허위 진단서 발급해 보험금 챙긴 의사 '징역 1년 6월' 선고 받음

2010년 3월 부산지방법원은 허위로 진단서와 입퇴원확인서를 작성해 진료비 청구 근거 서류를 만들고 이를 통해 총 109회에 걸쳐 합계 5,100만 원의 급여 비용을 편취하는 사기 행각을 벌인 혐의로 의사 B씨에 징역 1년 6월을 선고함.

② 사례 2: 보험사기 동조 의사 구속 기소

2008년 10월~2009년 11월까지 총 14명의 보험 가입자에게 자궁 수술 등의 허위 진단서를 발급하고 총 7,300여 만 원의 보험금을 부당 수령한 죄로 산부인과 의사 A씨(당시 51세)가 구속 기소됨.

4. 직접 진찰하지 않고 진단서를 작성할 수 있는가?

비록 그 내용이 사실이라도 허위 진단서가 될 수 있다. 진단서를 작성하기 위해서는 반드시 객관적인 진단 및 그 과정을 상세히 기록한 진료기록이 근거가 되어야 한다.

5. 처음 진단에 문제가 있어 결과적으로 진단서 내용이 거짓이 되었다. 허위로 처벌받게 되는가?

임상적으로 정확한 진단이 어려워 당시에는 옳다고 생각하였으나 결과적으로 틀리게 되는 경우가 생길 수 있다. 이 경우 진료기록의 내용이 충실하고, 객관적이고, 논리적이며, 진단서 역시 그에 맞게 작성되었다면 허위 진단서로 간주되지 않는다. 고의성이 없기 때문이다. 이 경우 진료기록만이 치과의사를 보호해 줄 수 있으므로 진료기록의 중요성은 아무리 강조해도 지나치지 않다.

6. 담당 치과의사가 퇴직하고 없는데 다른 치과의사가 진단서를 발급할 수 있는가?

가능하다. 부득이한 사유(이직, 질병, 사망 등)로 증명서를 발급할 수 없으면 같은 의료기관에 종사하는 다른 치과의사가 진료기록부 등에 따라 증명서를 발급할 수 있다(의료법 제17조 1항).

7. 전자의무기록지도 동일한 효력을 발휘하는가?

의료법 제23조에 근거하면 진료기록부 등을 '전자서명법'에 따른 전자서명이 기재된 전자문서로 작성 · 보관할 수 있다. 단, 의료인이나 의료기관 개설자는 보건복지부령으로 정하는 바에 따라 전자진료기록을 안전하게 관리 · 보존하는 데 필요한 시설과 장비를 갖추어야 한다. 진료기록 소프트웨어를 사용하는 경우가 많으므로 해당 업체에 적법성 여부를 파악해야 한다. IT 기술의 발전으로 EMR(electronic medical record)은 업계 표준이 되어 가고 있다. 참고로, 사후 수정이 쉬울 것으로 생각되지만 로그 기록을 남겨 종이 문서와 마찬가지로 사후 수정 여부에 대한 판단이 가능하다.

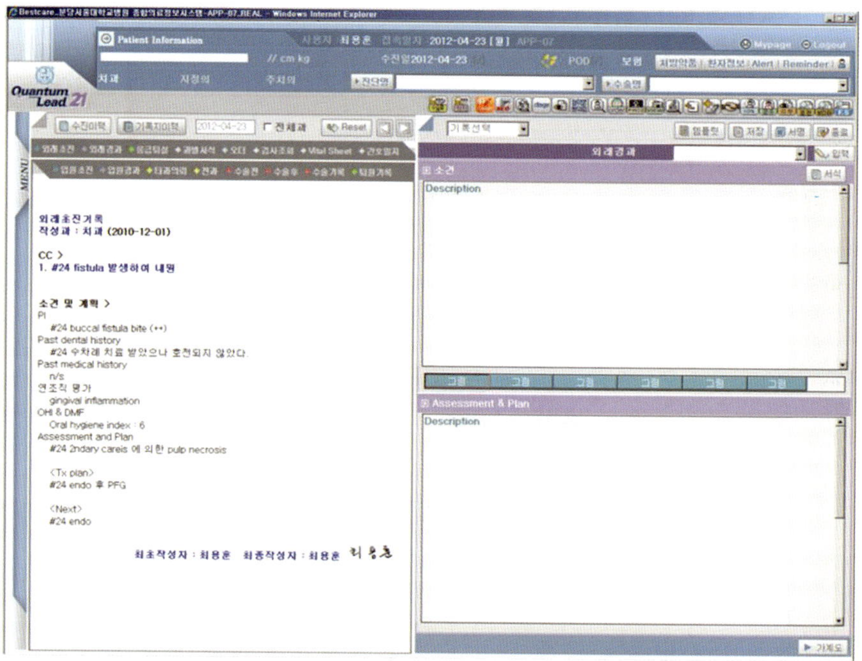

그림 11-1. 분당서울대학교병원 전자진료기록 시스템(Bestcare)의 모습. 종이 차트에 비해 기록과 저장이 쉽고 특히 과거 진료 검색이 잦은 치과진료 특성상 전자진료기록은 선택이 아닌 필수라고 생각된다.

8. 진료기록부를 작성하지 않으면 어떻게 되는가?

의료법 제66조에 의거 자격정지 15일에 처해진다.

9. 진료기록부를 허위로 작성한 경우는?

의료법 제66조에 의거 자격정지 1개월에 처해진다.

10. 진료기록부를 보존하지 않으면 어떻게 되는가?

의료법 제66조에 의거 자격정지 1개월에 처해진다. 보존 기간은 다음과 같다.

① 환자 명부: 5년

② 진료기록부: 10년

③ 처방전: 2년

④ 수술기록: 10년

⑤ 검사소견기록: 5년

⑥ 방사선사진 및 그 소견서: 5년

⑦ 간호기록부: 5년

⑧ 조산기록부: 5년

⑨ 진단서 등의 부본(진단서, 사망진단서 및 시체검안서 등을 따로 구분하여 보존할 것): 3년

11. 응급환자를 다른 의료기관에 보낼 때 어떻게 해야 하는가?

지체 없이 당시 작성된 진료기록의 사본 등을 첨부해서 이송해야 한다(의료법 제21조 3항). 이를 위반할 경우 징계는 '300만 원 이하의 벌금'이다.

12. 나에게 치료받던 환자가 다른 병원으로 옮겼다. 그런데 그 병원에서 진료기록을 요구하면 어떻게 해야 하는가?

송부하여야 한다(의료법 제21조 2항). 단, 반드시 해당 환자나 환자 보호자의 동의를 받아야 하며 만약 환자의 의식이 없거나 응급 환자인 경우 또는 보호자가 없는 경우는 동의 과정을 생략할 수 있다. 위반 시 자격정지 15일에 처해진다(의료법 제66조 1항 10호).

13. 폐업(또는 1개월 이상 휴업)을 하려고 한다. 진료기록은 어떻게 해야 하는가?

보건복지부령으로 정하는 바에 따라 관할 시장, 군수, 구청장에게 신고하여야 한다. 또한 기록하여 보존하고 있는 진료기록부 등을 관할 보건소장에게 넘겨야 한다. 다만 보관계획서를 제출하여 관할 보건소장의 허가를 받은 경우에는 직접 보관할 수 있다(의료법 제40조). 이를 어길 경우 의료업 정지, 개설 허가 취소 또는 의료기관 폐쇄의 조치를 당할 수 있다(의료법 제64조).

14. 진료기록을 보여 달라고 하면 어떻게 해야 하는가?

기본적으로 환자가 아닌 다른 사람에게 환자에 관한 기록을 열람하게 하거나 그 사본을 내주는 것은 법으로 금지되어 있다(의료법 제21조 1항). 다만 다음의 경우는 예외이나 환자의 진료를 위하여 불가피하다고 인정한 경우에는 보여 주지 않아도 된다(의료법 제21조 2항).

① 환자의 배우자, 직계존속 · 비속 또는 배우자의 직계존속이 환자 본인의 동의서와 친족 관계임을 나타내는 증명서 등을 첨부하는 등 보건복지부령으로 정하는 요건을 갖추어 요청한 경우

② 환자가 지정하는 대리인이 환자 본인의 동의서와 대리권이 있음을 증명하는 서류를 첨부하는 등 보건복지부령으로 정하는 요건을 갖추어 요청한 경우

③ 환자가 사망하거나 의식이 없는 등 환자의 동의를 받을 수 없어 환자의 배우자, 직계존속 · 비속 또는 배우자의 직계존속이 친족 관계임을 나타내는 증명서 등을 첨부하는 등 보건복지부령으로 정하는 요건을 갖추어 요청한 경우

④ '국민건강보험법' 제13조, 제43조, 제43조의2 및 제56조에 따라 급여비용 심사 · 지급 · 대상 여부 확인 · 사후관리 및 요양급여의 적정성 평가 · 가감지급 등을 위하여 국민건강보험공단 또는 건강보험심사평가원에 제공하는 경우

⑤ '의료급여법' 제5조, 제11조, 제11조의3 및 제33조에 따라 의료급여수급권자 확인, 급여비용의 심사 · 지급, 사후관리 등 의료급여 업무를 위하여 보장기관(시 · 군 · 구), 국민건강보험공단, 건강보험심사평가원에 제공하는 경우

⑥ '형사소송법' 제106조, 제215조 또는 제218조에 따른 경우

⑦ '민사소송법' 제347조에 따라 문서 제출을 명한 경우

⑧ '산업재해보상보험법' 제118조에 따라 근로복지공단이 보험급여를 받는 근로자를 진료한 산재보험 의료기관(의사를 포함한다)에 대하여 그 근로자의 진료에 관한 보고 또는 서류 등 제출을 요구하거나 조사하는 경우

⑨ '자동차손해배상보장법' 제12조제2항 및 제14조에 따라 의료기관으로부터 자동차보험진료수가를 청구받은 보험회사 등이 그 의료기관에 대하여 관계 진료기록의 열람을 청구한 경우

⑩ '병역법' 제11조의2에 따라 지방병무청장이 징병검사와 관련하여 질병 또는 심신장애의 확인을 위하여 필요하다고 인정하여 의료기관의 장에게 징병검사 대상자의 진료기록 · 치료 관련 기록의 제출을 요구한 경우

⑪ '학교안전사고 예방 및 보상에 관한 법률' 제42조에 따라 공제회가 공제급여의 지급 여부를 결정하기 위하여 필요하다고 인정하여 '국민건강보험법' 제40조에 따른 요양기관에 대하여 관계 진료기록의 열람 또는 필요한 자료의 제출을 요청하는 경우

⑫ '고엽제후유의증 환자 지원 등에 관한 법률' 제7조제3항에 따라 의료기관의 장이 진료기록 및 임상소견서를 보훈병원장에게 보내는 경우

⑬ '의료사고 피해구제 및 의료분쟁 조정 등에 관한 법률' 제28조제3항에 따른 경우

⑭ '국민연금법' 제123조에 따라 국민연금공단이 부양가족연금, 장애연금 및 유족연금 급여의 지급심사와 관련하여 가입자 또는 가입자였던 사람을 진료한 의료기관에 해당 진료에 관한 사항의 열람 또는 사본 교부를 요청하는 경우

15. 정당한 절차에 따라 진료기록 열람, 사본 발급 등의 요구에 따르지 않으면 어떻게 되는가?

자격정지 15일에 처해진다(의료법 제66조제1항10호).

16. 환자 아닌 다른 사람에게 기록을 보여 주면 어떻게 되는가?

열람, 사본 발급 등 그 내용과 관련하여 선고유예의 판결을 받거나 벌금형의 선고를 받으면 자격정지 2개월에 처해진다(의료법 제66조제1항10호).

17. 진단서 작성을 피하고 소견서를 발급하는 경우가 많다. 소견서와 진단서의 법적인 차이가 있는가?

의료인이 진찰하고 처치한 내용에 대하여 진단서를 요구하는 것이 원칙이고 그에 대하여 책임을 지는 것이 일반적이지만, 의사가 진단서의 발급을 기피하거나 환자가 편의적 목적으로 '소견서'를 요구하는 경우가 많다. 치과의사는 가볍게 생각하여 소견서를 쉽게 발급하지만 이로 인해 나중에 분쟁에 개입될 수 있다. 의료인이 발급하는 의료문서는 법률적 정의에 의하면 진단서, 검안서 또는 증명서로 구분하므로 '소견서'에는 책임이 없다고 생각하는 경향이 있다. 그러나 소견서가 법률적 요건을 구비하지 않았다 하더라도 발급자가 면허를 가진 의료인이므로 그것은 공적으로 사용될 수 있으며, 그 내용은 어떤 사안의 판단에 중요한 자료가 될 수 있다. 소견서는 경찰관이나 사법기관의 대행자가 직접 요구할 때 개인적 견해로 밝힐 수 있으나, 문서의 형태로 요구할 때는 정식 진단서의 발급을 권유하고 의료문서의 기본 사항을 기재하여 발급하는 것이 옳다.

18. 일반진단서와 상해진단서는 법적 구속력에서 차이가 있는가?

차이가 없다. 단, 상해진단서는 상해 사실의 인정, 손상 정도, 원상회복의 가능성과 치료 기간, 후유장애 등에 관한 객관적 판단을 위하여 자세히 기술하도록 되어 있다. 따라서 상해 사실이 확실하다고 인정될 경우 발급하는 것이 원칙이지만 상해진단서가 일반진단서에 비하여 법률적 구속력이 높은 것은 아니다.

19. 환자가 이전에 내원하여 진단 및 치료를 받고 나중에 진단서를 요구하는 경우에는 어떻게 하는가?

진단서 발급 날짜에 환자를 다시 진찰하고 그날의 상태를 진단서에 기재해 주어야 한다. 환자 본인이 내원하지 못하고 대리인이나 가족이 진단서를 요구하는 경우에는 해당자의 신분과 위임 여부 등을 확인하고 이미 시행되었던 진찰 또는 치료의 사실 및 경과만을 기재한다. 향후 치료 의견은 현재의 상태를 모르기 때문에 기재하지 않거나 추정할 수 없음을 밝혀야 한다.

20. 진단서 등과 같은 의료문서는 특정 서식이 있는가?

의료문서는 법적으로 정해진 양식이 없다. 통상적으로 치과의사협회 등에서 인정한 용지, 각 병원의 양식을 이용하지만 의료문서의 기본 사항을 포함하여 자유 양식으로 발급할 수도 있다. 진단서 용지가 없어 발부하지 못한다고 할 수 없음을 알아야 한다.

21. 장애진단서와 후유장애진단서의 차이는?

특별한 법률적 차이가 있는 것은 아니나, 장애진단서는 국가에서 정한 장애인복지법의 장애등급과 관련되어 있으며 후유장애진단서는 자동차보험 및 생명보험 등과 같은 손해배상과 관련이 있다고 생각된다.

22. 진단서나 소견서를 환자가 아닌 타인에게 발급할 수 있는가?

특별한 사유가 없는 한 반드시 본인에게 발급해야 한다. 본인 이외의 자에게 발급 시 의료법 제19조(비밀누설 금지) 위반에 해당될 수 있다. 환자가 미성년자이거나 의식불명 등으로 직접 발급받을 수 없는 경우에는 법정 대리인이 발급받을 수 있다. 부득이 환자가 직접 내원하지 못할 경우에는 위임장을 소지한 대리인의 신분을 확인하고 발급해 줄 수 있다. 이때는 위임장과 대리인 신분증 사본 등을 반드시 보관해 두어야 한다.

23. 진단서 발급 시 진단 주수를 꼭 명기해야 하는가?

진단서 필수 기재 사항에는 빠져 있으므로 명확하지 않은 경우 꼭 명기할 필요는 없다. 그러나 널리 알려져서 통상적으로 사용되고 있는 진단 주수는 명기하는 것이 환자에게 도움이 될 수 있다. 명확한 근거에 입각하여 소신껏 작성하면 된다. 예를 들어 병가를 목적으로 회사에 제출하는 진단서의 경우에는 병가 기간을 결정해 주는 것이 환자나 회사에 도움이 될 수도 있겠지만, 이를 다른 목적으로 악용할 수 있으므로 환자의 요구에 따라 기간을 조절하는 것은 주의하여야 한다. 실제로 타 병원에서 초진 진료 후 수술을 위해 전원된 단순 하악골 골절 환자가 직장에 병가를 내겠다고 하고 진단 6주를 희망하여 이에 맞추어 일반진단서를 작성해 주었는데, 이 진단서로 가해자를 협박하고 합의를 하려다 실패하여 고소를 하고 상대방을 구속시킨 경우도 있었다. 이때 먼저 작성된 진단서에는 4주로 되어 있어서 심각한 법적 문제가 발생한 바 있다.

24. 진료소견서는 비용이 있는가?

민간보험회사제출용과 학교제출용 및 개인적 필요에 의한 진료소견서 비용을 환자에게 받는 것은 타당하다. 단, 의료기관에서 타 의료기관으로 전원 시 진료소견서 비용은 무료(소견서 용도에 타병원 전원용 표시)로 발급해야 한다.

최근 신문기사에서 진단서 및 소견서 발급 비용이 지역(소견서의 경우 지방은 1,000원, 서울은 최고 20,000원)에 따라 20배의 차이가 나며 이는 일부 진단서와 소견서의 발급이 비급여이기 때문이며 별다른 이유가 없으므로 의료소비자의 현명한 선택을 바란다는 식의 보도가 포털사이트에 도배된 적이 있다. 이에 대해 민원이나 불만을 토로하는 환자들에게 용도에 따라 각 병원에서 지정한 비용을 적절하게 설명할 필요가 있다.

25. 치과보철물의 수명은 어떠한가?

보철물의 수명은 환자의 구강 내 잔존치 및 지대치의 상태, 교합, 치주조직의 건강 상태, 구강위생관리, 식습관, 저작습관, 치과보철물의 종료, 보철치료 수준 등 여러 가지 요소에 의해 영향을 받으므로 치과보철물의 수명을 일률적으로 정하는 것은 매우 어렵다. 그러나 관행적으로 10년 정도로 추정하는 경우가 많다.

우리나라 연구 문헌에서는 단순 주조관의 평균수명은 도재관 8년, 금관 8.2년, 비귀금속 주조가공의치 7년으로 조사된 바 있다. 1970년 미국치과의사협회지에서는 단순주조관의 경우 9.4년, 계속가공의치의 경우 약 11.2년이라는 보고가 있다. 전치부 보철에 사용되는 도재전장주조관의 경우 파절 가능성이 크고 적합성이 떨어지는 경향이 있어 금주조관에 비하여 평균수명이 단축되는 경향을 보인다. 국소의치와 총의치의 경우는 더욱 짧은 경향이 있다.

Pjetrusson 등은 임플란트 지지 고정성 국소의치(implant-supported fixed partial dentures)에 사용된 임플란트의 5년 누적 생존율을 95.4%, 10년 생존율을 92.8%로 보고한 바 있다. 이들의 연구에서 전통적인 고정성 국소의치의 5년 생존율은 95%, 10년 생존율은 86.7%로 조사되었다.

Bragger 등은 10년간의 전향적 관찰 연구를 통해 임플란트 지지 단일치관, 고정성 국소의치의 예후를 조사하였다. 단일치관은 10년 후 10.1%, 고정성 국소의치는 6.1%의 실패율이 보고되었다.

Creugers, Scurria 등은 전통적인 고정성 국소의치의 10년 생존율이 90~92%, 15년 생존율은 74~75%라고 보고하였다.

산재보상에서는 1회, 기타 민사소송에서는 10년에 1회 보철하는 것으로 인정하는 경향이 있다. 따라서 의료문서 작성 시 '1회의 보철 수복'임을 밝히는 것이 좋으며 보철물의 평균수명, 횟수 등을 구체적으로 명시하는 것은 추천되지 않는다. 구체적인 것은 보상 여부 및 금액을 결정하는 해당 기관이나 법원이 판정할 문제이다.

26. 상해진단서, 후유장애진단서, 향후치료비추정서 등과 같은 의료문서를 발급할 때 환자의 기왕증과 관련된 진단 및 치료에 대해서는 어떻게 기술해야 하는가?

이미 결손된 치아들에 대한 보철 수복, 기존에 존재하던 치주질환 등의 치료 비용은 원칙적으로 환자 본인이 부담해야 하기 때문에 치료계획에 포함시켜선 안 된다. 그러나 기왕증이 상해와 같은 외상으로 인해 악화되었을 경우엔 치료계획에 포함시킬 수 있다. 예를 들면 턱관절장애로 치료받았던 환자들이 교통사고 후 그 증상이 더욱 악화되어 치료가 필요할 수 있다. 또는 만성 치주질환을 보유한 환자들이 외상을 받은 후 치아유동성이 더욱 심해지거나 탈락되었을 경우에는 치료계획에 포함시키는 것이 타당하다. 또한 외상으로 기존에 존재하고 있던 보철물이 파손되었을 경우 그에 대한 치료계획도 포함시켜야 한다.

27. 경찰이 요구한 진단서의 수수료는 누가 지불하나?

원칙적으로 경찰에서 지불한다. 그러나 진단이나 치료를 담당한 병원이 공공기관일 경우는 당연히 수사에 협력하여야 한다.

28. 경찰이 진단서를 요구하고 있으나 피해자측이 사건화되는 것을 원하지 않을 경우에는 어떻게 해야 하나?

범죄 수사나 공적인 목적으로 진단서의 발급을 요구하는 경우에는 피해자가 원하지 않는 경우에도 발급하여야 한다.

29. 수사상 필요한 경우 수사기관은 진단서를 요구할 권한이 있는가?

검사, 사법경찰 및 이에 준하는 경찰관리의 직무수행자(형사소송법 197조)는 형법 제199조에 의하여 진단서를 요구할 수 있다.

30. 의사가 치과영역의 진단서 또는 상해진단서를 발급할 수 있는가?

의료법 제25조 1항에 의거, 면허된 이외의 의료행위를 할 수 없으므로 의사는 치과의료 영역에 속하는 환자를 진료하거나 진단서를 발부할 수 없고, 치과의사도 일반의료의 영역에 속하는 진료나 진단서를 발부할 수 없다.

31. 각종 진단서의 재발급이 가능한가? 재발급의 기간은?

진단서의 재발급은 의료기관에서 진단하였음을 후에 증명하는 것이므로 처음의 진단일과 진찰 내용을 명기하고, 이와 같은 내용의 진단서를 OOOO년 OO월 OO일에 발급한 사실이 있음을 확인하는 형식으로 재발급할 수 있다. 재발급의 기간은 진료기록의 보존 기간인 5년 내로 한다.

32. 사고 직후 병원에 가지 않고 치료도 받지 않은 상태에서 일정 기간이 경과한 후 상해진단을 받을 수 있는가?

치과의사가 진찰한 일시를 기준으로 상해진단서를 발급하면 된다.

33. 교통사고에 의한 악골 골절 및 안면 열창이 발생한 후 수술을 통해 치료가 종료되었다. 치료 종료 6개월 후 진단서 발급 혹은 장애급수 판정이 가능한가?

진단서의 발급 및 진단서를 교부받을 수 있는 소요 기일에 대한 의료법상 명문 규정은 없다. 진단서는 환자가 요청할 때 발급해 줄 의무가 있다. 단, 장애진단서는 치료가 종결된 다음의 장애 정도에 따라 발급하는 것이 일반적이다.

부록 1

의료문서 관련 용어

개방성 골절(open fracture): 창상이 벌어지면서 골절 부위가 노출된 골절로서 복합골절로 불리기도 한다(그림 1).

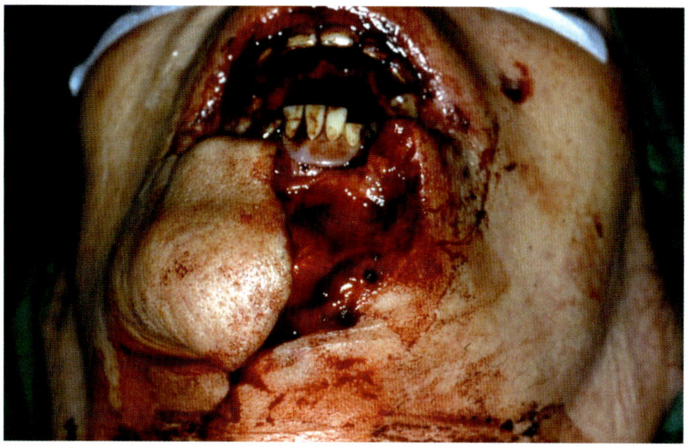

그림 1. 연조직 심부 열창 부위를 통해 하악골 골절 부위가 노출된 모습.

개호(介護): 곁에서 돌보아 주는 행위

검안서(檢案書): 의사의 치료를 받지 아니하고 사망한 사체에 대하여 사인, 사망 일시 등을 의학적으로 판단하여 사망을 확인하는 증명서

계인(契印): 2장의 문서에 걸쳐 찍어 그 관련을 증명하는 '계(契)'자를 새긴 인(印)

구상권(求償權): 부담해야 할 의무에 관하여 대신 출연한 자가 그 타인에 대하여 상환을 구하는 권리 혹은 어느 연대 채무자가 그의 부담 부분을 넘어서 변제하는 것은 실질적으로 타인의 채무를 변제하는 것이 되므로 다른 채무자에 대하여 상환을 요구할 수 있는 권리를 말한다.

공동 불법 행위자 중 어느 일방이 피해자에게 손해를 전액 배상한 경우, 자신의 부담 부분을 넘는 부분에 대하여 나머지 불법 행위자에게 상환을 요구하는 권리를 의미하기도 한다.

기왕증(旣往症): 과거에 이환된 모든 질병 즉, 환자가 지금까지 경험한 질병을 의미한다.

다발성 골절(multiple fracture): 여러 부위의 골이 다발성으로 골절된 경우(그림 2)

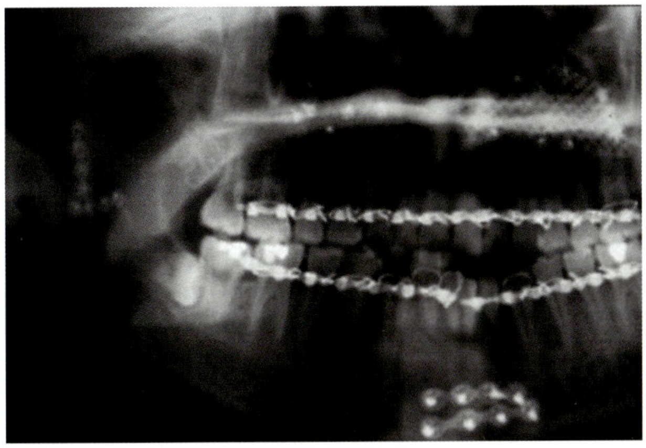

그림 2. 복잡골절 수술 후 파노라마 방사선사진. 하악골 정중부, 우측 과두 기저부, 상악 Le Fort I 골절이 발생하였다.

단순골절(simple fracture): 골절선이 복잡하지 않고 외부로 노출되지 않은 유형의 골절을 의미한다.

명정(酩酊): 정신을 차리지 못할 정도로 술에 취함. 대취(大醉)

민사소송: 개인 사이에 일어나는 분쟁, 이해관계 또는 법률관계에 대한 다툼을 법원이 국가의 재판권에 의하여 법률적 또는 강제적으로 해결하기 위한 소송으로, 의료인의 치료 행위 과정에서 환자에게 손해가 발생한 경우 환자 측은 의료인의 채무불이행 또는 불법행위로 인한 손해배상을 청구할 수 있다(민법 제750조). 민법상 채무불이행 또는 불법행위가 성립하기 위해서는 행위자의 고의 또는 과실, 위법성, 손해 발생, 인과관계 등이 있어야 한다.

범안면골 골절(panfacial fracture): 여러 개의 안면골 골절이 수반된 경우. 예를 들면 관골, 상악골 및 하악골 골절이 동시에 발생된 경우를 들 수 있다.

복잡골절(complicated or complex fracture): 인접 연조직 혹은 다른 부위에 심각한 손상이 동반된 골절

복합골절(compound fracture): 골절편의 변연이 외부 환경에 노출되는 경우로 개방성 골절과 같은 의미

복합부위통증증후군(complex regional pain syndrome; CRPS): 외상 후 혹은 원인 불명으로 사지에 발생하는 만성 신경병성 통증으로, 미세한 자극에 의해서도 유발될 수 있으며 극심한 통증을 호소한다. 비정상적인 혈액순환 및 발한, 부종이나 피부 혹은 피하조직의 영양성 변화와 자율신경계 및 운동신경계의 기능 이상 등을 동반한다.

분쇄골절(comminuted fracture): 다수의 골절편이 존재하는 골절(그림 3)

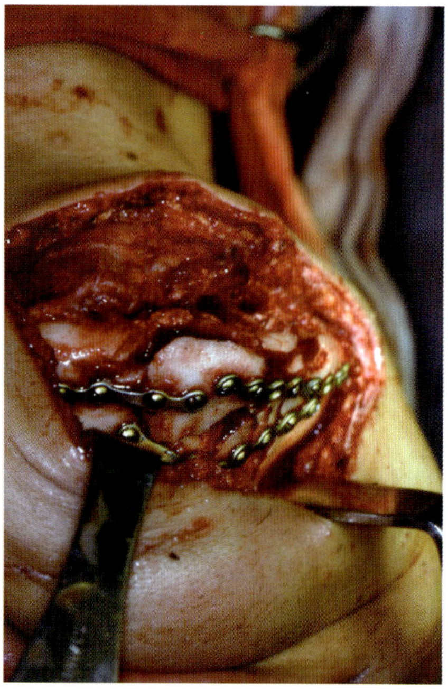

그림 3. 하악 분쇄골절 수술 모습.

불완전(不完全)골절(greenstick fracture): 유연성이 큰 골에서 발생하는 불완전골절을 의미한다. 가령 악골의 협측 피질골은 골절되었으나 설측은 골절이 없는 경우를 들 수 있다.

상해(傷害): 손상성 변화와 장애를 가져오게 한 사실로서 상해는 손상의 원인이 된다.

성상신경절전달마취(stellate ganglion block): 성상신경절은 제7, 8경신경과 제1흉신경을 지나는 교감신경이 형성하는 신경절이며, 두부, 안면, 상지 및 상흉부에 이르는 교감신경의 중심적 존재이다. 성상신경절 전달마취를 통해 교감신경을 차단하여 혈류를 증가시키고 신경섬유로의 혈행을 개선시킴으로써 신경섬유의 재생이 촉진될 수 있다.

소인(素因, predisposing factor): 근본이 되는 원인으로서 수상 전의 상태 및 질환을 의미한다.

손상(損傷): 물리화학적 원인에 의해 신체의 일부에 형태적 변화와 기능적 장애를 초래하는 것으로서 손상은 상해의 결과이다.

손해배상: 법률의 규정에 따라 남이 입은 손해를 메워 주는 일 또는 그런 돈이나 물건

수상(受傷): 상처를 받음

아탈구(亞脫臼, subluxation): 변위(displacement)를 수반하지는 않지만 약간의 동요를 보이는 치아의 손상이다. 대부분 고정이 필요치 않으며 치료법은 진탕과 동일하다. 그러나 동요가 현저한 경우 통상적인 고정술을 시행한다.

완전탈구(avulsion): 치아가 치조와에서 완전히 빠진 상태(그림 4)

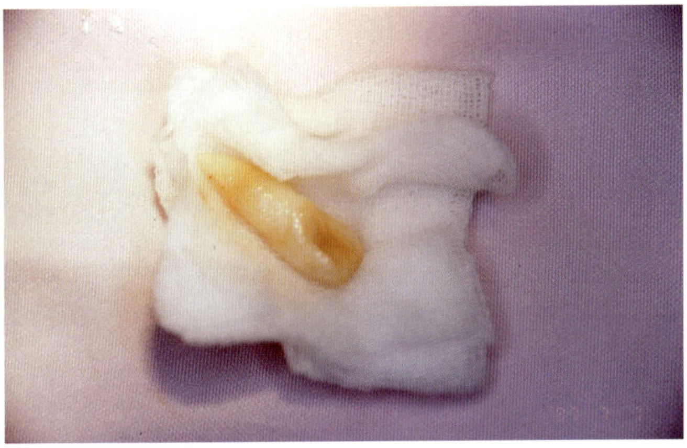

그림 4. 상악 중절치가 완전탈구된 모습.

외상(外傷): 사고나 폭행 등의 결과로 발생한 신체의 상처나 충격

열창(裂創) 및 열상(裂傷)(laceration): 열창은 피부가 터진 개방성 손상, 열상은 비개방성 손상을 의미하지만 일반적으로 혼용되어 사용되고 있다. 일반적으로 칼이나 유리조각 같은 날카로운 물체에 의해 주로 발생되는 가장 흔한 연조직 외상이다.

원격의료: 컴퓨터·화상통신 등 정보통신 기술을 활용하여 먼 곳에 있는 의료인에게 의료 지식이나 기술을 지원하는 의료 행위

위자료(慰藉料): 정신적 고통, 재산 외의 손해에 대한 배상

유인(誘因, inducing cause): 어떤 작용을 일으키는 직접적 원인으로서 직접 상해를 입힌 원인을 의미한다.

의도적 재식술(intentional replantation): 의도적으로 치아를 발치하여 어떤 처치를 시행한 후 정위치에 다시 식립하는 술식으로서 통상적인 근관치료나 치근단 수술이 불가능한 경우 인위적으로 발치하여 외부에서 근관치료를 수행한 후 재식하게 된다.

의료과오, 의료과실, 주의의무: 의료과오와 의료과실은 일반적으로 구별하지 않고 혼용하는 경향이며 실제로 양자를 구별하는 것이 매우 어렵다. 대법원 역시 진료상의 주의의무위반을 의료과실로 파악하는 등 양자를 구별하고 있지 않다.

의료과오란 당시의 의학 지식 내지 의학 기술의 원칙에 따라 의료인에게 요구되는 주의의무를 게을리 함으로써 의료 행위가 환자의 생명이나 신체에 좋지 못한 결과를 발생하게 한 일체의 것을 의미한다고 할 수 있는데, 통상적으로 '의료 행위에 있어서 법적 책임을 부과할 수 있는 잘못'을 통틀어 일컫고 있다. 의료과오는 의료사고 중에서 업무상 과오로 생긴 것만을 말한다고 볼 수 있다.

의료과실은 의료 행위상의 잘못에 대하여 법적 비난 가능성이 있느냐의 요소로서, 민사적으로는 '일정한 사실을 인식할 수 있었음에도 불구하고 부주의 등으로 인식하지 못한 것'을 의미하고 있으며, 형사적으로는 '정상의 주의를 태만히 함으로 인하여 죄의 성립 요소인 사실을 인식하지 못한 것'을 의미하는데, 대개의 경우 의료과오를 의료과실의 전제로 하고 있다고 보는 견해가 많다.

주의의무라 함은 위법한 결과 발생의 가능성에 대한 합리적인 예견 가능성을 전제로 하는 예견의무와 그 결과 발생을 저지하는 데 필요한 조치를 강구할 회피의무라는 두 가지 의무를 포함한다. 판례도 "의료과오 사건에 있어서 의사의 과실은 결과 발생을 예견할 수 있었음에도 불구하고 그 결과 발생을 예견하지 못하였고, 그 결과 발생을 회피할 수 있었음에도 불구하고 결과 발생을 회피하지 못한 과실이 검토되어야 한다"라고 판시하여 예견의무와 회피의무를 주의의무의 내용으로 하고 있다.

의료분쟁: 의료분쟁이란 의료사고를 둘러싸고 일어나는 의사측과 환자측의 다툼으로 그 의료 자체에 의학적 또는 법률적으로 어떤 과오가 있는 것이 아닌 데도 야기될 수 있으며, 때로는 의료 이전의 문제, 특히 의료 태도와 같이 순수한 의료 이외의 문제가 계기가 되기도 한다. 의료분쟁은 의료인의 직접적 의료 행위로 인한 사고는 물론, 진료 보조인력 또는 의료기사 등 의료 종사자의 행위로 인한 사고까지 포함하는 개념으로 해석되고 있다.

본질적으로 의료 행위는 치료 등의 목적을 위해서이기는 하나 환자의 신체에 해당 침해를 수반함으로써 그 자체로 위험을 내포하고 있다. 뿐만 아니라 사람의 신체는 기계와는 달리 예측할 수 없는 생리적 · 병리적 현상을 보여 기대한 치료 효과가 없거나 심지어 사상에 이르게 되는 결과가 발생할 수도 있는데, 이때 환자 또는 그 가족과 의료인 간의 의료분쟁이 불가피하다.

최근에는 의사와 환자 사이의 관계성에 대한 변화, 국민의 권리의식 향상, 변호사 등을 통한 관련 지식 습득의 용이 등을 이유로 의료행위와 관련된 분쟁이 나날이 증가하고 있다. 다른 분야의 법적 분쟁과 같이 의사의 과실에 의하여 법적 분쟁이 발생한 경우도 있지만 최근에는 의사가 치료목적을 가지고 의술 법칙에 맞게 최선을 다하여 의료 행위를 하였음에도 불구하고 환자측에서 그 결과에 만족하지 못해 분쟁을 제기하는 경우가 많다.

의료사고: 의료사고란 의료 행위 중에 야기된 뜻밖의 원치 않는 불상사를 말하는 것이며, 병원, 의원, 보건소 등의 의료에 관련된 장소에서 주로 의료 행위의 수급자인 환자를 피해자로 하고 진단, 검사, 치료 등과 같은 의료 행위가 개시되어 그 종료에 이르기까지의 전 과정이나 그 종료 후에 당해 의료 행위로 인하여 뜻밖에 일어난 악결과를 말한다. 고전적으로 의료사고는 의료 행위의 과정에서 발생한 부정적인 결과를 의미하는 것으로 여겨지고 있으나, 근래에는 환자가 의료기관의 시설이나 기구를 이용하는 등의 과정에서 의료인의 의료 행위와 직접적인 관련 없이 발생하는 부정적인 결과도 포함하고 있는 개념이다.

의료사고는 협의의 의료사고와 광의의 의료사고로 나눌 수 있는데, 협의의 의료사고는 의료 행위 과정에서 발생하는 악결과만을 의료사고로 이해한다. 이와 달리 광의의 의료사고는 병실 바닥이 미끄러워 넘어지는 바람에 부상을 입은 경우, 정신병자가 발작을 일으켜 같이 입원해 있던 정신병자를 칼로 찔러 살해한 경우 및 기타 환자 관리상의 과실 등으로 인하여 생긴 사고, 기구의 결함으로 환자가 부상을 당한 경우 등 병원의 환자관리나 시설관리 면에서 발생하는 사고는 물론 신생아를 잘못 인도한 경우 등도 의료사고에 포함된다. 이와 같이 의료사고는 그 발생, 원인, 책임의 소재를 일단 도외시한 사회현상을 의미하는 가치중립적인 개념이다.

만약 의료사고가 발생하게 되면 원칙적으로 사고의 원인이 된 의료 행위의 주체인 의사가 피해에 합당한 보상을 하거나 처벌을 받게 된다. 그러나 의료 행위의 특성상 의료 서비스에 대한 완전한 안전성은 기대할 수 없다. 이것은 제한된 지식으로 인해 인체에서 발생하는 모든 상황을 충분히 예측하고 대비할 수 없기 때문인데, 의사가 의도하지 않더라도 의료사고 또는 예기치 않은 결과가 발생할 수 있다. 혹시라도 의료사고가 발생하게 된다면 이는 의사와 환자 모두에게 예상하지 못한 상황이며 따라서 의사와 환자 모두 피해를 입게 되는 피해자가 될 수밖에 없다.

의료 수준: 실천화된 일반적으로 사용되는 통상적인 의료 기술

의료인: 보건복지부장관의 면허를 받은 의사, 치과의사, 한의사, 조산사 및 간호사를 말한다.

의식하진정(conscious sedation): 기도를 자발적 및 지속적으로 유지하고, 물리적 · 언어적 명령에 적절히 대처하는 환자의 능력이 유지되는 의식 최소한의 억제 수준을 의미한다. 이는 약물 또는 비약물적 또는 복합적

방법에 의해 유도될 수 있다.

의학 수준: 학문 수준으로서의 연구 수준

일실수익: 소극적 손해로, 사고(피해자의 사망 또는 상해)가 없었을 경우를 가정하여 피해자가 장래 얻을 수 있었으리라고 예측되는 이익 또는 소득

적극적 손해: 기왕치료비+향후치료비를 의미한다.

전류인지도역치검사(current perception threshold; CPT): 검사 부위당 10분 정도로 시간 소요가 적다는 장점이 있으며, 이중맹검으로 큰 유수신경(A, 2KHz), 작은 유수신경(A, 250Hz) 및 무수신경(C, 5Hz)의 기능을 정량화할 수 있다.

정량적 감각검사(qualitative sensory test; QST): 신경기능을 객관적으로 평가하고 정량화하기 위한 정량적 감각신경검사법이다. QST는 동통 환자에서 말초신경기능 평가와 중추감작(central sensitization)의 기전을 밝히는 데 이용되며 진단적 민감도는 60~85%로 알려져 있다.

정출(挺出, extrusive luxation): 치관측으로 치아가 변위되는 치주조직의 손상. 협측 치조골의 파절은 발생하지 않은 경우로 같은 표현으로 peripheral dislocation, partial avulsion이 있다. 손으로 재위치(repositioning)시키고 2~3주간 고정시킨다(그림 5).

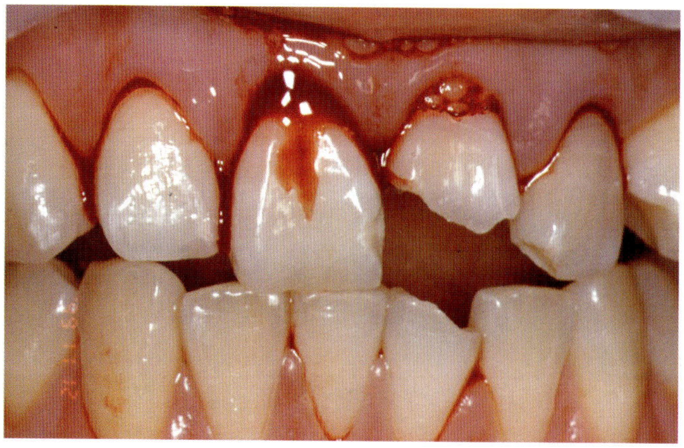

그림 5. 상악 우측 중절치 정출과 좌측 중절치 파절 소견이 관찰된다.

조정(調停): 조정이란 중립적 위치에 있는 제3자 즉, 조정인이 당사자들의 동의를 얻어 협상에 개입하여 분쟁 당사자들이 쉽게 협상을 이룰 수 있도록 도와주는 분쟁 해결 방법을 말한다.

민사조정법, 의료법 및 소비자보호법상 조정제도가 있으며, 의료소송에 의한 손해배상 청구 소송에서 가장 많이 활용되는 제도로 법관이나 법원에 설치된 조정위원회가 분쟁에 개입하여 당사자들이 서로 양보하고 타협하여 화해에 이르는 절차를 말한다.

좌상(挫傷, contusion): 상피조직의 단열을 수반하지 않는 피하조직의 출혈을 의미하며 타박상(打撲傷)이라 칭하기도 한다(그림 6).

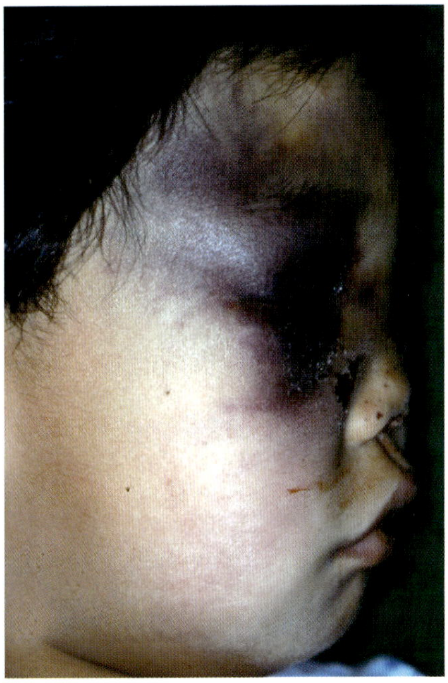

그림 6. 우측 안와 주변의 타박상 및 피하출혈 소견이 관찰된다.

직계비속(直系卑屬): 나와 직접 혈연관계에 있는 아랫사람(자기로부터 직계로 이어져 내려가는 혈족). 아들, 딸, 손자, 손녀, 증손자녀, 고손자녀. 그러나 시부모와 며느리, 장인 장모와 사위 간은 직계존비속 관계가 아니다.

직계존속(直系尊屬): 나와 직접 혈연관계에 있는 윗사람(조상으로부터 직계로 내려와 자기에 이르는 사이의 혈족). 부모, 조부모, 증조부모, 고조부모, 외조부모, 외증조부모, 외고조부모

찰과상(擦過傷, abrasion): 연조직이 어떤 물체와 마찰되면서 발생하는 창상. 대개 표층의 상피가 벗겨지는 정도지만 간혹 심층부까지 진행될 수 있다. 신경의 종말 부위가 노출되기 때문에 통증이 매우 심한 양상을 보인다(그림 7).

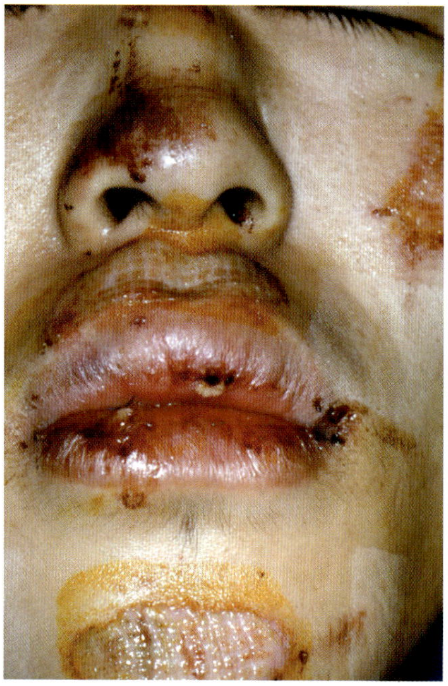

그림 7. 안면에 발생한 다발성 찰과상.

체성감각유발검사(somatosensory evoked potential; SEP): 말초감각신경의 전기 자극에 의해 유발되는 뇌파의 반응을 관찰하는 검사법으로 말초 및 중추신경계의 체성감각전도로의 병변 유무 및 그 정도를 반영하는 객관적 검사법. 말초신경계와 중추신경계의 대섬유 지각전도(large-fiber sensory tracts)의 평가, 체성감각경로 장애의 해부학적 위치, 신경손상으로 인한 전달장애, 비기질적 원인에 의한 감각소실 등의 평가에 임상적으로 적용되고 있다.

체열검사(thermography): 피부 표면 온도를 기록하여 그림으로 묘사하는 방법(그림 8). 근골격성 질환의 경우 정상 부위와 비정상 부위의 체온이 비대칭적이라는 점에 근거를 두고 구강안면 통증 및 턱관절장애 환자의 평가 측면에서 소개되었으나, 이환측에서의 열 방출이 증가된다는 의견과 감소된다는 의견이 대립된 상태로 아직 확실한 과학적 근거가 부족하다. 그러나 최근 비특이성 안면 통증, 비특이성 치통, 감각신경손상과 같은 신경병변성 통증의 진단 시 보조 수단으로 체열검사의 활용이 증가하고 있다. 치과 분야에서는 악안면 통증의 진단, 보존 및 근관치료와 연관된 연구, 임플란트 실험, 턱교정 수술, 신경손상의 평가 등에서 적외선체열검사가 이용된 논문들이 보고된 바 있다. 체열검사는 CT, MRI 검사에 비해 비침습적이고 가격이 저렴하며 검사 결과를 시각적으로 나타내어 환자에게 설명하는 데 매우 유용한 장점이 있다.

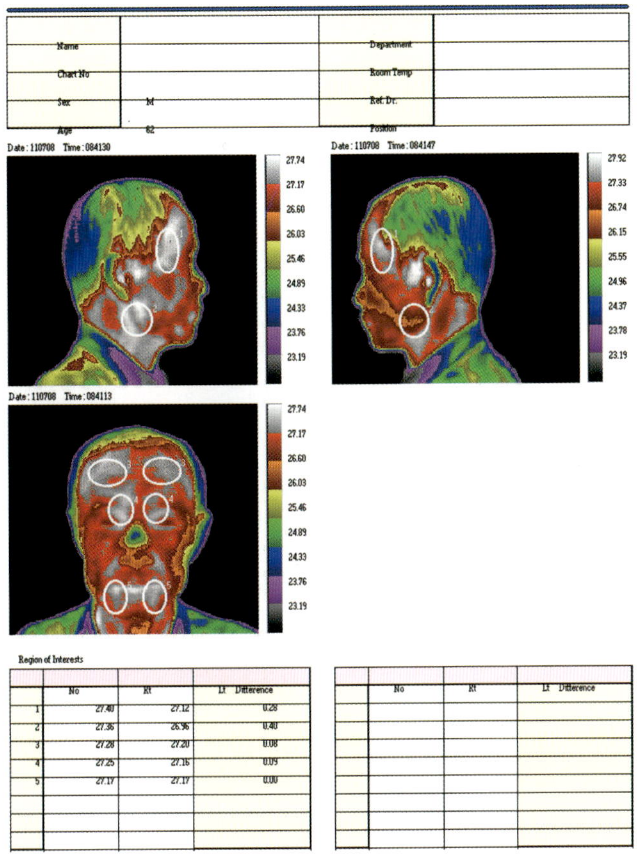

그림 8. 체열검사소견.

측방탈구(lateral luxation): 측방으로 치아가 변위된 치주조직의 손상(그림 9). 보통 치관이 구개측으로 밀리면서 발생하는 경우가 대부분이며 이때 치근단 부위는 협측으로 이동하게 되며 따라서 협측 치조골의 손상이 발생하는 경우 측방탈구로 정의한다. 손으로 재위치시키고 3주간 고정한다. 변연부 골파괴가 있는 경우 6~8주간 고정시킨다.

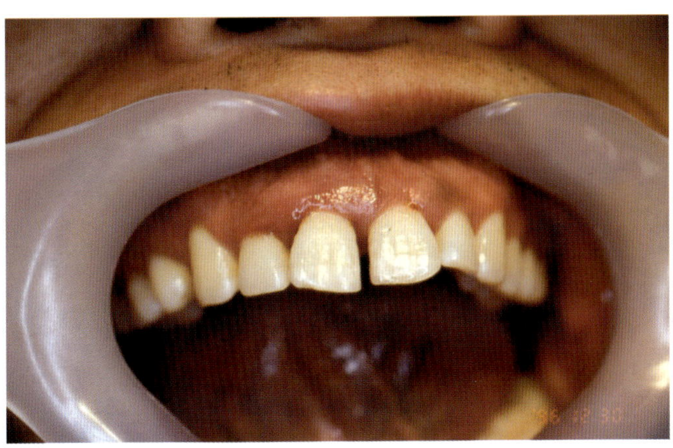

그림 9. 상악 양측 중절치의 측방탈구 소견.

치관파절(crown fracture): 법랑질 또는 상아질의 파절(그림 10). 치수노출이 동반된 경우와 그렇지 않은 경우로 구분한다. 치수노출이 일어난 경우 파절 부위의 치수에 급성 염증반응이 발생하므로 증례에 따라 치수복조(pulp capping), 치수절단술(pulpotomy, pulpectomy)을 시행하며 치근첨이 완성된 영구치의 경우 근관치료(endodontic treatment)를 고려하여야 한다.

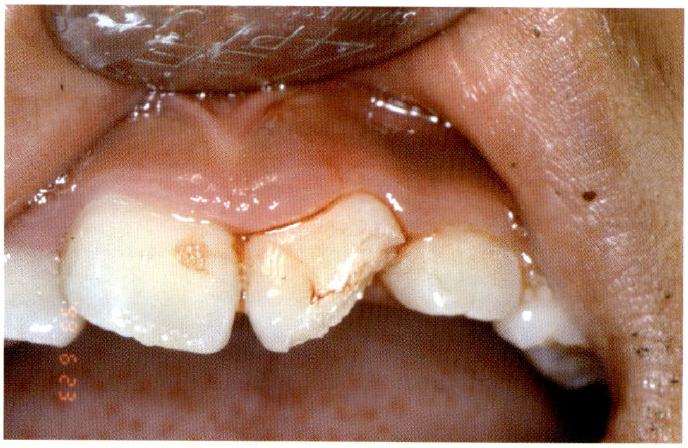

그림 10. 치수가 노출된 치관파절.

치관-치근파절(crown-root fracture): 법랑질, 상아질, 백악질에 파급된 파절(그림 11). 임상 치근의 1/3 이상이 파절된 경우 발치를 고려하여야 한다. 남아 있는 치근을 살리는 방법으로는 치관연장술(crown lengthening), 교정적 정출술(orthodontic extrusion), 외과적 정출술(surgical extrusion) 등이 있다.

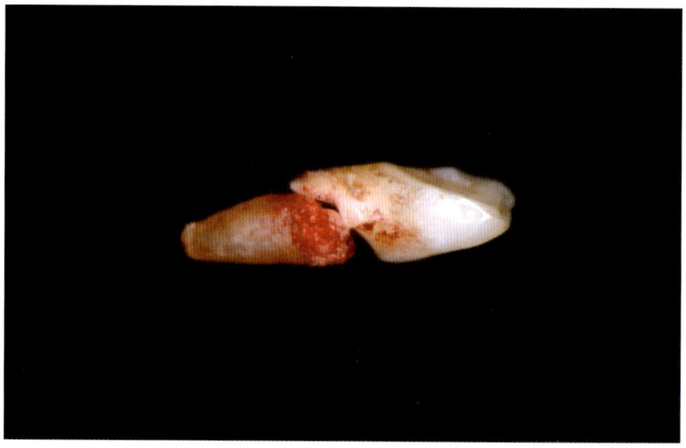

그림 11. 치관-치근파절.

치근파절(root fracture): 치근에서의 상아질, 백악질, 치수를 포함하는 파절(그림 12). 파절편은 resin wire splint를 이용하여 약 4주간 고정한다. 파절이 일어난 부위에 따라 치수괴사, 실패 및 경조직으로의 치유 등 다양한 결과가 일어날 수 있다. 파절 부위가 치경부에 가까울수록 예후가 불량하다. 이때는 치관-치근파절의 치료법을 고려할 수 있다.

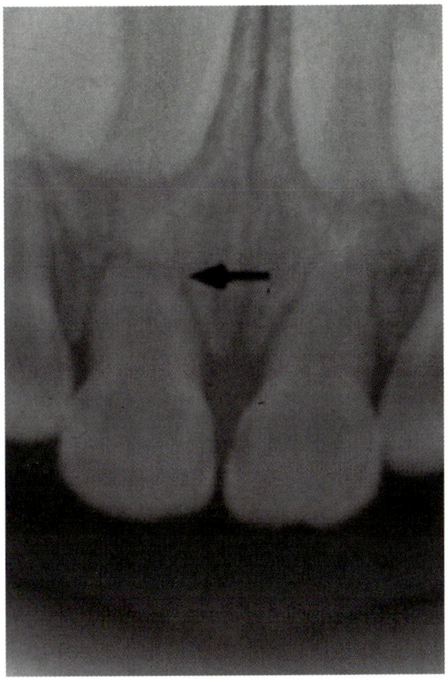

그림 12. 상악 우측 유중절치의 치근파절을 보이는 치근단 방사선사진.

치료(治療) 기간: 의학적 지식과 기술 및 약품을 사용하여 손상을 원상회복시키는 데 소요되는 기간

치아균열(龜裂, tooth infraction): 불완전파절을 의미

치아진탕(震盪, concussion): 치아의 변위와 동요를 수반하지 않는 치주조직에 한정된 경미한 손상이다. 단, 타진에 매우 민감한 반응을 나타낸다. 교합이 되지 않도록 약간의 조정을 해 주는 것으로 충분하며 고정은 필요치 않다. 부드러운 음식을 약 2주간 섭취하도록 지도한다.

치유(治癒) 기간: 의학적 치료 없이 자연적으로 회복되는 기간

폭행(暴行): 타인의 신체에 대한 유형력 행사

폐쇄성 골절(closed fracture): 골절 부위가 노출되지 않은 골절

함입(陷入, intrusive luxation): 치아가 치축을 따라 치근단으로 밀려들어가 근첨측의 치조골 속으로 박혀 있는 치근 전체에서 광범위한 치주인대 손상이 일어나므로 예후는 가장 좋지 않은 것으로 알려져 있다. 미완성 치근인 경우 자연적인 정출을 기대할 수 있다. 외과적 또는 교정적으로 재위치시킬 수 있으나 교정적 방법은 변연부 골형성을 기대할 수 있는 장점이 있다. 치근의 염증성 흡수가 일어나면 재빨리 근관치료를 시행한다(그림 13).

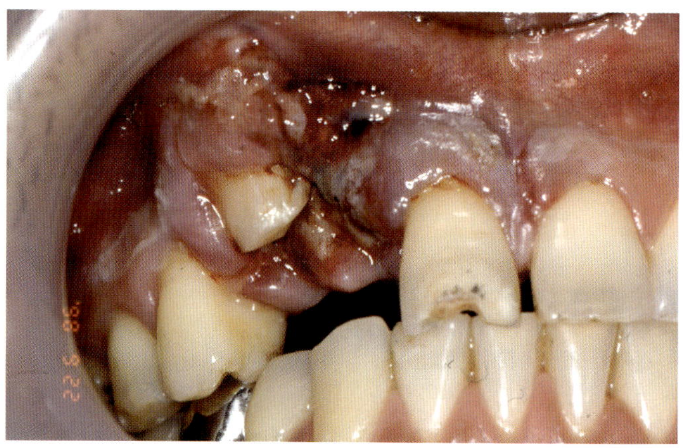

그림 13. 상악 우측 측절치와 견치가 함입된 모습.

합병증(合併症, complication): 어떤 질환과 관련하여 생긴 다른 질환

합의(合意): 통상 합의라고 불리는 것의 법률적인 용어는 화해이다. 의료사고가 발생한 경우 법적 분쟁이 시작되기 전에 환자측과 합리적인 대화를 통해 문제를 해결(합의)하는 것이 바람직하다. 의료인의 입장에서는 단순히 금전적 문제뿐만 아니라 다른 환자의 진료 및 사회적 명예 등의 이유에서, 그리고 환자의 입장에서는 손해배상이 목적이라면 빠른 시일 내에 문제 해결을 원하기 때문에 소송보다 간편하고 신속한 제도를 선호할 수 있다.

합의 시에는 적절한 합의금을 산정하게 된다. 합의금 즉, 손해배상금은 위자료, 일실수입, 진료비, 보조구, 개호비로 나누어 계산한다.

형사소송: 고의 또는 과실로 개인의 생명, 신체 또는 재산을 침해하거나 국가나 사회질서에 중대한 피해를 일으킨 범죄자에 대하여 국가가 유죄를 확인하고 형벌을 과하는 절차로, 의료사고의 형사적 책임은 형법 제268조(업무상과실, 중과실치상)의 "업무상과실 또는 중대한 과실로 인하여 사람을 사상에 이르게 한 자는 5년 이하의

금고 또는 2천만 원 이하의 벌금에 처한다"의 규정에 의한다.

후유장애(後遺障碍 또는 後遺障害): 부상 혹은 질병에 걸려 치료 후에도 영구적으로 남게 되는 노동력 상실이나 감소 상태

후유증(後遺症, sequelae): 질병이나 손상, 사고 등 원인이 되었던 문제가 발생된 이후 남은 병적 증세

부록 2

의료문서 관련 의료법

1. 의료법

제2조(의료인) ① 이 법에서 '의료인'이란 보건복지부장관의 면허를 받은 의사 · 치과의사 · 한의사 · 조산사 및 간호사를 말한다. 〈개정 2008.2.29, 2010.1.18〉

② 의료인은 종별에 따라 다음 각 호의 임무를 수행하여 국민보건 향상을 이루고 국민의 건강한 생활 확보에 이바지할 사명을 가진다.

1. 의사는 의료와 보건지도를 임무로 한다.
2. 치과의사는 치과의료와 구강보건 지도를 임무로 한다.
3. 한의사는 한방의료와 한방보건 지도를 임무로 한다.
4. 조산사는 조산(助産)과 임부(姙婦) · 해산부(解産婦) · 산욕부(産褥婦) 및 신생아에 대한 보건과 양호지도를 임무로 한다.
5. 간호사는 상병자(傷病者)나 해산부의 요양을 위한 간호 또는 진료보조 및 대통령령으로 정하는 보건활동을 임무로 한다.

제5조(의사 · 치과의사 및 한의사 면허) ① 의사 · 치과의사 또는 한의사가 되려는 자는 다음 각 호의 어느 하나에 해당하는 자격을 가진 자로서 제9조에 따른 의사 · 치과의사 또는 한의사 국가시험에 합격한 후 보건복지부장관의 면허를 받아야 한다. 〈개정 2010.1.18〉

1. 의학 · 치의학 또는 한의학을 전공하는 대학을 졸업하고 의학사 · 치의학사 또는 한의학사 학위를 받은 자
2. 의학 · 치의학 또는 한의학을 전공하는 전문대학원을 졸업하고 석사학위 또는 박사학위를 받은 자
3. 보건복지부장관이 인정하는 외국의 제1호나 제2호에 해당하는 학교를 졸업하고 외국의 의사 · 치과의사 또는 한의사 면허를 받은 자로서 제9조에 따른 예비시험에 합격한 자

② 의학 · 치의학 또는 한의학을 전공하는 대학 또는 전문대학원을 6개월 이내에 졸업하고 해당 학위를 받을 것으로 예정된 자는 제1항 제1호 및 제2호의 자격을 가진 자로 본다. 다만, 그 졸업 예정 시기에 졸업하고 해당 학위를 받아야 면허를 받을 수 있다.

[전문개정 2008.10.14]

제15조(진료거부 금지 등) ① 의료인은 진료나 조산 요청을 받으면 정당한 사유 없이 거부하지 못한다.

② 의료인은 응급 환자에게 '응급의료에 관한 법률'에서 정하는 바에 따라 최선의 처치를 하여야 한다.

제17조(진단서 등) ① 의료업에 종사하고 직접 진찰하거나 검안(檢案)한 의사[이하 이 항에서는 검안서에 한하여 검시(檢屍)업무를 담당하는 국가기관에 종사하는 의사를 포함한다], 치과의사, 한의사가 아니면 진단서 · 검안

서 · 증명서 또는 처방전[의사나 치과의사가 '전자서명법'에 따른 전자서명이 기재된 전자문서 형태로 작성한 처방전(이하 '전자처방전'이라 한다)을 포함한다. 이하 같다]을 작성하여 환자(환자가 사망한 경우에는 배우자, 직계존비속 또는 배우자의 직계존속을 말한다) 또는 '형사소송법' 제222조제1항에 따라 검시(檢屍)를 하는 지방 검찰청 검사(검안서에 한한다)에게 교부하거나 발송(전자처방전에 한한다)하지 못한다. 다만, 진료 중이던 환자가 최종 진료 시부터 48시간 이내에 사망한 경우에는 다시 진료하지 아니하더라도 진단서나 증명서를 내줄 수 있으며, 환자 또는 사망자를 직접 진찰하거나 검안한 의사 · 치과의사 또는 한의사가 부득이한 사유로 진단서 · 검안서 또는 증명서를 내줄 수 없으면 같은 의료기관에 종사하는 다른 의사 · 치과의사 또는 한의사가 환자의 진료기록부 등에 따라 내줄 수 있다. 〈개정 2009.1.30〉

② 의료업에 종사하고 직접 조산한 의사 · 한의사 또는 조산사가 아니면 출생 · 사망 또는 사산 증명서를 내주지 못한다. 다만, 직접 조산한 의사 · 한의사 또는 조산사가 부득이한 사유로 증명서를 내줄 수 없으면 같은 의료기관에 종사하는 다른 의사 · 한의사 또는 조산사가 진료기록부 등에 따라 증명서를 내줄 수 있다.

③ 의사 · 치과의사 또는 한의사는 자신이 진찰하거나 검안한 자에 대한 진단서 · 검안서 또는 증명서 교부를 요구 받은 때에는 정당한 사유 없이 거부하지 못한다.

④ 의사 · 한의사 또는 조산사는 자신이 조산(助産)한 것에 대한 출생 · 사망 또는 사산 증명서 교부를 요구 받은 때에는 정당한 사유 없이 거부하지 못한다.

⑤ 제1항부터 제4항까지의 규정에 따른 진단서, 증명서의 서식 · 기재사항, 그 밖에 필요한 사항은 보건복지부령으로 정한다. 〈신설 2007.7.27, 2008.2.29, 2010.1.18〉

제19조(비밀 누설 금지) 의료인은 이 법이나 다른 법령에 특별히 규정된 경우 외에는 의료 · 조산 또는 간호를 하면서 알게 된 다른 사람의 비밀을 누설하거나 발표하지 못한다.

제21조(기록 열람 등) ① 의료인이나 의료기관 종사자는 환자가 아닌 다른 사람에게 환자에 관한 기록을 열람하게 하거나 그 사본을 내주는 등 내용을 확인할 수 있게 하여서는 아니 된다. 〈개정 2009.1.30〉

② 제1항에도 불구하고 의료인이나 의료기관 종사자는 다음 각 호의 어느 하나에 해당하면 그 기록을 열람하게 하거나 그 사본을 교부하는 등 그 내용을 확인할 수 있게 하여야 한다. 다만, 의사 · 치과의사 또는 한의사가 환자의 진료를 위하여 불가피하다고 인정한 경우에는 그러하지 아니하다. 〈개정 2009.1.30, 2010.1.18〉

1. 환자의 배우자, 직계 존속 · 비속 또는 배우자의 직계존속이 환자 본인의 동의서와 친족관계임을 나타내는 증명서 등을 첨부하는 등 보건복지부령으로 정하는 요건을 갖추어 요청한 경우
2. 환자가 지정하는 대리인이 환자 본인의 동의서와 대리권이 있음을 증명하는 서류를 첨부하는 등 보건복지부령으로 정하는 요건을 갖추어 요청한 경우
3. 환자가 사망하거나 의식이 없는 등 환자의 동의를 받을 수 없어 환자의 배우자, 직계 존속 · 비속 또는 배

우자의 직계존속이 친족관계임을 나타내는 증명서 등을 첨부하는 등 보건복지부령으로 정하는 요건을 갖추어 요청한 경우

4. '국민건강보험법' 제13조, 제43조, 제43조의2 및 제56조에 따라 급여비용 심사 · 지급 · 대상 여부 확인 · 사후관리 및 요양급여의 적정성 평가 · 가감 지급 등을 위하여 국민건강보험공단 또는 건강보험심사평가원에 제공하는 경우
5. '의료급여법' 제5조, 제11조, 제11조의3 및 제33조에 따라 의료급여 수급권자 확인, 급여비용의 심사 · 지급, 사후관리 등 의료급여 업무를 위하여 보장기관(시 · 군 · 구), 국민건강보험공단, 건강보험심사평가원에 제공하는 경우
6. '형사소송법' 제106조, 제215조 또는 제218조에 따른 경우
7. '민사소송법' 제347조에 따라 문서제출을 명한 경우
8. '산업재해보상보험법' 제118조에 따라 근로복지공단이 보험급여를 받는 근로자를 진료한 산재보험 의료기관(의사를 포함한다)에 대하여 그 근로자의 진료에 관한 보고 또는 서류 등 제출을 요구하거나 조사하는 경우
9. '자동차손해배상 보장법' 제12조제2항 및 제14조에 따라 의료기관으로부터 자동차보험진료수가를 청구받은 보험회사 등이 그 의료기관에 대하여 관계 진료기록의 열람을 청구한 경우
10. '병역법' 제11조의2에 따라 지방병무청장이 징병검사와 관련하여 질병 또는 심신장애의 확인을 위하여 필요하다고 인정하여 의료기관의 장에게 징병검사 대상자의 진료기록 · 치료 관련 기록의 제출을 요구한 경우
11. '학교안전사고 예방 및 보상에 관한 법률' 제42조에 따라 공제회가 공제급여의 지급 여부를 결정하기 위하여 필요하다고 인정하여 '국민건강보험법' 제40조에 따른 요양기관에 대하여 관계 진료기록의 열람 또는 필요한 자료의 제출을 요청하는 경우
12. '고엽제후유의증 환자지원 등에 관한 법률' 제7조제3항에 따라 의료기관의 장이 진료기록 및 임상소견서를 보훈병원장에게 보내는 경우

③ 의료인은 다른 의료인으로부터 제22조 또는 제23조에 따른 진료기록의 내용 확인이나 환자의 진료 경과에 대한 소견 등을 송부할 것을 요청 받은 경우에는 해당 환자나 환자 보호자의 동의를 받아 송부하여야 한다. 다만, 해당 환자의 의식이 없거나 응급환자인 경우 또는 환자의 보호자가 없어 동의를 받을 수 없는 경우에는 환자나 환자 보호자의 동의 없이 송부할 수 있다. 〈개정 2009.1.30〉

④ 진료기록을 보관하고 있는 의료기관이나 진료기록이 이관된 보건소에 근무하는 의사 · 치과의사 또는 한의사는 자신이 직접 진료하지 아니한 환자의 과거 진료 내용의 확인 요청을 받은 경우에는 진료기록을 근거로 하여 사실을 확인하여 줄 수 있다. 〈신설 2009.1.30〉

⑤ 의료인은 응급 환자를 다른 의료기관에 이송하는 경우에는 지체 없이 내원 당시 작성된 진료기록의 사본 등을 이송하여야 한다. 〈신설 2009.1.30〉

제22조(진료기록부 등) ① 의료인은 각각 진료기록부, 조산기록부, 간호기록부, 그 밖의 진료에 관한 기록(이하 "진료기록부 등"이라 한다)을 갖추어 두고 그 의료행위에 관한 사항과 의견을 상세히 기록하고 서명하여야 한다.

② 의료인이나 의료기관 개설자는 진료기록부 등[제23조제1항에 따른 전자의무기록(電子醫務記錄)을 포함한다. 이하 제40조제2항에서 같다]을 보건복지부령으로 정하는 바에 따라 보존하여야 한다. 〈개정 2008.2.29, 2010.1.18〉

제23조(전자의무기록) ① 의료인이나 의료기관 개설자는 제22조의 규정에도 불구하고 진료기록부등을 '전자서명법'에 따른 전자서명이 기재된 전자문서(이하 "전자의무기록"이라 한다)로 작성 · 보관할 수 있다.

② 의료인이나 의료기관 개설자는 보건복지부령으로 정하는 바에 따라 전자의무기록을 안전하게 관리 · 보존하는 데 필요한 시설과 장비를 갖추어야 한다. 〈개정 2008.2.29, 2010.1.18〉

③ 누구든지 정당한 사유 없이 전자의무기록에 저장된 개인정보를 탐지하거나 누출 · 변조 또는 훼손하여서는 아니 된다.

제23조의2(부당한 경제적 이익 등의 취득 금지) ① 의료인, 의료기관 개설자(법인의 대표자, 이사, 그 밖에 이에 종사하는 자를 포함한다. 이하 이 조에서 같다) 및 의료기관 종사자는 '약사법' 제31조에 따른 품목허가를 받은 자 또는 품목신고를 한 자, 같은 법 제42조에 따른 의약품 수입자, 같은 법 제45조에 따른 의약품 도매상으로부터 의약품 채택 · 처방 유도 등 판매 촉진을 목적으로 제공되는 금전, 물품, 편익, 노무, 향응, 그 밖의 경제적 이익(이하 "경제적 이익 등"이라 한다)을 받아서는 아니 된다. 다만, 견본품 제공, 학술대회 지원, 임상시험 지원, 제품설명회, 대금 결제 조건에 따른 비용 할인, 시판 후 조사 등의 행위(이하 "견본품 제공 등의 행위"라 한다)로서 보건복지부령으로 정하는 범위 안의 경제적 이익 등인 경우에는 그러하지 아니하다.

② 의료인, 의료기관 개설자 및 의료기관 종사자는 '의료기기법' 제6조에 따른 제조업자, 같은 법 제14조에 따른 의료기기 수입업자, 같은 법 제16조에 따른 의료기기 판매업자 또는 임대업자로부터 의료기기 채택 · 사용 유도 등 판매 촉진을 목적으로 제공되는 경제적 이익 등을 받아서는 아니 된다. 다만, 견본품 제공 등의 행위로서 보건복지부령으로 정하는 범위 안의 경제적 이익 등인 경우에는 그러하지 아니하다.

[본조신설 2010.5.27]

제26조(변사체 신고) 의사 · 치과의사 · 한의사 및 조산사는 사체를 검안하여 변사(變死)한 것으로 의심되는 때는 사체의 소재지를 관할하는 경찰서장에게 신고하여야 한다.

제27조(무면허 의료행위 등 금지) ① 의료인이 아니면 누구든지 의료행위를 할 수 없으며 의료인도 면허된 것 이

외의 의료행위를 할 수 없다. 다만, 다음 각 호의 어느 하나에 해당하는 자는 보건복지부령으로 정하는 범위에서 의료행위를 할 수 있다. 〈개정 2008.2.29, 2009.1.30, 2010.1.18〉

1. 외국의 의료인 면허를 가진 자로서 일정 기간 국내에 체류하는 자
2. 의과대학, 치과대학, 한의과대학, 의학전문대학원, 치의학전문대학원, 한의학전문대학원, 종합병원 또는 외국 의료원조기관의 의료봉사 또는 연구 및 시범사업을 위하여 의료행위를 하는 자
3. 의학 · 치과의학 · 한방의학 또는 간호학을 전공하는 학교의 학생

② 의료인이 아니면 의사 · 치과의사 · 한의사 · 조산사 또는 간호사 명칭이나 이와 비슷한 명칭을 사용하지 못한다.

③ 누구든지 '국민건강보험법'이나 '의료급여법'에 따른 본인부담금을 면제하거나 할인하는 행위, 금품 등을 제공하거나 불특정 다수인에게 교통편의를 제공하는 행위 등 영리를 목적으로 환자를 의료기관이나 의료인에게 소개 · 알선 · 유인하는 행위 및 이를 사주하는 행위를 하여서는 아니 된다. 다만, 다음 각 호의 어느 하나에 해당하는 행위는 할 수 있다. 〈개정 2009.1.30, 2010.1.18〉

1. 환자의 경제적 사정 등을 이유로 개별적으로 관할 시장 · 군수 · 구청장의 사전 승인을 받아 환자를 유치하는 행위
2. '국민건강보험법' 제93조에 따른 가입자나 피부양자가 아닌 외국인(보건복지부령으로 정하는 바에 따라 국내에 거주하는 외국인은 제외한다) 환자를 유치하기 위한 행위

④ 제3항제2호에도 불구하고 '보험업법' 제2조에 따른 보험회사, 상호회사, 보험설계사, 보험대리점 또는 보험중개사는 외국인 환자를 유치하기 위한 행위를 하여서는 아니 된다. 〈신설 2009.1.30〉

제27조의2(외국인 환자 유치에 대한 등록 등) ① 제27조제3항제2호에 따라 외국인환자를 유치하고자 하는 의료기관은 보건복지부령으로 정하는 요건을 갖추어 보건복지부장관에게 등록하여야 한다. 〈개정 2010.1.18〉

② 제1항의 의료기관을 제외하고 제27조제3항제2호에 따른 외국인 환자를 유치하고자 하는 자는 다음 각 호의 요건을 갖추어 보건복지부장관에게 등록하여야 한다. 〈개정 2010.1.18〉

1. 보건복지부령으로 정하는 보증보험에 가입하였을 것
2. 보건복지부령으로 정하는 규모 이상의 자본금을 보유할 것
3. 그 밖에 외국인 환자 유치를 위하여 보건복지부령으로 정하는 사항

③ 제1항에 따라 등록한 의료기관 및 제2항에 따라 등록한 자(이하 "외국인 환자 유치업자"라 한다)는 보건복지부령으로 정하는 바에 따라 매년 3월 말까지 전년도 사업실적을 보건복지부장관에게 보고하여야 한다. 〈개정 2010.1.18〉

④ 보건복지부장관은 의료기관 또는 외국인 환자 유치업자가 다음 각 호의 어느 하나에 해당하는 경우 등록을 취소할 수 있다. 〈개정 2010.1.18〉

1. 제1항 또는 제2항에 따른 등록 요건을 갖추지 아니한 경우
2. 제27조제3항제2호 외의 자를 유치하는 행위를 한 경우
3. 제63조에 따른 시정명령을 이행하지 아니한 경우

⑤ 제1항에 따른 의료기관 중 상급종합병원은 보건복지부령으로 정하는 병상 수를 초과하여 외국인 환자를 유치하여서는 아니 된다. 〈개정 2010.1.18〉

⑥ 제1항 및 제2항에 따른 등록절차에 관하여 필요한 사항은 보건복지부령으로 정한다. 〈개정 2010.1.18〉

[본조신설 2009.1.30]

제34조(원격의료) ① 의료인(의료업에 종사하는 의사 · 치과의사 · 한의사만 해당한다)은 제33조제1항에도 불구하고 컴퓨터 · 화상통신 등 정보통신 기술을 활용하여 먼 곳에 있는 의료인에게 의료지식이나 기술을 지원하는 원격의료(이하 "원격의료"라 한다)를 할 수 있다.

② 원격의료를 행하거나 받으려는 자는 보건복지부령으로 정하는 시설과 장비를 갖추어야 한다. 〈개정 2008.2.29, 2010.1.18〉

③ 원격의료를 하는 자(이하 "원격지의사"라 한다)는 환자를 직접 대면하여 진료하는 경우와 같은 책임을 진다.

④ 원격지의사의 원격의료에 따라 의료행위를 한 의료인이 의사 · 치과의사 또는 한의사(이하 "현지의사"라 한다)인 경우에는 그 의료행위에 대하여 원격지의사의 과실을 인정할 만한 명백한 근거가 없으면 환자에 대한 책임은 제3항에도 불구하고 현지의사에게 있는 것으로 본다.

제40조(폐업 · 휴업 신고와 진료기록부 등의 이관) ① 의료기관 개설자는 의료업을 폐업하거나 1개월 이상 휴업하려면 보건복지부령으로 정하는 바에 따라 관할 시장 · 군수 · 구청장에게 신고하여야 한다. 〈개정 2008.2.29, 2010.1.18〉

② 의료기관 개설자는 제1항에 따라 폐업 또는 휴업 신고를 할 때 제22조나 제23조에 따라 기록 · 보존하고 있는 진료기록부 등을 관할 보건소장에게 넘겨야 한다. 다만, 의료기관 개설자가 보건복지부령으로 정하는 바에 따라 진료기록부 등의 보관계획서를 제출하여 관할 보건소장의 허가를 받은 경우에는 직접 보관할 수 있다. 〈개정 2008.2.29, 2010.1.18〉

제42조(의료기관의 명칭) ① 의료기관은 제3조제2항에 따른 의료기관의 종류에 따르는 명칭 외의 명칭을 사용하지 못한다. 다만, 다음 각 호의 어느 하나에 해당하는 경우에는 그러하지 아니하다. 〈개정 2008.2.29, 2009.1.30, 2010.1.18〉

1. 종합병원이 그 명칭을 병원으로 표시하는 경우
2. 제3조의4제1항에 따라 상급종합병원으로 지정 받거나 제3조의5제1항에 따라 전문병원으로 지정 받은

의료기관이 지정 받은 기간 동안 그 명칭을 사용하는 경우

3. 제33조제8항 단서에 따라 개설한 의원급 의료기관이 면허 종별에 따른 종별 명칭을 함께 사용하는 경우
4. 국가나 지방자치단체에서 개설하는 의료기관이 보건복지부장관이나 시 · 도지사와 협의하여 정한 명칭을 사용하는 경우
5. 다른 법령으로 따로 정한 명칭을 사용하는 경우

② 의료기관의 명칭 표시에 관한 사항은 보건복지부령으로 정한다. 〈개정 2008.2.29, 2010.1.18〉

③ 의료기관이 아니면 의료기관의 명칭이나 이와 비슷한 명칭을 사용하지 못한다.

제43조(진료과목 등) ① 병원 · 치과병원 또는 종합병원은 한의사를 두어 한의과 진료과목을 추가로 설치 · 운영할 수 있다.

② 한방병원 또는 치과병원은 의사를 두어 의과 진료과목을 추가로 설치 · 운영할 수 있다.

③ 병원 · 한방병원 또는 요양병원은 치과의사를 두어 치과 진료과목을 추가로 설치 · 운영할 수 있다.

④ 제1항부터 제3항까지의 규정에 따라 추가로 진료과목을 설치 · 운영하는 경우에는 보건복지부령으로 정하는 바에 따라 진료에 필요한 시설 · 장비를 갖추어야 한다. 〈개정 2010.1.18〉

⑤ 제1항부터 제3항까지의 규정에 따라 추가로 설치한 진료과목을 포함한 의료기관의 진료과목은 보건복지부령으로 정하는 바에 따라 표시하여야 한다. 다만, 치과의 진료과목은 종합병원과 제77조제2항에 따라 보건복지부령으로 정하는 치과병원에 한하여 표시할 수 있다. 〈개정 2010.1.18〉

[전문개정 2009.1.30]

[법률 제9386호(2009.1.30) 부칙 제2조의 규정에 의하여 이 조 제5항 단서의 개정규정 중 치과의사에 대한 부분은 2013년 12월 31일까지 유효함]

제56조(의료광고의 금지 등) ① 의료법인 · 의료기관 또는 의료인이 아닌 자는 의료에 관한 광고를 하지 못한다.

② 의료법인 · 의료기관 또는 의료인은 다음 각 호의 어느 하나에 해당하는 의료광고를 하지 못한다. 〈개정 2009.1.30〉

1. 제53조에 따른 평가를 받지 아니한 신의료기술에 관한 광고
2. 치료효과를 보장하는 등 소비자를 현혹할 우려가 있는 내용의 광고
3. 다른 의료기관 · 의료인의 기능 또는 진료 방법과 비교하는 내용의 광고
4. 다른 의료법인 · 의료기관 또는 의료인을 비방하는 내용의 광고
5. 수술 장면 등 직접적인 시술행위를 노출하는 내용의 광고
6. 의료인의 기능, 진료 방법과 관련하여 심각한 부작용 등 중요한 정보를 누락하는 광고
7. 객관적으로 인정되지 아니하거나 근거가 없는 내용을 포함하는 광고

8. 신문, 방송, 잡지 등을 이용하여 기사(記事) 또는 전문가의 의견 형태로 표현되는 광고
9. 제57조에 따른 심의를 받지 아니하거나 심의 받은 내용과 다른 내용의 광고
10. 제27조제3항에 따라 외국인 환자를 유치하기 위한 국내광고
11. 그 밖에 의료광고의 내용이 국민건강에 중대한 위해를 발생하게 하거나 발생하게 할 우려가 있는 것으로서 대통령령으로 정하는 내용의 광고

③ 의료법인 · 의료기관 또는 의료인은 거짓이나 과장된 내용의 의료광고를 하지 못한다.

④ 의료광고는 다음 각 호의 방법으로는 하지 못한다.

1. '방송법' 제2조제1호의 방송
2. 그 밖에 국민의 보건과 건전한 의료경쟁의 질서를 유지하기 위하여 제한할 필요가 있는 경우로서 대통령령으로 정하는 방법

⑤ 제1항이나 제2항에 따라 금지되는 의료광고의 구체적인 기준 등 의료광고에 관하여 필요한 사항은 대통령령으로 정한다.

제57조(광고의 심의) ① 의료법인 · 의료기관 · 의료인이 의료광고를 하려면 미리 광고의 내용과 방법 등에 관하여 보건복지부장관의 심의를 받아야 한다. 〈개정 2008.2.29, 2010.1.18〉

② 제1항에 따른 심의를 받으려는 자는 보건복지부령으로 정하는 수수료를 내야 한다. 〈개정 2008.2.29, 2010.1.18〉

③ 보건복지부장관은 제1항에 따른 심의에 관한 업무를 제28조에 따라 설립된 단체에 위탁할 수 있다. 〈개정 2008.2.29, 2010.1.18〉

④ 제1항에 따른 심의의 대상과 기준, 그 밖에 심의에 관하여 필요한 사항은 대통령령으로 정한다.

제66조(자격정지 등) ① 보건복지부장관은 의료인이 다음 각 호의 어느 하나에 해당하면 1년의 범위에서 면허자격을 정지시킬 수 있다. 이 경우 의료기술과 관련한 판단이 필요한 사항에 관하여는 관계 전문가의 의견을 들어 결정할 수 있다. 〈개정 2008.2.29, 2009.12.31, 2010.1.18, 2010.5.27〉

1. 의료인의 품위를 심하게 손상시키는 행위를 한 때
2. 의료기관 개설자가 될 수 없는 자에게 고용되어 의료행위를 한 때
3. 제17조제1항 및 제2항에 따른 진단서 · 검안서 또는 증명서를 거짓으로 작성하여 내주거나 제22조제1항에 따른 진료기록부 등을 허위로 작성한 때
4. 제20조를 위반한 경우
5. 제27조제1항을 위반하여 의료인이 아닌 자로 하여금 의료행위를 하게 하거나 의료인에게 면허받은 사항 외의 의료행위를 하게 한 때

6. 의료기사가 아닌 자에게 의료기사의 업무를 하게 하거나 의료기사에게 그 업무 범위를 벗어나게 한 때
7. 관련 서류를 위조·변조하거나 속임수 등 부정한 방법으로 진료비를 거짓 청구한 때
8. 제56조제2항부터 제4항까지 또는 제57조제1항을 위반하여 의료광고를 한 때
9. 제23조의2를 위반하여 경제적 이익 등을 제공받은 때
10. 그 밖에 이 법 또는 이 법에 따른 명령을 위반한 때

② 제1항제1호에 따른 행위의 범위는 대통령령으로 정한다.

③ 의료기관은 그 의료기관 개설자가 제1항제6호에 따라 자격정지 처분을 받은 경우에는 그 자격정지 기간 중 의료업을 할 수 없다.

2. 의료법 시행규칙

제4조(면허증 발급) ① 영 제8조제1항에서 "보건복지부령으로 정하는 서류"란 다음 각 호의 서류를 말한다. 〈개정 2008.9.5, 2009.4.29, 2010.3.19〉

1. 다음 각 목의 구분에 따른 서류. 다만, 법률 제8366호 의료법 전부개정법률 부칙 제9조에 해당하는 자는 이를 증명할 수 있는 서류를 추가하여 제출하여야 한다.
   가. 법 제5조제1항제1호 또는 제2호에 해당하는 자: 의학사·치과의학사·한의학사의 학위증 사본 또는 의학·치의학·한의학전문대학원의 석사학위증이나 박사학위증 사본
   나. 법 제5조제1항제3호에 해당하는 자: 의학사·치과의학사·한의학사의 학위증 사본 또는 의학·치의학·한의학전문대학원의 석사학위증이나 박사학위증 사본과 그 면허증 사본
   다. 법 제6조제1호에 해당하는 자: 조산수습과정 이수증명서
   라. 법 제6조제2호에 해당하는 자: 면허증 사본
   마. 법 제7조제1호에 해당하는 자: 졸업증명서
   바. 법 제7조제2호에 해당하는 자: 졸업증명서와 그 면허증 사본
2. 법 제8조제1호 본문에 해당하는 자가 아님을 증명하는 의사의 진단서 또는 법 제8조제1호 단서에 해당하는 자임을 증명하는 전문의의 진단서
3. 법 제8조제2호에 해당하는 자가 아님을 증명하는 의사의 진단서
4. 사진(면허증 발급신청 전 6개월 이내에 촬영한 응시원서와 동일원판의 탈모 정면 상반신, 가로 3센티미터 세로 4센티미터) 2장

② 보건복지부장관은 영 제8조제2항에 따라 면허증 발급을 신청한 자에게 그 종류에 따라 별지 제2호서식의 면허증을 발급한다. 〈개정 2010.3.19〉

③ 제2항에 따른 면허증은 영 제8조제1항에 따른 면허증 발급을 신청한 날부터 14일 이내에 발급하여야 한다.

다만, 법 제5조제1항제3호 및 법 제7조제2호에 해당하는 자의 경우에는 외국에서 면허를 받은 사실 등에 대한 조회가 끝난 날부터 14일 이내에 면허증을 발급한다. 〈개정 2009.4.29〉

④ 영 제4조제2항에 따라 보건복지부장관이 시험관리능력이 있다고 인정하여 지정 · 고시하는 관계 전문기관(이하 "국가시험등관리기관"이라 한다)의 장은 법 제9조에 따른 국가시험 등(이하 "국가시험 등"이라 한다)을 실시하면 합격자 발표를 한 후 그 합격자에 대한 다음 각 호의 사항을 보건복지부장관에게 보고하여야 한다. 〈개정 2010.3.19〉

1. 성명, 성별 및 주민등록번호
2. 출신 학교 및 졸업 연월일
3. 합격번호 및 합격 연월일
4. 국적(외국인만 해당한다)

제9조(진단서의 기재 사항) ① 의사 · 치과의사 또는 한의사가 발급하는 진단서에는 다음 각 호의 사항을 적고 서명날인하여야 한다.

1. 환자의 주소 · 성명 및 주민등록번호
2. 병명
3. 발병 연월일
4. 향후 치료에 대한 소견
5. 진단 연월일
6. 의료기관의 명칭 · 소재지, 진찰한 의사 · 치과의사 또는 한의사(부득이한 사유로 다른 의사 등이 발급하는 경우에는 발급한 의사 등을 말한다)의 성명 · 면허자격 · 면허번호

② 질병의 원인이 상해(傷害)로 인한 것인 경우에는 제1항 각 호의 사항 외에 다음 각 호의 사항을 적어야 한다.

1. 상해의 원인 또는 추정되는 상해의 원인
2. 상해의 부위 및 정도
3. 치료 기간
4. 입원의 필요 여부
5. 외과적 수술 여부
6. 병발증(竝發症)의 발생 가능 여부
7. 통상 활동의 가능 여부
8. 식사의 가능 여부
9. 상해에 대한 소견

③ 제1항의 병명 기재는 '통계법' 제22조제1항 전단에 따라 고시된 한국표준질병 · 사인 분류에 따른다.

④ 진단서에는 연도별로 그 종류에 따라 일련번호를 붙이고 진단서를 발급한 경우에는 그 부본(副本)을 갖추어 두어야 한다.

제13조의2(기록 열람 등의 요건) ① 법 제21조제2항제1호에 따라 환자의 배우자, 직계 존속 · 비속 또는 배우자의 직계존속(이하 이 조에서 "친족"이라 한다)이 환자에 관한 기록의 열람이나 그 사본의 발급을 요청할 경우에는 다음 각 호의 서류를 갖추어 의료기관 개설자에게 제출하여야 한다.

1. 기록 열람이나 사본 발급을 요청하는 자의 신분증(주민등록증, 여권, 운전면허증 그 밖에 공공기관에서 발행한 본인임을 확인할 수 있는 신분증을 말한다. 이하 이 조에서 같다) 사본
2. 가족관계증명서, 주민등록표등본 등 친족관계임을 확인할 수 있는 서류
3. 환자가 자필서명한 별지 제9호의2서식의 동의서. 다만, 환자가 만 14세 미만의 미성년자인 경우에는 제외한다.
4. 환자의 신분증 사본. 다만, 환자가 만 17세 미만으로 '주민등록법' 제24조제1항에 따른 주민등록증이 발급되지 아니한 경우에는 제외한다.

② 법 제21조제2항제2호에 따라 환자가 지정하는 대리인이 환자에 관한 기록의 열람이나 그 사본의 발급을 요청할 경우에는 다음 각 호의 서류를 갖추어 의료기관 개설자에게 제출하여야 한다.

1. 기록열람이나 사본발급을 요청하는 자의 신분증 사본
2. 환자가 자필 서명한 별지 제9호의2서식의 동의서 및 별지 제9호의3서식의 위임장. 이 경우 환자가 만 14세 미만의 미성년자인 경우에는 환자의 법정대리인이 작성하여야 하며, 가족관계증명서 등 법정대리인임을 확인할 수 있는 서류를 첨부하여야 한다.
3. 환자의 신분증 사본. 다만, 환자가 만 17세 미만으로 '주민등록법' 제24조제1항에 따른 주민등록증이 발급되지 아니한 자는 제외한다.

③ 법 제21조제2항제3호에 따라 환자의 동의를 받을 수 없는 상황에서 환자의 친족이 환자에 관한 기록의 열람이나 그 사본 발급을 요청할 경우에는 별표 2의2에서 정하는 바에 따라 서류를 갖추어 의료기관 개설자에게 제출하여야 한다.

④ 환자가 본인에 관한 진료기록 등을 열람하거나 그 사본의 발급을 원하는 경우에는 본인임을 확인할 수 있는 신분증을 의료기관 개설자에게 제시하여야 한다.

[본조신설 2010.1.29]

제14조(진료기록부 등의 기재 사항) 법 제22조에 따른 진료기록부 · 조산기록부와 간호기록부(이하 "진료기록부 등"이라 한다)에는 다음 각 호의 구분에 따라 해당 사항을 한글과 한자로 적어야 한다. 다만, 질환명, 검사명, 약제명 등 의학용어는 외국어로 적을 수 있다.

1. 진료기록부
   가. 진료를 받은 자의 주소 · 성명 · 주민등록번호·병력(病歷) 및 가족력(가족력)
   나. 주된 증상, 진단 결과, 진료 경과 및 예견
   다. 치료 내용(주사 · 투약 · 처치 등)
   라. 진료 일시분(日時分)
2. 조산기록부
   가. 조산을 받은 자의 주소 · 성명 · 주민등록번호
   나. 생 · 사산별(生 · 死産別) 분만 횟수
   다. 임신 후의 경과와 그에 대한 소견 및 보건지도 요령
   라. 임신 중 의사에 의한 건강진단의 유무(결핵 · 성병에 관한 검사를 포함한다)
   마. 분만 장소 및 분만 연월일시분(年月日時分)
   바. 분만의 경과 및 그 처치
   사. 산아(産兒) 수와 그 성별 및 생 · 사의 구별
   아. 산아와 태아부속물에 대한 소견
   자. 임부(妊婦) · 해산부(해산부) · 산욕부(산욕부) 또는 신생아에 대한 지도 요령
   차. 산후의 의사의 건강진단의 필요성 유무
3. 간호기록부
   가. 체온 · 맥박 · 호흡 · 혈압에 관한 사항
   나. 투약에 관한 사항
   다. 섭취 및 배설물에 관한 사항
   라. 처치와 간호에 관한 사항

제15조(진료에 관한 기록의 보존) ① 의료기관의 개설자 또는 관리자는 진료에 관한 기록을 다음 각 호에 정하는 기간 동안 보존하여야 한다.

1. 환자 명부: 5년
2. 진료기록부: 10년
3. 처방전: 2년
4. 수술기록: 10년
5. 검사소견기록: 5년
6. 방사선사진 및 그 소견서: 5년
7. 간호기록부: 5년

8. 조산기록부: 5년

9. 진단서 등의 부본(진단서 · 사망진단서 및 시체검안서 등을 따로 구분하여 보존할 것): 3년

② 제1항의 진료에 관한 기록은 마이크로필름이나 광디스크 등(이하 이 조에서 "필름"이라 한다)에 원본대로 수록하여 보존할 수 있다.

③ 제2항에 따른 방법으로 진료에 관한 기록을 보존하는 경우에는 필름 촬영 책임자가 필름의 표지에 촬영 일시와 본인의 성명을 적고, 서명 또는 날인하여야 한다.

제16조(전자의무기록의 관리 · 보존에 필요한 장비) 법 제23조제2항에 따라 의료인이나 의료기관의 개설자가 전자의무기록(電子醫務記錄)을 안전하게 관리 · 보존하기 위하여 갖추어야 할 장비는 다음 각 호와 같다.

1. 전자의무기록의 생성과 전자서명을 검증할 수 있는 장비
2. 전자서명이 있은 후 전자의무기록의 변경 여부를 확인할 수 있는 장비
3. 네트워크에 연결되지 아니한 백업저장시스템

제42조의2(비급여 진료비용 등의 고지) ① 법 제45조제1항에 따라 의료기관 개설자는 비급여 대상의 항목(행위 · 약제 및 치료재료를 말한다. 이하 이 조에서 같다)과 그 가격을 적은 책자 등을 접수창구 등 환자 또는 환자의 보호자가 쉽게 볼 수 있는 장소에 갖추어 두어야 한다. 이 경우 비급여 대상의 항목을 묶어 1회 비용으로 정하여 총액을 표기할 수 있다.

② 법 제45조제2항에 따라 의료기관 개설자는 진료기록부 사본 · 진단서 등 제증명 수수료의 비용을 접수창구 등 환자 및 환자의 보호자가 쉽게 볼 수 있는 장소에 게시하여야 한다.

③ 인터넷 홈페이지를 운영하는 병원급 의료기관은 제1항 및 제2항의 사항을 제1항 및 제2항의 방법 외에 이용자가 알아보기 쉽도록 인터넷 홈페이지에 따로 표시하여야 한다.

[본조신설 2010.1.29]

3. 환자의 동의를 받을 수 없는 경우 기록 열람 사본 발급 요청 시 구비 서류

1) 환자가 사망한 경우

① 기록 열람이나 사본 발급을 요청하는 자의 신분증 사본

② 가족관계증명서, 주민등록표등본 등 친족관계를 확인할 수 있는 서류

③ 가족관계증명서, 제적등본, 사망진단서 등 사망 사실을 확인할 수 있는 서류

2) 환자가 의식불명 또는 의식불명은 아니지만 중증의 질환·부상으로 자필서명을 할 수 없는 경우

① 기록 열람이나 사본 발급을 요청하는 자의 신분증 사본

② 가족관계증명서, 주민등록표등본 등 친족관계를 확인할 수 있는 서류

③ 환자가 의식불명 또는 중증의 질환·부상으로 자필서명을 할 수 없음을 확인할 수 있는 진단서

3) 환자가 행방불명인 경우

① 기록 열람이나 사본 발급을 요청하는 자의 신분증 사본

② 가족관계증명서, 주민등록표등본 등 친족관계를 확인할 수 있는 서류

③ 주민등록표등본, 법원의 실종선고 결정문 사본 등 행방불명 사실을 확인할 수 있는 서류

4) 환자가 의사무능력자인 경우

① 기록 열람이나 사본 발급을 요청하는 자의 신분증 사본

② 가족관계증명서, 주민등록표등본 등 친족관계를 확인할 수 있는 서류

③ 법원의 금치산 선고 결정문 사본 또는 의사무능력자임을 증명하는 정신과 전문의의 진단서

5) 사망진단서—의료법 시행규칙 서식 6(그림 13)

사망진단서(시체검안서)

※ [ ]에는 해당되는 곳에 "·" 표시를 합니다.

병록번호	연 번 호	원본 대조필인

① 성 명		② 성 별	[ ]남[ ]여
③주민등록번호	- ④실제생년월일 | 년 월 일	⑤ 직 업	
⑥ 등록 기준지			
⑦ 주 소			
⑧ 발 병 일 시	년 월 일 시 분(24시각제에 따름)		
⑨ 사 망 일 시	년 월 일 시 분(24시각제에 따름)		

⑩ 사 망 장 소
- 주소
- 장소: [ ] 주택 [ ]의료기관 [ ] 사회복지시설(양로원, 고아원 등) / [ ] 공공시설(학교, 운동장 등) [ ] 도로 / [ ] 상업·서비스시설(상점, 호텔 등) [ ] 산업장 / [ ] 농장(논밭, 축사, 양식장 등) [ ] 병원 이송 중 사망 [ ] 기타( )

⑪ 사망의 원인

※(나)(다)(라)에는 (가)와 직접 의학적 인과관계가 명확한 것만을 적습니다

			발병부터 사망까지의 기간
(가)	직접 사인		
(나)	(가)의 원인		
(다)	(나)의 원인		
(라)	(다)의 원인		
(가)부터 (라)까지와 관계없는 그 밖의 신체상황			
수술의사의 주요소견		수술 연월일	년 월 일
해부의사의 주요소견			

⑫ 사망의 종류 [ ]병사 [ ]외인사 [ ]기타 및 불상

⑬ 외인사 사항
- 사고 종류: [ ] 운수(교통) [ ] 중독 [ ] 추락 [ ] 익사 [ ] 화재 [ ] 기타( ) | 의도성 여부: [ ] 비의도적 사고 [ ] 자살 [ ] 타살 [ ] 미상
- 사고발생 일시: 년 월 일 시 분(24시각제에 따름)
- 사고발생 장소: 주소
- 장소: [ ] 주택 [ ]의료기관 [ ] 사회복지시설(양로원, 고아원 등) / [ ] 공공시설(학교, 운동장 등) [ ] 도로 / [ ] 상업·서비스시설(상점, 호텔 등) [ ] 산업장 / [ ] 농장(논밭, 축사, 양식장 등) [ ] 기타( )

위와 같이 진단(검안)함

년 월 일

의료기관 명칭 :

주소 :

의사, 치과의사, 한의사 면허번호 제 호

성 명: (서명 또는 인)

유 의 사 항

사망신고는 1개월 이내에 관할 구청·시청·읍·면·동사무소에 신고하여야 하며, 지연신고 및 미신고시 과태료가 부과됩니다.

그림 13.

6) 진료기록 보관 계획서—의료법 시행규칙 서식 19(그림 14)

[별지 제19호서식]

진료기록 보관계획서				
개설자	성명(법인명)		주민등록번호	
의료기관	명칭		종류	
	소재지			
보관기간	년 월 일부터 년 월 일까지			
보관장소				
보관책임자				

「의료법 시행규칙」 제30조제4항에 따라 위와 같이 제출합니다.

년 월 일

제출인 (서명 또는 인)

관할 보건소장 귀하

※ 구비서류
1. 진료기록부등의 종류별 수량 및 목록
2. 진료기록부등에 대한 체계적이고 안전한 보관계획에 관한 서류

210㎜ × 297㎜ [신문용지 54g/㎡(재활용품)]

그림 14.

4. 진단서 등 제증명서 발급수수료 상한 기준(1995.3.1. 시행, 보건복지부 고시, 대한병원협회)

보건복지부로부터 확정 통보되어 대한병원협회와 대한치과의사협회 등에서 자율관리하게 된 진단서 등 제증명서의 발급수수료 상한선(표 1)에 의하면, 병의원에 따라 차이가 크고 형사사건 등에 많이 사용되는 3주 이상의 치료 기간이 요하는 상해진단서는 10만 원으로 제한되었고, 검사 항목이 비슷하면서도 차이가 많던 병사용진단서는 2만 원, 진료비의 10%를 내던 진료비추정서는 천만 원 미만일 때 5만 원, 장애진단서는 10만 원 등으로 규정되어 있다.

표 1. 진단서 등 제증명서 발급수수료 상한 기준액(단위: 원)

증명서 종별	수수료
• 일반진단서 • 상해진단서 • 병사용진단서 • 건강진단서 • 장애진단서	• 1만 원 • 5만 원(3주 미만), 10만 원(3주 이상) • 2만 원 • 1만 원 • 10만 원
• 출생증명서 • 사망진단서 • 시체검안서	• 퇴원 시 무료, 퇴원 후 3천 원 • 1만 원(출장료 별도) • 3만 원(출장료 별도)
• 진료비추정서 • 정신감정서 • 연령감정서 • 입 퇴원확인서	• 5만 원(천만 원 미만), 10만 원(천만 원 이상) • 10만 원 • 10만 원(혼합치열이상), 5만원(유치열, 6세 미만) • 퇴원 시 무료, 퇴원 후 1천 원
• 기타 증명서 • 치료확인서	• 5천 원 • 1만 원

① 증명서 발급 당일 기본 1통에 대한 기준임

② 기본 1통 외에 추가발급을 요할 때는 추가 1통당 1천 원. 접수료, 진찰료 등은 별도로 산정하지 못함

③ 부수적인 검진료는 별도로 함

④ 1995. 3. 1.부터 시행함

부록 3

McBride식 신체장애 및 노동능력상실률-안면

치유되어 부분적으로 일할 수 있는 신체장애 상태 건강측의 기능을 표준으로 해서 측정할 것	옥내근로자	옥외근로자	일반 육체 노무자(30세)		영구장애의 직업별 장애평가 직업장애계수(1~9) 적용								
			당해 부분의 장애율	전신 장애율	1	2	3	4	5	6	7	8	9
안면 **I. 악의 골절(추상을 포함)**													
A. 부정교합이 합병된 상악골	10	10		8	8	8	9	9	10	11	12	13	14
B. 부정교합의 하악골	10	10		8	8	8	9	9	10	11	12	13	14
C. 과상돌기의 통증을 수반한 교합	10	10		8	8	8	9	9	10	11	12	13	14
II. 측두하악관절의 강직													
운동이 1/4~1/2인치로 제한	17	17		10	10	11	13	15	17	19	21	23	25
III. 전체 치아의 상실로 보철	19	19		15	15	16	17	18	19	21	23	25	27
IV. 혀의 상실: 1/3	19	19		15	15	16	17	18	19	21	23	25	27
V. 귓바퀴의 상실	7	7		5	5	5	6	6	7	9	11	13	15
VI. 호흡장애를 일으키는 코의 손상	9	9		7	7	7	8	8	9	10	12	14	16
두부, 뇌, 척수 **(Head, brain, spinal cord)**													
제5뇌신경: 최고도(maximum) 안면 동통 또는 마비는 이 장애율을 감산(減算)하여 장애평가함	20	20		18	18	19	20	21	23	25	28	31	34
제7뇌신경: 최고도 안면 추형(difigure-ment, 醜形)은 이 장애율을 감산하여 장애평가함	18	18		16	16	17	18	19	21	23	26	29	32
제9뇌신경: 최고도 연하(swallowing) 장애는 이 장애율을 감산하여 장애평가함	7	7		5	5	6	7	8	10	12	15	18	21
제10뇌신경: 최고도 언어, 위증상, 심장장애는 이 장애율을 감산하여 장애평가함	32	32		30	30	31	32	33	35	37	40	43	46
제12뇌신경: 혀놀림, 저작(씹는 것), 연하(삼키는 것)에서와 같이 장애평가함	12	12		10	10	11	12	13	15	17	20	23	26
관절염(arthritis) **II. 골관절염: 퇴행성, 비후성**													
A. 일반 증상: 여러 관절 침범, 구축 없음. 경도의 동통, 고관절, 축주, 무릎 및 손가락 등의 관절변연부의 순화, 휴무 불필요	11	12		5	5	6	8	10	11	12	13	14	16

B. 일반 증상: A와 같음. 1개 이상의 주관절에서 중등도 동통의 악화, 매년 1~2회의 휴무	21	23	15	15	16	17	19	21	23	24	26	27
C. 일반 증상: A나 B와 같음. 다수의 동통성 관절 종창, 장기간 휴무 필요	46	48	40	40	41	42	44	46	48	51	54	57
D. 일반 증상: A, B, C와 같음. 개별적 관절의 영구적 폐용				관절강직장애표에 따라 추가로 장애평가								

(자동차보험 신료수가분쟁심의회, 맥브라이드 장애평가방법 가이드, 2007, 4쇄 참조.)

부록 4

치과와 관련된 국가배상법 시행령

표 1. 국가배상법 시행령[별표 2]
신체장해의 등급과 노동력상실률표

등급	신체장해	노동력상실률(%)
제1급	1. 두 눈이 실명된 자 2. 씹는 것과 언어의 기능이 전폐된 자 3. 정신에 현저한 장해가 남아 항상 간호를 요하는 자 4. 흉복부 장기에 현저한 장해가 남아 항상 개호를 요하는 자 5. 반신불수가 된 자 6. 두 팔을 주관절이상에서 상실한 자 7. 두 팔의 기능이 전폐된 자 8. 두 다리를 슬관절이상에서 상실한 자 9. 두 다리의 기능이 전폐된 자	100
제2급	1. 한 눈이 실명되고 다른 눈의 시력이 0.02이하로 된 자 2. 두 눈의 시력이 0.02이하로 된 자 3. 두 팔을 완관절이상에서 상실한 자 4. 두 다리를 족관절이상에서 상실한 자	100
제3급	1. 한 눈이 실명되고 다른 눈의 시력이 0.06이하로 된 자 2. 씹는 것 또는 언어의 기능이 전폐된 자 3. 정신에 현저한 장해가 남아 종신토록 노무에 종사하지 못하는 자 4. 흉복부 장기의 기능에 현저한 장해가 남아 종신토록 노무에 종사하지 못하는 자 5. 두 손의 수지를 모두 상실한 자	100
제4급	1. 두 눈의 시력이 0.06이하로 된 자 2. 씹는 것과 언어의 기능에 현저한 장해가 남은 자 3. 고막의 전부의 결손이나 그 외의 원인으로 인하여 두 귀의 청력을 전혀 상실한 자 4. 한 팔을 주관절이상에서 상실한자 5. 한 다리를 슬관절이상에서 상실한 자 6. 두 손의 수지가 모두 폐용된 자 7. 두 발을 “리스푸랑” 관절이상에서 상실 한 자	90
제5급	1. 한 눈이 실명되고 다른 눈의 시력이 0.1이하로 된 자 2. 한 팔을 완관절이상에서 상실한 자 3. 한 다리를 족관절이상에서 상실한 자 4. 한 팔의 기능이 전폐된 자 5. 한 다리의 기능이 전폐된 자 6. 두 발의 족지를 모두 상실한 자	80
제6급	1. 두 눈의 시력이 0.1이하로 된 자 2. 씹는 것 또는 언어의 기능에 현저한 장해가 남은 자 3. 고막의 대부분이 결손이나 그 외의 원인으로 인하여 두 귀의 청력이 이각에 접하지 아니하고서는 큰 말소리를 해득하지 못하는 자 4. 척추에 현저한 기형이나 현저한 운동장해가 남은 자 5. 한 팔의 3대 관절 중의 2개 관절이 폐용된 자 6. 한 다리의 3대 관절 중의 2개 관절이 폐용된 자 7. 한 손의 5개의 수지 또는 무지와 시지를 포함하여 4개의 수지를 상실한 자	70

등급	신체장해	노동력상실률(%)
제7급	1. 한 눈이 실명되고 다른 눈의 시력이 0.6이하로 된 자 2. 고막의 중등도의 결손이나 그 외의 원인으로 두 귀의 청력이 40센티미터이상의 거리에서는 보통 말소리를 해득하지 못하는 자 3. 정신에 장해가 남아 경이한 노무 이외에는 종사하지 못하는 자 4. 신경계통의 기능에 현저한 장해가 남아 경이한 노무 이외에는 종사하지 못하는 자 5. 흉복부 장기의 기능에 장해가 남아 경이한 노무 이외에는 종사하지 못하는자 6. 한 손의 무지와 시지를 상실한 자 또는 무지나 시지를 포함하여 3개이상의 수지를 상실한 자 7. 한 손의 5개의 수지 또는 무지와 시지를 포함하여 4개의 수지가 폐용된 자 8. 한 발을 "리스푸랑관절"이상에서 상실한 자 9. 한 팔에 가관절이 남아 현저한 운동장해가 남은 자 10. 한 다리에 가관절이 남아 현저한 운동장해가 남은 자 11. 두 발의 족지가 모두 폐용된 자 12. 외모에 현저한 추상이 남은 자 13. 양쪽의 고환을 상실한 자	60
제8급	1. 한 눈이 실명되거나 한 눈의 시력이 0.02이하로 된 자 2. 척추에 운동장해가 남은 자 3. 한 손의 무지를 포함하여 2개의 수지를 상실한 자 4. 한 손의 무지와 시지가 폐용된 자 또는 한 손의 무지나 시지를 포함하여 3개이상의 수지가 폐용된 자 5. 한 다리가 5센티미터이상 단축된 자 6. 한 팔의 3대 관절 중의 1개 관절이 폐용된 자 7. 한 다리의 3대 관절 중의 1개 관절이 폐용된 자 8. 한 팔에 가관절이 남은 자 9. 한 다리에 가관절이 남은 자 10. 한 발의 5개의 족지를 모두 상실한 자 11. 비장 또는 한쪽의 신장을 상실한 자 12. 전신의 40퍼센트이상에 추상이 남은 자	50
제9급	1. 두 눈의 시력이 0.6이하로 된 자 2. 한 눈의 시력이 0.06이하로 된 자 3. 두 눈에 반맹증·시야협착 또는 시야변상이 남은 자 4. 두 눈의 안검에 현저한 결손이 남은 자 5. 코가 결손되어 그 기능에 현저한 장해가 남은 자 6. 씹는 것과 언어의 기능에 장해가 남은 자 7. 고막의 전부가 결손이나 그 외의 원인으로 인하여 한 귀의 청력을 전혀 상실한 자 8. 한 손의 무지를 상실한 자 또는 시지를 포함하여 2개의 수지를 상실한 자 또는 무지와 시지외의3개의 수지를 상실한 자 9. 한 손의 무지를 포함하여 2개의 수지가 폐용된 자 10. 한 발의 제1족지를 포함하여 2개이상의 족지를 상실한 자 11. 한 발의 족지가 모두 폐용된 자 12. 생식기에 현저한 장해가 남은 자 13. 정신에 장해가 남아 종사할 수 있는 노무가 상당한 정도로 제한된 자 14. 신경계통의 기능에 장해가 남아 종사할 수 있는 노무가 상당한 정도로 제한된 자	40

등급	신체장해	노동력상실률(%)
제10급	1. 한 눈의 시력이 0.1이하로 된 자 2. 씹는 것 또는 언어의 기능에 장해가 남은 자 3. 14개이상의 치아에 대하여 치과 보철을 가한 자 4. 고막의 대부분의 결손이나 그 외의 원인으로 인하여 한 귀의 청력이 이각에 접하지 아니하고서는 큰 말소리를 해득하지 못하는 자 5. 한 손의 시지를 상실한 자 또는 무지와 시지 이외의 2개의 수지를 상실한 자 6. 한 손의 무지가 폐용된 자 또는 시지를 포함하여 2개의 수지가 폐용된 자 또는 무지와 시지 외의 3개의 수지가 폐용된 자 7. 한 다리가 3센티미터이상 단축된 자 8. 한 발의 제1족지 또는 그 외의 4개의 족지를 상실한 자 9. 한 팔에 3대 관절 중의 1개 관절의 기능에 현저한 장해가 남은 자 10. 한 다리의 3대 관절 중의 1개 관절의 기능에 현저한 장해가 남은 자	30
제11급	1. 두 눈의 안구에 현저한 조절 기능장해나 또는 현저한 운동 장해가 남은 자 2. 두 눈의 안검에 현저한 운동장해가 남은 자 3. 한 눈의 안검에 현저한 결손이 남은 자 4. 고막의 중등도의 결손이나 그 외의 원인으로 인하여 한 귀의 청력이 40센티미터 이상의 거리에서는 보통 말소리를 해득하지 못하는 자 5. 척추에 기형이 남은 자 6. 한 손의 중지 또는 약지를 상실한 자 7. 한 손의 시지가 폐용된 자 또는 무지와 시지 이외에 2개의 수지가 폐용된 자 8. 한 발의 제1족지를 포함하여 2개이상의 족지가 폐용된 자 9. 흉복부 장기에 장해가 남은 자	20
제12급	1. 한 눈의 안구에 현저한 조절기능장해 또는 현저한 운동장해가 남은 자 2. 한 눈의 안검에 현저한 운동장해가 남은 자 3. 7개 이상의 차이에 대하여 치과보철을 가한 자 4. 한 귀의 이각의 대부분이 결손된 자 5. 쇄골·흉골·늑골·견갑골이나 또는 골반골에 현저한 기형이 남은 자 6. 한 팔의 3대 관절 중의 1개 관절의 기능에 장해가 남은 자 7. 한 다리의 3대 관절 중의 1개 관절의 기능에 장해가 남은 자 8. 장관골에 기형이 남은 자 9. 한 손의 중지 또는 약지가 폐용된 자 10. 한 발의 제2족지를 상실한 자 또는 제2족지를 포함하여 2개의 족지를 상실한 자 또는 제3족지이하의 3개의 족지를 상실한 자 11. 한 발의 제1족지 또는 그 외의 4개의 족지가 폐용된 자 12. 국부에 완고한 신경증상이 남은 자 13. 외모에 추상이 남은 자	15
제13급	1. 한 눈의 시력이 0.6이하로 된 자 2. 한 눈에 반맹증·시야협착 또는 시야변상이 남은 자 3. 두 눈의 안검의 일부에 결손이 남거나 속눈썹에 결손이 남은 자 4. 한 손의 소지를 상실한 자 5. 한 손의 무지의 지골의 일부를 상실한 자 6. 한 손의 시지의 지골의 일부를 상실한 자	10

등 급	신 체 장 해	노동력상실률(%)
제13급	7. 한 손의 시지의 말관절을 굴신할 수 없는 자 8. 한 다리가 1센티미터이상 단축된 자 9. 한 발의 제3족지이하의 1개 또는 2개의 족지를 상실한 자 10. 한 발의 제2족지가 폐용된 자 또는 제2족지를 포함하여 2개의 족지가 폐용된 자 또는 제3족지이하의 3개의 족지가 폐용된 자	15
제14급	1. 한 눈의 안검의 일부에 결손이 남거나 또는 속눈섭에 결손이 남은 자 2. 3개이상의 치아에 대하여 치과보철을 가한 자 3. 팔의 노출면에 수장대의 추흔이 남은 자 4. 다리의 노출면에 수장대의 추흔이 남은 자 5. 한 손의 소지가 폐용된 자 6. 한 손의 무지와 시지외의 수지의 지골이 일부를 상실한 자 7. 한손의 무지와 시지외의 수지의 말관절을 굴신할 수 없는 자 8. 한 발의 제3족지이하의 1개 또는 2개의 족지가 폐용된 자 9. 국부에 신경증상이 남은 자	5

(주)
1. 시력의 측정은 국제식시력표에 의하여 굴절이상이 있는 자에 대하여는 원칙적으로 교정시력을 측정한다.
2. 수지의 상실이란 무지에 있어서는 지관절, 기타의 수지에 있어서는 제1지관절 이상을 상실한 경우를 말한다.
3. 수지의 폐용이란 수지의 말단의 1/2 이상을 상실하거나 또는 중추지관절 또는 제1지관절(무지에 있어서는 지관절)에 현저한 운동장해가 남은 경우를 말한다.
4. 족지의 상실이란 족지의 전부를 상실한 경우를 말한다.
5. 족지의 폐용이란 제1족지에 있어서는 말관절의 1/2 이상, 기타의 족지에 있어서는 말관절 이상을 상실한 경우 또는 중족지관절 또는 제1지관절(제1족지에 있어서는 지관절)에 현저한 운동장해가 남은 경우를 말한다.
6. 각 등급의 신체장해에 해당되지 아니하는 장해는 그 노동력상실률에 따라 당해 등급의 신체장해로 본다.

1. 코, 입, 치아

장애 등급	장애구분표상 장애 내용	적용의 예 또는 동일한 장애 내용	노동력상실률(%)
01급 02항	말하는 기능과 음식물을 씹는 기능을 완전히 잃은 사람	발음의 3/4 이상을 알아들을 수 없고, 유동식 이외에는 음식을 섭취할 수 없는 경우	100
03급 02항	말하는 기능이나 음식물을 씹는 기능을 완전히 잃은 사람		100
04급 02항	말하는 기능과 음식물을 씹는 기능에 뚜렷한 장애가 남은 사람	발음의 1/2 이상을 알아들을 수 없고, 미음 또는 죽 및 이에 준하는 정도의 음식물 이외에는 섭취할 수 없는 경우	90
06급 02항	말하는 기능이나 음식물을 씹는 기능에 뚜렷한 장애가 남은 사람		70
09급 05항	코가 결손되어 그 기능에 뚜렷한 장애가 남은 사람	코 일부의 결손으로 숨쉬기가 곤란하거나 후각을 상실한 경우	40
09급 06항	말하는 기능과 음식물을 씹는 기능에 장애가 남은 사람	발음의 1/4 이상을 알아들을 수 없고, 고형식을 섭취할 수 있으나 이에 제한이 있어서 음식물을 씹는 기능이 불충분하게 된 경우	40
10급 02항	말하는 기능이나 음식물을 씹는 기능에 장애가 남은 사람		30
10급 03항	14개 이상의 치아에 대하여 치아보철을 한 사람		30
11급 11항	10개 이상의 치아에 대하여 치아보철을 한 사람		20
12급 03항	7개 이상의 치아에 대하여 치아보철을 한 사람		15
13급 04항	5개 이상의 치아에 대하여 치아보철을 한 사람		10
14급 02항	3개 이상의 치아에 대하여 치아보철을 한 사람		5

※ 해설

① 음식물을 씹는 기능의 장애는 상하교합과 배열 상태 및 하악의 개폐운동 등에 의하여 종합적으로 판단한다.

② 식도의 협착, 혀의 이상, 인후지배신경의 마비 등으로 생기는 연하장애(음식물을 씹거나 삼키기 곤란한 장애)는 음식물을 씹는 기능의 장애등급을 적용한다.

③ 두부외상, 기타 악 주위 조직의 손상과 혀의 손상으로 생긴 미각상실에 대하여는 12급12항을 적용한다.

④ 성대마비 등으로 인한 현저하게 쉰 목소리는 12급12항을 적용한다.

⑤ 보철 개수는 상실된 치아(노출 부분의 3/4 이상 결손된 경우 포함)의 수를 말한다.

⑥ 포스트 인레이(일부 보철)만 한 경우와 치아탈구로 보존 처리 및 고정 처치한 경우에는 결손된 것으로 보지 아니한다.

⑦ 의치의 파손은 보철 개수에 포함시키지 않고, 의치와 자연치를 함께 결손한 경우에는 결손된 자연치 개수를 보철 개수로 한다.

⑧ 코의 결손 없이 후각상실 또는 코로 숨쉬기가 곤란한 경우 12급12항을 적용하고 후각이 감퇴한 경우에는 14급10항을 적용한다.

2. 흉터

장애등급	장애구분표상 장애 내용	적용의 예 또는 동일한 장애 내용	노동력상실률(%)
07급12항	외모에 뚜렷한 흉터가 남은 사람	두부 또는 경부에 손바닥 크기 이상의 흉터가 남은 경우 안면부에 길이 10cm 이상의 흉터가 남은 경우 안면부에 손바닥 1/2 이상 크기의 흉터가 남은 경우 안면부에 직경 5cm 이상의 조직함몰이 있는 경우 코의 1/2 이상 결손된 경우 귓바퀴의 3/4 이상 결손된 경우	60
12급14항	외모에 흉터가 남은 사람	두부 또는 경부에 손바닥 크기 1/2 이상의 흉터가 남은 경우 안면부에 길이 5cm 이상 10cm 미만의 흉터가 남은 경우 안면부에 손바닥 1/4 이상 크기의 흉터가 남은 경우 안면부에 직경 2cm 이상 5cm 미만의 조직함몰이 있는 경우 흉부, 복부, 배부, 둔부에 각 1/2 이상 흉터가 남은 경우 코의 1/4 이상 1/2 미만 결손된 경우 상박, 전박, 대퇴, 하퇴에 각 1/2 이상의 흉터가 남은 경우	15
14급04항	팔의 노출된 면에 손바닥 크기의 흉터가 남은 사람	어깨관절 이하에 손바닥 크기의 흉터가 남은 경우	5
14급05항	다리의 노출된 면에 손바닥 크기의 흉터가 남은 사람	무릎관절과 엉덩이관절 중간 이하에 손바닥 크기의 흉터가 남은 경우 흉부, 복부, 배부, 둔부에 각 1/4 이상 흉터가 남은 경우	5

※ 해설

① 외모라 함은 두부, 안면부, 경부의 일상적으로 노출되는 부분을 말한다.

② 팔 또는 다리의 노출면이라 함은 팔에 있어서는 어깨관절 이하의 부위를 말하며, 다리에 있어서는 무릎관절과 엉덩이관절 1/2 이하의 부위를 말한다.

③ 손바닥 크기라 함은 손가락을 제외한 수장부 크기를 말하며, 자신의 손바닥 크기를 기준으로 한다.

표 2. 국가배상법 시행령[별표 3]
2개 부위 이상의 신체장애종합평가등급표

등급	14	13	12	11	10	9	8	7	6	5	4	3	2
14	14	13	12	11	9	8	8	7	6	5	4	3	2
13	13	12	11	10	9	8	7	6	5	4	3	2	1
12	12	11	10	10	9	8	7	6	5	4	3	2	1
11	11	10	10	10	9	8	7	6	5	4	3	2	1
10	10	9	9	9	8	8	7	6	5	4	3	2	1
9	9	8	8	8	8	7	7	6	5	4	3	2	1
8	8	7	7	7	7	6	6	5	4	3	2	1	1
7	7	6	6	6	6	5	5	5	4	3	2	1	1
6	6	5	5	5	5	4	4	4	4	3	2	1	1
5	5	4	4	4	4	3	3	3	3	2	1	1	1
4	4	3	3	3	3	2	2	2	2	1	1	1	1
3	3	2	2	2	2	1	1	1	1	1	1	1	1
2	2	1	1	1	1	1	1	1	1	1	1	1	1

(주)별표 2. 신체장애의 등급과 노동력상실률표에 의한 등급 7, 8급에 해당하는 2개 부위의 신체장애자는 이 표에 의하여 5급이 되고, 다시 9급이 경합될 때는 이 표에 의하여 4급이 된다.

부록 5

신체 부위별 장애등급판정 기준 (제25조 관련)

3. 입의 장애

가. 말하는 기능의 장애

1) 말하는 기능의 장애는 뇌 또는 뇌신경의 손상으로 인하여 발생하는 언어장애나 구음장애 및 하악 · 혀 · 입술 · 구개 · 치아 · 인두 및 후두 등의 손상으로 인하여 발생하는 구음장애를 말하며 음성장애는 인정하지 아니한다.

2) 영 별표 2에서 "말하는 기능을 완전 영구히 잃은 사람"이란 일상적인 대화에 쓰이는 말을 전혀 이해하지 못하거나 말을 할 수 없는 상태(常態)로 언어기능이 전폐된 사람 또는 구순음 · 치설음 · 구개음 · 후두음 중 3종 이상의 발음을 할 수 없게 된 사람을 말한다.

3) 영 별표 2에서 "말하는 기능에 뚜렷한 장애가 남은 사람"이란 일상적인 대화 시 음성언어만으로는 의사소통을 할 수 없게 된 사람 또는 2)의 규정에 의한 4종의 어음 중 2종의 발음을 할 수 없는 사람을 말한다.

4) 영 별표 2에서 "말하는 기능에 장애가 남은 사람"이란 일상적인 대화 시 음성언어만으로는 의사소통이 상당히 곤란한 사람 또는 2)의 규정에 의한 4종의 어음 중 1종의 발음을 할 수 없는 사람을 말한다.

5) 일상적인 대화 시 의사소통은 가능하나 경도(輕度)의 언어장애가 있는 경우는 "국부의 신경장애"의 해당 등급을 적용한다.

나. 음식물을 씹는 기능의 장애

1) 음식물을 씹는 기능의 장애는 뇌 또는 뇌신경의 손상으로 발생하거나 상하악교합, 치아배열 및 아래턱의 개폐운동장애, 식도의 협착, 혀의 이상 등으로 인하여 발생하는 연하장애(嚥下障碍) 또는 저작장애(咀嚼障碍)를 말한다.

2) 영 별표 2에서 "음식물을 씹는 기능을 완전 영구히 잃은 사람"이란 유동식(流動食) 외에는 섭취할 수 없는 사람을 말한다.

3) 영 별표 2에서 "음식물을 씹는 기능에 뚜렷한 장애가 남은 사람"이란 미음 또는 이에 준하는 정도의 음식물 외에는 섭취할 수 없는 사람을 말한다.

4) 영 별표 2에서 "음식물을 씹는 기능의 장애가 남은 사람"이란 고형식(固形食)을 섭취할 수 있으나 이에 제한이 있어서 음식물을 씹는 기능이 불충분하게 된 사람을 말한다.

다. 치아의 장애

1) 영 별표 2에서 "치과보철(補綴)을 한 사람"이란 상실 또는 뚜렷하게 결손된 치아에 대한 보철을 한 사람을 말한다.

2) 유상의치(有床義齒) 또는 가교의치(架橋義齒) 등을 보철한 경우의 지대관(支臺冠) · 포스트인레이 또는 인레이만을 하게 된 치아는 보철한 치아의 수에 산입하지 아니한다.

3) 상실된 치아가 크거나 치아와 치아사이의 간격으로 인하여 상실된 치아의 수와 의치의 치아의 수가 다른

경우에는 상실된 치아의 수에 따라 장애등급을 결정한다.

4) 치과보철을 한 후에도 치아손상이 원인이 되어 말하는 기능의 장애 또는 씹는 기능의 장애가 남은 경우는 각 장애의 등급 중에서 상위의 등급을 해당 장애등급으로 인정한다.

라. 기타

미각의 장애는 요양이 종료된 후부터 6월이 경과한 경우에 판정하며, 미각이 상실된 사람은 제12급으로 본다. 다만, 미각의 일부 감소는 인정하지 아니한다.

5. 신경계통의 기능 또는 정신기능의 장애

가. 일반 원칙

신경계통의 기능 또는 정신기능의 장애 정도는 해당 장애내용 및 상태와 이로 인한 노동력상실률을 종합하여 판정한다.

나. 중추신경계(뇌)의 장애

1) 뇌의 장애는 뇌의 손상으로 인한 감각 및 운동장애, 기질적 뇌증후군, 정서장애 등을 말하며 뇌성 언어장애는 말하는 기능의 장애로 별도로 구분하여 뇌의 장애에 포함하지 아니한다.

2) 영 별표 2에서 "신경계통의 기능 또는 정신에 뚜렷한 장애가 남아 항상 보호를 받아야 하는 사람"이란 노동능력이 전폐된 사람으로 매우 심한 정도의 신경계통 기능 또는 정신기능의 장애로 인하여 항상 타인의 간호(개호) 없이는 자력으로 생명유지에 필요한 일상생활의 처리동작을 전혀 할 수 없거나 고도의 치매, 정의(情意)의 황폐 등의 정신증상으로 항상 감시가 필요한 사람을 말한다.

3) 영 별표 2에서 "신경계통의 기능 또는 정신에 뚜렷한 장애가 남아 수시로 보호를 받아야 하는 사람"이란 노동능력이 전폐된 사람으로 심한 정도의 신경계통 기능 또는 정신기능의 장애로 인하여 생명유지에 필요한 일상생활의 처리동작에 수시로 타인의 간호(개호)를 필요로 하거나 치매, 정의의 황폐, 환각망상, 발작성의식장애의 다발 등으로 인하여 수시로 타인의 감시가 필요한 사람을 말한다.

4) 영 별표 2에서 "신경계통의 기능 또는 정신에 뚜렷한 장애가 남아 일생 동안 노무에 종사하지 못하는 사람"이란 노동능력이 전폐된 사람으로 2)의 규정에 의한 정도에는 미치지 아니하나 심한 정도의 신경계통 기능 또는 정신기능의 장애로 인하여 사지마비의 대뇌소증상 · 인격변화 또는 기억장애 등이 남아 일생 동안 노무에 종사할 수 없는 사람을 말한다.

5) 영 별표 2에서 "신경계통의 기능 또는 정신에 뚜렷한 장애가 남아 특별히 손쉬운 노무 외에는 종사하지 못하는 사람"이란 신경계통 기능 또는 정신기능의 장해로 인하여 노동능력이 일반 평균인의 1/4 정도만 남아 일생 동안 특별히 손쉬운 노무 외의 노무에는 종사할 수 없는 사람을 말한다.

6) 영 별표 2에서 "신경계통의 기능 또는 정신에 뚜렷한 장애가 남아 손쉬운 노무 외에는 종사하지 못하는 사

람"이란 신경계통 기능 또는 정신기능의 장애로 인하여 노동능력이 일반 평균인의 1/2 정도만 남은 사람을 말한다.

7) 영 별표 2에서 "신경계통의 기능 또는 정신에 장애가 남아 노무가 상당한 정도로 제한되는 사람"이란 노동능력이 어느 정도 남아 있으나 신경계통 기능 또는 정신기능의 장애로 인하여 취업 가능한 직종의 범위가 상당한 정도로 제한되는 사람으로서 다음의 어느 하나에 해당되는 사람을 말한다.

가) 신체적 능력은 정상이나 뇌손상에 의한 정신적 결손 증상이 인정되는 사람

나) 전간(癲癎) 발작과 현기증이 나타날 가능성이 의학적 · 타각적(他覺的) 소견으로 증명되는 사람

다) 사지의 단(單)마비가 인정되는 사람

8) 노동능력에는 별다른 지장은 없지만 의학적으로 입증할 수 있는 신경계통 기능 또는 정신기능의 장애가 남은 사람은 제12급제12호로 본다. 감각장애, 국부의 통증, 경도의 마비, 뇌 위축, 뇌파 이상의 소견 등이 각종 검사 결과 확인되는 경우가 이에 해당한다.

9) 노동능력에는 별다른 지장은 없지만 의학적으로 입증 가능한 신경계통 기능 또는 정신기능의 장애에 대한 소견이 있는 경우에는 제14급제10호로 본다. 의학적으로 증명할 수 있는 정신신경학적 증상은 명백하지 아니하나 두통 · 현기증 · 피로감 등의 자각증상이 고의로 과장된 호소가 아니라고 의학적으로 판단되는 경우가 이에 해당한다.

다. 척수의 장애

1) 노동능력이 전폐된 사람으로 생명유지에 필요한 일상생활의 처리동작에 대하여 항상 타인의 보호(개호)를 받아야 하는 사람은 제1급제3호를 적용한다.

2) 노동능력이 전폐된 사람으로 생명유지에 필요한 일상생활의 처리동작에 대하여 수시로 타인의 보호(개호)를 받아야 하는 사람은 제2급제3호를 적용한다.

3) 노동능력이 전폐된 사람으로 생명유지에 필요한 일상생활의 처리동작은 가능하나 일생 동안 노무에 종사하지 못하는 사람은 제3급제3호를 적용한다.

4) 마비 기타 뚜렷한 척수증상으로 인하여 노동능력이 일반 평균인의 1/4 정도만 남은 사람은 제5급제2호를 적용한다.

5) 마비 기타 뚜렷한 척수증상으로 인하여 노동능력이 일반 평균인의 1/2정도만 남은 사람은 제7급제4호를 적용한다.

6) 노동능력이 어느 정도 남아 있으나 명백한 척수증상으로 인하여 취업 가능한 직종의 범위가 상당한 정도로 제한되는 사람은 제9급제10호를 적용한다.

7) 노동능력에는 별다른 지장은 없지만 의학적으로 입증할 수 있는 척수증상이 남은 사람은 제12급제12호로 본다.

라. 말초신경의 장애

말초신경의 손상으로 인한 장애는 원칙적으로 손상을 입은 신경이 지배하는 신체 각 기관의 장애에 관한 등급을 적용한다.

마. 국부의 신경장애

다른 부위의 신체장애에 규정되어 있지 아니한 국부의 기타 신경장애("완연한 신경증상" 또는 "신경증상"이 남은 사람) 정도는 노동력상실 및 장애 내용, 장애 상태 등을 감안하여 결정한다.

10. 흉터의 장애(두부 · 안면 · 경부 등)

가. 외모의 흉터

1) 영 별표 2에서 "외모"란 두부 · 안면부 · 경부 등 팔과 다리 외에 일상적으로 노출되는 부분을 말한다.

2) 영 별표 2에서 "외모에 뚜렷하게 추한 모양"(뚜렷한 흉터)이란 다음과 같이 사람의 눈에 띄는 정도 이상의 크기를 말한다.

가) 두부에 있어서는 손가락을 제외한 손바닥 크기 이상의 상처자국(이하 "반흔"이라 한다) 또는 두개골에 손바닥 크기 이상의 손상

나) 안면부에 있어서는 계란 크기 이상의 반흔 또는 길이 5센티미터 이상의 선 모양의 흉터(이하 "선상흔"이라 한다) 또는 10원 주화 크기 이상의 조직함몰

다) 경부에 있어서는 손바닥 크기 이상의 반흔이 있는 경우

3) 영 별표 2에서 "외모에 추한 모양"(단순한 흉터)이란 다음과 같이 사람의 눈에 띄는 정도 이상의 크기를 말한다.

가) 두부에 있어서는 계란 크기 이상의 반흔 또는 두개골에 계란 크기 이상의 결손

나) 안면부에 있어서는 10원 주화 크기 이상의 반흔 또는 길이 3센티미터 이상의 선상흔

다) 경부에 있어서는 계란 크기 이상의 반흔이 있는 경우

4) 반흔 · 선상흔과 조직함몰의 경우에 눈썹 · 두발 등으로 감추어져 사람의 눈에 잘 띄지 아니하는 경우에는 흉터로 인정하지 아니한다.

5) 기타

가) 안면신경마비는 신경계통 기능의 장애이지만 그 결과로 나타나는 입비틀어짐은 단순한 흉터로 인정하며, 눈을 감을 수 없는 때에는 눈꺼풀의 장애로 인정한다.

나) 두개골의 손바닥 크기 이상의 결손으로 두부함몰이 인정되는 경우 그로 인한 뇌의 압박으로 신경증상이 있는 때에는 외모의 흉터장애에 대한 등급과 신경장애에 대한 등급 중 높은 등급을 인정한다.

다) 2개 이상의 반흔 또는 선상흔이 서로 인접하여 있거나 모여 있어서 1개의 반흔 또는 선상흔으로 보일 때에는 면적과 길이 등을 합산하여 평가한다.

라) 화상치료 후 흑갈색으로 변색하거나 색소탈실로 인한 백반으로서 영구적으로 남게 될 것으로 인정되면 그 크기 및 위치에 따라 외모의 흉터의 해당 등급을 적용한다.

마) 노출면 외의 상박 또는 대퇴부에 있어서는 그 전역, 흉부 또는 복부에 있어서는 각 부위의 1/3 정도, 배부와 둔부에 있어서는 그 전면적의 1/4 정도 이상의 범위에 흉터장애가 있는 경우에는 14급으로 본다.

바) 양상박부 전역, 양대퇴부 전역, 흉부 또는 복부에 있어서는 그 전면적의 1/2을 넘는 흉터장애가 있는 경우에는 12급으로 본다.

나. 노출된 면의 흉터

1) 팔 또는 다리의 "노출된 면"이란 팔에 있어서는 손바닥 및 손등을 포함한 팔꿈치관절 이하, 다리에 있어서는 발등(足背)을 포함한 무릎관절 이하를 말하며, 이때 "추한 모양"이란 손바닥 크기 이상의 흉터를 말한다.

2) 팔 또는 다리의 "노출된 면"에 화상치료 후의 흑갈색변색 · 색소탈실로 인한 백반 등이 손바닥크기 이상으로 남아 있는 경우에도 노출된 면의 흉터로 인정한다.

부록 6

의무기록 사본 발급

1. 근거

보건복지부 의정 65507-275(2003.4.8.)

2. 목적

진료기록에 대한 처리 기간 등 진료기록 사본 발급 지침을 정하여 의료기관에 진료기록 사본 발급 가이드라인을 제공함으로써 국민들에게 의료기관 이용에 불편이 없도록 하기 위함.

3. 관련 법령

의료법 제20조(기록열람 등) 의료인 또는 의료기관 종사자는 이 법 또는 다른 법령에서 특히 규정된 경우를 제외하고는 환자에 대한 열람 사본 교부 등 그 내용 확인에 응하여서는 아니 된다. 다만, 환자, 그 배우자, 그 직계존속 또는 배우자의 지계존속(배우자 직계존비속 및 배우자의 직계존속이 없는 경우에는 환자가 지정하는 대리인)이 환자에 대한 기록의 열람 사본 교부 등 그 내용 확인을 요구한 때는 환자의 치료 목적상 불가피한 경우를 제외하고는 이에 응하여야 한다. [3년 이하의 징역 또는 1천만원 이하의 벌금(의료법 67조)]

제1항의 규정에도 불구하고 의료인은 동일한 환자의 진료상 필요에 의하여 다른 의료기관에서 그 기록 임상소견서 및 치료경위서의 열람이나 사본의 송부를 요구한 때 또는 환자가 검사기록 및 방사선 필름 등의 사본 교부를 요구한 때는 이에 응하여야 한다. [300만원 이하의 벌금(의료법 69조)]

의료인은 응급 환자를 다른 의료기관에 이송할 때에는 환자 이송과 동시에 초진기록을 송부하여야 한다. [300만원 이하의 벌금(의료법 69조)]

4. 진료기록 사본 발급 기준

가. 종류

진료기록에 속하는 의무기록은 환자 치료에 관련한 의료인 및 의료기관 종사자가 치료의 경과 및 과정에 대하여 기술한 내용이 포함되는 모든 의무기록지임.

- 대표적으로 수술기록, 경과기록, 응급기록, 입퇴원기록 및 요약, 과거병력 및 신체검사기록, 마취기록, 중환자실기록, 간호기록 및 기타 의사의 지시에 따라 행하여진 치료 관련 기록 등이 있음.
- 진료기록의 보존 연한(의료법시행규칙 제18조)

  환자의 명부 5년

진료기록부 10년

처방전 2년

수술기록 10년

검사기록소견 5년

방사선사진 및 그 소견서 5년

간호기록부 5년

조산기록부 5년

진단서 등 부본(진단서, 사망진단서 및 시체검안서 등 별도 구분하여 보존할 것) 3년

나. 처리 기간

환자, 그 배우자, 그 직계존비속 또는 배우자의 직계존속(배우자직계존비속 및 배우자의 직계존속이 없는 경우에는 환자가 지정하는 대리인)이 진료기록의 사본 교부를 요구한 때는 의료인 또는 의료기관 종사자는 즉시(당일) 처리를 원칙으로 하되, 부득이한 사유가 없는 한 최대 3일을 초과하지 않도록 함.

다. 발급 절차

1) 환자 본인이 진료기록 사본을 요청할 때는 진료기록 사본 발급 신청서(이하 '신청서'라 한다)를 직접 작성하여 제출함.
   - 신청서에는 사용 목적이 명시되어야 하며, 의료인 또는 의료기관 종사자는 신청인의 신분 확인을 위하여 신분증을 확인(신청서에 신분증 복사)하도록 함.
2) 환자의 가족 또는 그 대리인이 진료기록 사본 발급을 요청할 때에는 신청서를 작성하고 환자가 직접 작성, 날인한 위임장이 첨부되어야 함(다만, 환자가 사망, 의식불명, 미성년자인 경우일 때는 환자의 보호자 또는 대리인이 환자를 대신함).
   - 위임장에는 위임자와 피위임자의 인적 사항 및 위임의 내용 등이 구체적으로 명시되어야 하며, 이를 객관적으로 입증할 수 있는 인감증명서가 제시되어야 함.
3) 의사의 의학적 판단이 필요한 진료기록의 사본 발급은 해당 진료과에 접수하여 의사와 상담하고, 사본이 필요한 부분에 대한 결정을 받은 후에 발급하며, 진찰료를 별도로 징수함. 단, 의료인의 상담이 추가로 필요하지 않은 경우에는 별도로 진찰료를 징수하지 아니함.
4) 기록의 열람은 의료인과의 상담과 함께 이루어지며, 진료기록을 복사하여 사본 발급이 된 경우에는 열람 행위가 이루어진 것으로 봄.
5) 기타 환자에 관한 기록의 열람 및 사본 교부 등에 대하여 타 법령에서 특히 규정한 경우에는 해당 법령이 정한 바에 따름.

라. 사본 발급료

사본 발급 비용은 실비로 환자가 부담함.

마. 유의사항

동 지침은 민원인이 쉽게 볼 수 있는 일정한 장소(환자 대기실 등)에 비치함.

[별지 제9호의2서식]

진료기록 열람 및 사본발급 동의서

<table>
<tr><td rowspan="3">환자 본인</td><td>성 명</td><td></td><td>연락처</td><td></td></tr>
<tr><td>주민등록번호
(외국인등록번호)</td><td colspan="3"></td></tr>
<tr><td>주 소</td><td colspan="3"></td></tr>
<tr><td rowspan="3">신청인</td><td>성 명</td><td></td><td>환자와의 관계</td><td></td></tr>
<tr><td>주민등록번호
(외국인등록번호)</td><td></td><td>연락처</td><td></td></tr>
<tr><td>주 소</td><td colspan="3"></td></tr>
<tr><td rowspan="2">열람 및 사본 발급 범위</td><td>열람하고자 하는
내용 및 사유</td><td colspan="3"></td></tr>
<tr><td>사본발급 받고자
하는 내용 및 사유</td><td colspan="3"></td></tr>
<tr><td colspan="5">본인(또는 법정대리인)은 상기 신청인(　　　　　)이 「의료법」 제21조제2항 및 같은 법 시행규칙 제13조의2에 따라 본인의 진료기록 등을 열람하거나 사본을 발급받는 것에 대하여 동의합니다.
년　　월　　일
본인(또는 법정대리인)　　　　(자필서명)</td></tr>
</table>

비고: 환자 본인이 만 14세 미만의 경우에는 법정대리인이 작성합니다.

210㎜×297㎜[일반용지 60g/㎡(재활용품)]

[별지 제9호의3서식]

진료기록 열람 및 사본발급 위임장

① 수 임 인	성명		전화번호	
	주민등록번호 (외국인등록번호)		위임인과의 관계	
	주소			
② 위 임 인	성명		전화번호	
	주민등록번호 (외국인등록번호)			
	주소			

위임인은 「의료법」 제21조제2항 및 같은 법 시행규칙 제13조의2에 따라 「진료기록 등 열람 및 사본발급 동의서」에 기재된 사항에 대하여 일체 권한을 상기 수임인에게 위임합니다.

년 월 일

위임인 (자필서명)

210㎜×297㎜[일반용지 60g/㎡(재활용품)]

부록 7

치과상병명 및 ICD 코드

1. 치아 관련 질환[한국표준질병-사인분류(2010)에서 발췌]

K00	치아의 발육 및 맹출(이돋이)장애	Disorders of tooth development and eruption
K00.0	무치증	Anodontia
K00.1	과잉치	Supernumerary teeth
K00.2	내반치	Invaginatus dens
K00.2	치내치	Dens in dente
K00.2	외반치	Evaginatus dens
K00.3	치아의 불소침착증	Dental fluorosis
K00.5	법랑질(사기질) 형성부전증	Amelogenesis imperfecta
K00.5	상아질 형성부전증	Dentinogenesis imperfecta
K01.1	매복치	Impacted teeth
K02.1	상아질의 우식증	Caries of dentine
K02.9	상세 불명의 치아우식증	Dental caries, unspecified
K03.0	치아의 과교모증	Excessive attrition of teeth
K03.1	치아의 마모증	Abrasion of teeth
K03.2	상세 불명의 치아의 침식증	Erosion of teeth NOS
K03.3	치아의 병리적 흡수증	Pathological resorption of teeth
K03.5	치아의 굳음증	Ankylosis of teeth
K03.6	상세 불명의 외인성 치아의 착색	Extrinsic staining of teeth NOS
K03.8	기타 명시된 치아경조직의 질환	Other specified diseases of hard tissues of teeth
K03.8	과민성 상아질	Sensitive dentine

2. 치수 및 치근단 질환

K04.0	급성 치수염	Acute pulpitis
K04.1	치수의 괴사	Necrosis of pulp
K04.4	상세 불명의 급성 근단성 치주염	Acute apical periodontitis NOS
K04.5	만성 근단성 치주염	Chronic apical periodontitis
K04.6	굴이 있는 근단주위 고름집(농양)	Periapical abscess with sinus
K04.7	굴이 없는 근단주위 고름집(농양)	Periapical abscess without sinus
K04.8	근단주위낭	Periapical cyst

3. 기타 치아 질환

K08.3	잔존치근	Retained dental root
K09	달리 분류되지 않은 구강 영역의 낭	Cysts of oral region, NEC
K10.3	건성발치와	Dry socket

4. 치주 질환

K05.0	급성 치은염(잇몸염)	Acute gingivitis
K05.1	만성 치은염(잇몸염)	Chronic gingivitis
K05.2	치주 고름집(농양)	Periodontal abscess
K05.2	급성 치주염	Acute periodontitis
K05.2	치주 고름집(농양)	Parodontal abscess
K05.3	만성 치주염	Chronic periodontitis
K05.5	기타 치주질환	Other periodontal diseases
K05.6	상세 불명의 치주질환	Periodontal disease, unspecified
K06.0	치은(잇몸)퇴축	Gingival recession
K06.1	치은(잇몸)비대	Gingival enlargement

5. 치아 외상

S02.5	치아의 파절	Fractrue of tooth
S02.53	치아의 폐쇄성 파절	Closed fracture of tooth
S02.54	치아의 개방성 파절	Open fracture of tooth
S03.20	치아의 아탈구	Subluxation of tooth
S03.22	완전탈구	Avulsion of tooth
S02.55	치근파절	Fracture of root of tooth
S02.56	치관-치조파절	Fracture of crown with root of tooth
K08.1	사고, 발치 또는 국한성 치주병에 의한 치아상실	Loss of teeth due to accident, extraction or local periodontal disease

6. 악안면 골절 및 외상

S02	머리뼈 및 얼굴뼈의 골절	Fracture of skull and facial bones
S02.4	광대뼈 및 위턱뼈의 골절	Fracture of malar and maxillary bones
S02.6	아래턱뼈의 골절	Fracture of mandible
S01.5	입술 및 구강의 열린 상처	Open wound of lip and oral cavity

7. 악안면 기형 및 이상

Q18	얼굴 및 목의 기타 선천 기형	Other congenital malformations of face and neck
Q35	입천장갈림증	Cleft palate
Q36	입술갈림증	Cleft lip
Q37	입술갈림증을 동반한 입천장갈림증	Cleft palate with cleft lip
K07	치아 안면 이상 [부정교합을 포함]	Dentofacial anomalies [including malocclusion]

8. 턱관절장애

K07.6	턱관절장애	Temporomandibular joint disorders
S03.0	현증 턱관절의 탈구	Current temporomandibular joint dislocation
S03.4	현증 턱관절의 긴장	Current temporomandibular joint strain
S03.0	턱의 탈구	Dislocation of jaw
F45.8	이갈기	Teeth–grinding

9. 신경손상

S04.3	삼차신경의 손상	Injury of trigeminal nerve
G50	삼차신경의 장애	Disorders of trigeminal nerve
G50.0	삼차신경통	Trigeminal neuralgia

10. 연조직 및 주변조직 질환

K11	침샘의 질환	Diseases of salivary glands
K12	입안염 및 관련 병터	Stomatitis and related lesions
K13	입술 및 구강점막의 기타 질환	Other diseases of lip and oral mucosa
K14	혀의 질환	Diseases of tongue
J01.0	급성 위턱굴염	Acute maxillary sinusitis
J32.0	만성 위턱굴염	Chronic maxillary sinusitis

11. 악안면 종양

C00	입술의 악성신생물	Malignant neoplasm of lip
C01	혓바닥의 악성신생물	Malignant neoplasm of base of tongue
C02	혀의 기타 및 상세 불명 부위의 악성신생물	Malignant neoplasm of other and unspecified parts of tongue
C03	잇몸의 악성신생물	Malignant neoplasm of gum
C04	입바닥의 악성신생물	Malignant neoplasm of floor of mouth
C05	입천장의 악성신생물	Malignant neoplasm of palate
C06	기타 및 상세 불명의 구강 부위의 악성신생물	Malignant neoplasm of other and unspecified parts of mouth
C14	입술, 구강 및 인두 내의 기타 및 부위 불명의 악성신생물	Malignant neoplasm of other and ill-defined sites in the lip, oral cavity and pharynx
D00	구강, 식도 및 위의 상피 내 암종	Carcinoma in situ of oral cavity, oesophagus and stomach
D10	입 및 인두의 양성신생물	Benign neoplasm of mouth and pharynx

부록 8

장애등급 판정 기준

(보건복지부 제2012-60호)

1. 목적

이 기준은 장애인복지법시행규칙 제2조 및 '별표 1'의 장애인의 장애등급표에 의한 장애등급 사정 기준을 구체적으로 해석하고 표준 진단 방법을 제시하여 정확하게 장애등급을 판정하도록 하기 위한 것이다.

2. 적용 범위

가. 이 기준은 장애인복지법 제32조의 규정에 의하여 특별자치도지사 · 시장 · 군수 · 구청장에게 장애인등록을 신청한 사람의 장애등급을 진단 · 판정하는 때 적용한다.

나. 장애인복지법 제32조의 규정에 의하여 장애인으로 등록할 수 있는 사람은 다음 장애인의 분류에 해당되는 사람으로서 장애인복지법시행규칙 '별표 1'의 장애인의 장애등급표에서 정하는 기준에 부합하는 정도의 장애가 있는 사람이다.

별표 1. 장애인의 분류

신체적장애		지체장애	절단장애, 관절장애, 지체기능장애, 변형 등의 장애
		뇌병변장애	뇌의 손상으로 인한 복합적인 장애
		시각장애	시력장애, 시야결손장애
		청각장애	청력장애, 평형기능장애
		언어장애	언어장애, 음성장애, 구어장애
		안면장애	안면부의 추상, 함몰, 비후 등 변형으로 인한 장애
	내부기관의 장애	신장장애	투석치료 중이거나 신장을 이식 받은 경우
		심장장애	일상생활이 현저히 제한되는 심장기능이상
		간장애	일상생활이 현저히 제한되는 만성 중증의 간기능이상
		호흡기장애	일상생활이 현저히 제한되는 만성 중증의 호흡기기능이상
		장루 요루장애	일상생활이 현저히 제한되는 장루 요루
		간질장애	일상생활이 현저히 제한되는 만성 중증의 간질
정신적장애	발달장애	지적장애	지능지수와 사회성숙지수가 70 이하인 경우
		자폐성 장애	소아청소년 자폐 등 자폐성 장애
	정신장애	정신장애	정신분열병, 분열형 정동장애, 양극성 정동장애, 반복성 우울장애

3. 판정 기준의 적용 원칙

가. 장애 유형별 장애등급은 원칙적으로 제2장의 장애 유형별 판정 기준에 따라 판정한다.

나. 2종류 이상의 장애가 중복되는 경우의 장애등급은 '4. 중복장애의 합산' 기준에 따라 판정한다.

다. 위 가, 나 항의 적용 원칙 이외에 개인의 신체적 · 정신적 특성 등을 고려하여 판정할 필요가 있다고 인정되는 경우에는 장애인복지법시행규칙 제3조제4항에 따라 고시된 장애등급심사규정 제14조의 장애등급심사위원회에서 다음 사항을 고려하여 장애등급을 판정할 수 있다.

(1) 2종류 이상의 중복장애가 있는 경우로서 '4. 중복장애의 합산' 기준에도 불구하고 주장애 또는 부장애가 부장애 또는 주장애의 신체적 · 정신적 기능 등을 더 심화시키는 결과를 초래하는 경우

(2) 장애 정도에 변화를 일으키는 신체적 · 정신적 손상 등이 객관적으로 확인되고 그 손상이 장애 정도의 심화와 상당한 인과관계가 있다고 인정되는 경우

4. 중복장애의 합산

가. 2종류 이상의 장애가 중복되어 있는 경우 주된 장애(장애등급이 가장 높은 장애)와 차상위 장애를 합산할 수 있다.

나. 2종류 이상의 서로 다른 장애가 같은 등급에 해당하는 때는 1등급 위의 급으로 하며, 서로 등급이 다른 때는 표 2, 중복장애 합산 시 장애등급 상향 조정표에 따른다.

(1) 중복장애의 합산에 따른 주된 장애등급의 상향 조정은 두 가지 장애를 합한 장애율이 주된 장애의 차상위 등급의 장애율과 비교하여 반드시 상향 조정할 필요가 있는 경우로 장애율은 다음 '표 1'과 같으므로 '표 2'의 기준을 참고하여 장애등급을 조정할 수 있다.

표 1. 장애등급별 및 중복장애 합산 시 장애율

	1급(85~)	2급(75~84)	3급(60~74)	4급(45~59)	5급(35~44)	6급(25~34)
1급(85~)	97.75	96.25	94.0	91.75	90.25	88.75
2급(75~84)	96.25	93.75	90.0	86.25	83.75	81.25
3급(60~74)	94.0	90.0	84.0	78.0	74.0	70.0
4급(45~59)	91.75	86.25	78.0	69.75	64.25	58.75
5급(35~44)	90.25	83.75	74.0	64.25	57.75	51.25
6급(25~34)	88.75	81.25	70.0	58.75	51.25	43.75

표 2. 중복장애 합산 시 장애등급 상향 조정표

	1급	2급	3급	4급	5급	6급
1급	1급	1급	1급	1급	1급	1급
2급	1급	1급	1급	1급	2급	2급
3급	1급	1급	2급	2급	3급	3급
4급	1급	1급	2급	3급	3급	4급
5급	1급	2급	3급	3급	4급	4급
6급	1급	2급	3급	4급	4급	5급

다. 중복장애 합산의 예외

(1) 지체장애와 뇌병변장애는 합산할 수 없다.

※ 뇌병변장애(포괄적 평가)와 지체장애(개별적 평가)가 중복된 경우에는 뇌병변장애 판정 기준에 따라 장애 정도를 판정한다. 다만, 지체장애가 상위 등급이고 뇌병변장애가 경미한 경우는 지체장애로 판정할 수 있다.

(2) 지적장애와 자폐성 장애는 합산할 수 없다.

(3) 지적장애와 그로 인한 언어장애는 합산할 수 없다.

(4) 자폐성 장애와 그로 인한 언어장애는 합산할 수 없다.

(5) 정신장애와 그로 인한 언어장애는 합산할 수 없다.

(6) 장애 부위가 동일한 경우는 중복장애 합산 판정을 할 수 없다.

5. 장애진단서 작성 기준

가. 장애 유형별 장애 진단 전문기관 및 전문의 등

표 3. 장애 유형별 장애 진단 전문기관 및 전문의 등

장애 유형	장애진단기관 및 전문의 등
지체장애	1. 절단장애: 방사선 촬영 시설이 있는 의료기관의 의사 2. 기타 지체장애: 방사선 촬영 시설 등 검사 장비가 있는 의료기관의 재활의학과 · 정형외과 · 신경외과 · 신경과 또는 내과(류마티스분과) 전문의
뇌병변장애	의료기관의 재활의학과 신경외과 또는 신경과 전문의
시각장애	시력 또는 시야결손 정도의 측정이 가능한 의료기관의 안과 전문의
청각장애	청력검사실과 청력검사기(오디오미터)가 있는 의료기관의 이비인후과 전문의
언어장애	1. 의료기관의 재활의학과 전문의 또는 언어치료사가 배치되어 있는 의료기관의 이비인후과 · 정신과 또는 신경과 전문의 2. 음성장애는 언어치료사가 없는 의료기관의 이비인후과 전문의 포함 3. 의료기관의 치과(구강악안면외과) 치과 전속 지도 전문의(구강악안면외과)
지적장애	의료기관의 정신과 또는 재활의학과 전문의
정신장애	1. 장애진단 직전 1년 이상 지속적으로 진료한 정신과 전문의(다만, 지속적으로 진료를 받았다 함은 3개월 이상 약물치료가 중단되지 않았음을 의미한다) 2. 1호에 해당하는 전문의가 없는 경우 장애진단 직전 3개월 이상 지속적으로 진료한 의료기관의 정신과 전문의가 판정할 수 있으나, 장애진단 직전 1년 이상의 지속적인 정신과 진료기록을 진단서 또는 소견서 등으로 확인하고 장애진단을 하여야 한다.
자폐성 장애	의료기관의 정신과(소아정신과)전문의
신장장애	1. 투석에 대한 장애 판정은 장애인 등록 직전 3개월 이상 투석치료를 하고 있는 의료기관의 의사 2. 1호에 해당하는 의사가 없을 경우 장애진단 직전 1개월 이상 지속적으로 투석치료를 하고 있는 의료기관의 의사가 진단할 수 있으나 3개월 이상의 투석기록을 확인하여야 한다. 3. 신장이식의 장애 판정은 신장이식을 시술하였거나 이식 환자를 진료하는 의료기관의 외과 또는 내과전문의
심장장애	1. 장애진단 직전 1년 이상 진료한 의료기관의 내과(순환기분과) · 소아청소년과 또는 흉부외과 전문의 2. 1호에 해당하는 전문의가 없는 경우 의료기관의 내과(순환기분과) 전문의가 판정할 수 있으나 장애진단 직전 1년 이상 내과(순환기분과) · 소아청소년과 또는 흉부외과의 지속적인 진료기록 등을 확인하고 장애진단을 하여야 한다.
호흡기장애	장애진단 직전 2개월 이상 진료한 의료기관의 내과(호흡기분과, 알레르기분과) · 흉부외과 · 소아청소년과 · 결핵과 또는 산업의학과 전문의
간장애	장애 진단 직전 2개월 이상 진료한 의료기관의 내과(소화기분과) · 외과 또는 소아청소년과 전문의
안면장애	1. 의료기관의 성형외과 · 피부과 또는 외과(화상의 경우) 전문의 2. 의료기관의 치과(구강악안면외과) · 치과 전속 지도 전문의(구강악안면외과)
장루 요루장애	의료기관의 외과 · 산부인과 · 비뇨기과 또는 내과 전문의
간질장애	장애진단 직전 6개월 이상 진료한 의료기관의 신경과 · 신경외과 · 정신과 또는 소아 · 청소년과(소아 · 청소년의 경우) 전문의

나. 장애 유형별 장애 판정 시기

표 4. 장애 유형별 장애 판정 시기

장애유형	장애판정 시기
지체·시각·청각·언어·지적·안면 장애	장애의 원인 질환 등에 관하여 충분히 치료하여 장애가 고착되었을 때 등록하며, 그 기준 시기는 원인 질환 또는 부상 등의 발생 후 또는 수술 후 6개월 이상 지속적으로 치료한 후로 한다(지체절단, 척추고정술, 안구적출, 청력기관의 결손, 후두전적출술, 선천적 지적장애 등 장애 상태의 고착이 명백한 경우는 예외로 한다).
뇌병변장애	뇌성마비, 뇌졸중, 뇌손상 등과 기타 뇌병변(예: 파킨슨병 등)이 있는 경우는 발병 또는 외상 후 6개월 이상 지속적으로 치료한 후에 장애 진단을 하여야 한다.
정신장애	1년 이상의 성실하고 지속적인 치료 후에 호전의 기미가 거의 없을 정도로 장애가 고착되었을 때 한다.
자폐성 장애	전반성 발달장애(자폐증)가 확실해진 시점
신장장애	3개월 이상 지속적으로 혈액투석 또는 복막투석치료를 받고 있는 사람 또는 신장을 이식 받은 사람
심장장애	1년 이상의 성실하고 지속적인 치료 후에 호전의 기미가 거의 없을 정도로 장애가 고착되었거나 심장을 이식 받은 사람
호흡기·간 장애	현재의 상태와 관련한 최초 진단 이후 1년 이상이 경과하고, 최근 2개월 이상의 지속적인 치료 후에 호전의 기미가 거의 없을 정도로 장애가 고착되었거나 폐 또는 간을 이식받은 사람
장루·요루 장애	복원수술이 불가능한 장루(복회음절제술 후 에스결장루, 전대장절제술 후 시행한 말단형 회장루 등)·요루(요관피부루, 회장도관 등)의 경우에는 장루(요루)조성술 이후 진단이 가능하며, 그 외 복원수술이 가능한 장루(요루)의 경우에는 장루(요루)조성술 후 1년이 지난 시점
간질장애	1. 성인의 경우 현재의 상태와 관련하여 최초 진단 이후 3년이 경과하고 2년 이상의 지속적인 치료를 받음에도 불구하고 호전의 기미가 거의 없을 정도로 장애가 고착된 시점 2. 소아청소년의 경우 간질 증상에 따라 최초 진단 이후 규정 기간(1년 내지 2년) 이상의 지속적인 치료를 받음에도 불구하고 호전의 기미가 거의 없을 정도로 장애가 고착된 시점

(1) 장애를 진단하는 의료기관의 장애 유형별 소관 전문의는 장애인복지법령 및 장애등급 판정 기준에 따라 장애 판정 시기 및 장애의 상태 등에 대하여 진료기록 및 객관적인 검사 등을 통하여 확인하고 장애를 진단하여 장애진단서의 모든 항목을 성실히 기재하고 검사결과지 및 진료기록지 등 필요 서류 제공에 협조하여야 한다. 읍·면·동장에게 우편으로 송부하되 부득이 인편에 의한 경우 봉투의 봉함 부분에 의료기관의 간인을 찍어 송부하여야 한다.

–성명, 주민등록번호 기재 후 투명테이프로 처리하여야 한다.

(2) 의료기관의 폐업 등 부득이한 사유로 인하여 이전 진료기록을 확인할 수 없는 경우 신청인의 현재 상태가 전문적 판단에 의해 장애 판정 시기에 해당하는 이전의 치료력이 인정된다는 적합한 근거 및 구체적인 의견을 장애진단서에 명시하고 장애진단을 할 수 있다.

(3) 지체, 시각, 청각, 언어, 지적, 안면 장애는 장애 상태가 고착되었음이 전문적 진단에 의해 인정되는 경우 이전 진료기록 등을 확인하지 않을 수 있다(예: 지체절단, 척추고정술, 안구적출, 청력기관의 결손,

후두전적출술, 선천성 지적장애 등).

(4) 장애등급을 판정할 때 향후 장애 상태가 변화할 가능성이 있는 경우는 장애등급의 변화가 예측되는 시기를 지정하여 장애 정도를 재판정하도록 한다.

(5) '보행상 장애 표준 기준표'에 해당하는 경우 당연히 보행상 장애를 인정하되, 그 외의 장애 유형 및 등급에 대하여 보행상 장애가 있다고 진단하는 경우 그 사유를 구체적으로 명시하여야 한다.

표 5. 보행상 장애 표준 기준표

구분	장애 유형		1급	2급	3급	4급	5급	6급
신체적 장애	지체장애	상지 절단						
		하지 절단	○	○	○	○		
		상지 관절						
		하지 관절	○	○	○	○	○	
		상지 기능						
		하지 기능	○	○	○	○	○	
		척추장애		○	○	○	○	
		변형장애					○	
	뇌병변장애		○	○	○	○		
	시각장애		○	○	○	○	○	
	청각장애	청력						
		평형			○	○	○	
	언어장애							
	신장장애			○				
	심장장애		○	○				
	호흡기장애		○	○				
	간장애		○	○				
	안면장애							
	장루 요루장애			○				
	간질장애							
정신적 장애	지적장애		○					
	자폐성 장애		○	○				
	정신장애		○					

※▒ 는 중복장애의 경우

6. 언어장애 판정 기준

가. 장애진단기관 및 전문의

(1) 의료기관의 재활의학과 전문의 또는 언어치료사가 배치되어 있는 의료기관의 이비인후과 · 정신과 · 신경과 전문의

−다만, 음성장애는 언어치료사가 없는 의료기관의 이비인후과 전문의 포함

(2) 의료기관의 치과(구강악안면외과) · 치과 전속 지도 전문의(구강악안면외과)

나. 진료기록 등의 확인

장애진단을 하는 전문의는 원인 질환 등에 대한 6개월 이상의 충분한 치료 후에도 장애가 고착되었음을 진단서, 소견서, 진료기록 등으로 확인하여야 한다(필요 시 환자에게 타 병원 진료기록 등을 제출하게 한다). 다만, 장애 상태가 고착되었음이 전문적 진단에 의해 인정되는 경우 이전 진료기록 등을 확인하지 않을 수 있다. 이 경우 이에 대한 의견을 구체적으로 장애진단서에 명시하여야 한다.

다. 장애 진단 및 재판정 시기

(1) 장애의 원인 질환 등에 관하여 충분히 치료하여 장애가 고착되었을 때 진단하며, 그 기준 시기는 원인 질환 또는 부상 등의 발생 후 또는 수술 후 6개월 이상 지속적으로 치료한 후로 한다. 다만, 후두전적출술 등 장애의 고착이 명백한 경우는 예외로 한다.

(2) 수술 또는 치료 등 의료적 조치로 기능이 회복될 수 있다고 판단하는 경우에는 장애 판정을 처치 후로 유보하여야 한다. 다만, 1년 이내에 국내 여건 또는 장애인의 건강 상태 등으로 인하여 수술 등을 하지 못하는 경우는 예외로 하되, 필요한 시기를 지정하여 재판정을 받도록 하여야 한다.

(3) 향후 장애 정도의 변화가 예상되는 경우에는 반드시 재판정을 받도록 하여야 한다. 이 경우 재판정의 시기는 최초의 판정 시기로부터 2년 이상 경과한 후로 한다. 2년 이내에 장애 상태의 변화가 예상될 때는 장애의 판정을 유보하여야 한다.

(4) 재판정이 필요한 경우 장애 판정의는 장애진단서에 재판정 시기와 필요성을 구체적으로 명시하여야 한다.

라. 판정 개요

(1) 음성장애는 단순한 음성장애, 발음(조음)장애 및 유창성 장애(말더듬)를 포함하는 구어장애를 포함하며, 언어장애는 언어중추손상으로 인한 실어증과 발달기에 나타나는 발달성 언어장애를 포함한다.

(2) 말더듬, 조음 및 언어 장애는 객관적인 검사를 통하여 진단한다.

① 유창성 장애(말더듬): 말더듬심도검사

② 조음장애: 그림자음검사, 3위치 조음검사, 한국어발음검사

③ 언어 능력:

–20세 이상의 성인: 보스턴 이름대기검사, K–WAB 검사

–아동: 그림어휘력검사, 취학 전 아동의 수용언어 및 표현언어 발달 척도(PRES), 영유아 언어발달 검사(SELSI), 문장이해력검사, 언어이해 · 인지력검사, 언어문제해결력검사, 한국–노스웨슨턴 구문선별검사

표 6. 언어장애등급 기준

장애등급	장애 정도
3급1호	발성이 불가능하거나 특수한 방법(식도발성, 인공후두기)으로 간단한 대화가 가능한 음성장애
3급2호	말의 흐름이 97% 이상 방해를 받는 말더듬
3급3호	자음정확도가 30% 미만인 조음장애
3급4호	의미 있는 말을 거의 못하는 표현언어지수가 25 미만인 경우로서 지적장애 또는 자폐성 장애로 판정되지 아니하는 경우
3급5호	간단한 말이나 질문도 거의 이해하지 못하는 수용언어지수가 25 미만인 경우로서 지적장애 또는 자폐성 장애로 판정되지 아니하는 경우
4급1호	발성(음도, 강도, 음질)이 부분적으로 가능한 음성장애
4급2호	말의 흐름이 방해받는 말더듬(아동 41~96%, 성인 24~96%)
4급3호	자음정확도 30~75% 정도의 부정확한 말을 사용하는 조음장애
4급4호	매우 제한된 표현만을 할 수 있는 표현언어지수가 25~65인 경우로서 지적장애 또는 자폐성 장애로 판정되지 아니하는 경우
4급5호	매우 제한된 이해만을 할 수 있는 수용언어지수가 25~65인 경우로서 지적장애 또는 자폐성 장애로 판정되지 아니하는 경우

7. 안면장애 판정 기준

가. 장애진단기관 및 전문의

(1) 의료기관의 성형외과 · 피부과 또는 외과(화상의 경우) 전문의

(2) 의료기관의 치과(구강악안면외과) · 치과 전속 지도 전문의(구강악안면외과)

나. 진료기록의 확인

장애진단을 하는 전문의는 원인 질환 등에 대하여 6개월 이상의 충분한 치료 후에도 장애가 고착되었음을 진단서, 소견서, 진료기록 등으로 확인하여야 한다(필요시 환자에게 타 병원 진료기록 등을 제출하게 한다).

다만, 장애 상태가 고착되었음이 전문적 진단에 의해 인정되는 경우 이전 진료기록 등을 확인하지 않을 수 있다. 이 경우 이에 대한 의견을 구체적으로 장애진단서에 명시하여야 한다.

다. 장애진단 및 재판정 시기

(1) 원인 질환 등에 관하여 충분히 치료하여 장애가 고착되었을 때 진단하며, 그 기준 시기는 원인 질환 또는 부상 등의 발생 또는 수술 이후 6개월 이상 지속적으로 치료한 후로 한다.

(2) 수술 또는 치료로 기능이 회복될 수 있다고 판단하는 경우에는 장애 진단을 처치 후로 유보하여야 한다. 다만, 1년 이내에 국내 여건 또는 장애인의 건강 상태 등으로 인하여 수술 등을 하지 못하는 경우는 예외로 하되 필요한 시기를 지정하여 재판정을 받도록 하여야 한다.

(3) 향후 장애 정도의 변화가 예상되는 경우에는 반드시 재판정을 받도록 하여야 한다. 이 경우 재판정의 시기는 최초의 판정으로부터 2년 이상 경과한 후로 한다. 2년 이내에 장애 상태의 변화가 예상될 때는 장애의 판정을 유보하여야 한다.

(4) 재판정이 필요한 경우 장애진단을 하는 전문의는 장애진단서에 그 시기와 필요성을 구체적으로 명시하여야 한다.

라. 판정 개요

(1) 안면장애에는 눈에 띄는 면상반흔, 색소침착, 모발결손, 조직의 비후나 함몰, 결손이 포함된다.

(2) '함몰이나 비후'라 함은 연부조직, 골조직 등의 함몰이나 비후, 위축을 말한다.

–단순한 함몰이나 비후(정상 조직보다 최대 2cm 미만으로 함몰되거나 비후된 경우)에는 병변 부위를 산정함에 있어 75%로 계산한다.

(3) 안면변형장애는 이학적 검사로 확인하며 단순 방사선 촬영, CT, MRI 등으로 함몰이나 비후의 정도를 결정할 수 있다.

(4) '안면부'라 함은 두부, 안면부, 경부, 이부와 같이 상지와 하지, 몸통 이외에 일상적으로 노출되는 부분을 의미한다.

(5) '노출된 안면부'라 함은 전두부와 측두부, 이개후부의 모발선과 정면에서 보았을 때 경부의 전면과 후면을 구분하는 수직선을 연결한 선을 경계로 얼굴, 귀, 목의 앞면을 포함한다.

(6) 한 부위에 다양한 종류의 증상이 공존할 때는 가장 주요한 증상만을 고려한다.

(7) %는 정상 부위에 대한 병변 부위의 백분율을 말한다.

(8) 모발결손은 탈모증에 의한 것은 제외하며 반흔을 동반한 모발결손으로 국한한다.

표 7. 안면장애등급 기준

장애등급	장애 정도
2급1호	노출된 안면부의 90% 이상의 변형이 있는 사람
2급2호	노출된 안면부의 60% 이상의 변형이 있고 코 형태의 2/3 이상이 없어진 사람
3급1호	노출된 안면부의 75% 이상의 변형이 있는 사람
3급2호	노출된 안면부의 50% 이상의 변형이 있고 코 형태의 2/3 이상이 없어진 사람
4급1호	노출된 안면부의 60% 이상의 변형이 있는 사람
4급2호	코 형태의 2/3 이상이 없어진 사람
4급3호	노출된 안면부의 45% 이상 변형이 있고 코 형태의 1/3 이상이 없어진 사람
5급1호	노출된 안면부의 45% 이상이 변형된 사람
5급2호	코 형태의 1/3 이상이 없어진 사람

부록 9

장애등급표(발췌)

[별표 1] <개정 2010.3.19> 장애인복지법상 장애인의 장애등급표(제2조 관련)

5. 언어장애인

제3급

음성기능이나 언어기능을 잃은 사람

제4급

음성·언어만으로는 의사소통을 하기 곤란할 정도로 음성기능이나 언어기능에 현저한 장애가 있는 사람

13. 안면장애인

제2급

1. 노출된 안면부의 90% 이상이 변형된 사람
2. 노출된 안면부의 60% 이상이 변형되고 코 형태의 2/3 이상이 없어진 사람

제3급

1. 노출된 안면부의 75% 이상이 변형된 사람
2. 노출된 안면부의 50% 이상이 변형되고 코 형태의 2/3 이상이 없어진 사람

제4급

1. 노출된 안면부의 60% 이상이 변형된 사람
2. 코 형태의 2/3 이상이 없어진 사람

16. 중복된 장애의 합산 판정

가. 같은 등급에 둘 이상의 중복장애가 있는 경우에는 1등급 위의 등급으로 한다.

나. 서로 다른 등급에 둘 이상의 중복장애가 있는 경우에는 의료기관의 전문의가 장애의 정도를 고려하여 보건복지부장관이 정하는 바에 따라 주된 장애등급보다 1등급 위의 등급으로 조정할 수 있다.

다. 다음과 같은 경우는 가목 및 나목에도 불구하고 중복장애로 합산 판정할 수 없다.

1) 지체장애와 뇌병변장애가 중복된 경우

2) 지적장애와 자폐성장애가 중복된 경우

3) 그 밖에 장애 부위가 같거나 장애 성격이 중복되어 중복장애로 합산하여 판정하는 것이 타당하지 아니한 경우로서 보건복지부장관이 정하는 경우

참고문헌

가톨릭대학교 산학협력단. 노동부 정책연구 사업. 2009.

구남수. 민법상 구상권의 구조 및 체계에 관한 연구. 동아대 대학원, 2010.

김명래. 치과의료와 관련된 진단서 및 감정서의 작성과 실례. 지성출판사, 1996.

김수관, 김영균. 악안면 외상학. 군자출판사, 2007.

김영균, 배지현, 최용훈, 김수관, 엄인웅. 치아를 이용한 다양한 이식술. 대한나래출판사, 2011.

김재윤. 의료 분쟁과 법. 율곡출판사, 2005.

김종열. 법치의학. 지성출판사, 2005.

대한소아치과학회 편저. 소아-청소년 치과학. 제4판, 예낭아이엔씨, 2007;592-632.

대한의사협회. 의료법 원론. 2008.

대한의사협회. 의료분쟁의 이해. 법문사, 2009.

대한치과의사협회. 치과의료기관 의료분쟁백서. 대한치과의사협회, 2009.

대한치과의사협회. 치과 건강보험 요양급여비용 및 급여기준. 2011년 1월판, 아람에디트.

대한치과의사협회 법제위원회. 2011 치과의사가 알아야 할 의료 법률 지식. 대한치과의사협회, 2011.

문국진. 우리나라 의료분쟁 처리의 법의학적 고찰. 대한법의학회지, 1986;2:18~24.

범경철. 의료분쟁소송: 이론과 실무. 법률정보센터, 2003.

산재보상보험법. 개정판, 2009.

우상덕. 법의학. 제19판, 최신의학사, 1991.

윤정아, 강진규, 안형준, 최종훈, 김종열. 서울특별시 개원 치과의사의 의료사고 및 분쟁의 유형과 대책에 관한 연구(2004년). 대한구강내과학회지, 2005;30(2):163~200.

윤중진. 법의학, 제19판, 고려의학, 1993.

이종호, 김명진 역. 칼라그래픽스 하치조신경마비. 나래출판사, 2001.

임복희. 의료분쟁 판례분석. 한국콘텐츠학회논문지 2010;10(11):294~303.

차수봉. 보건의료법규의 정리. 2009.

한성희. 하악 제3대구치 발치 후 발생한 하치조신경 및 설신경 손상에 관한 연구. 대한치과의사협회지, 2009;47(4):211-224.

황성연, 남진미, 김유미, 김현순, 김영삼. 치과 건강보험에 정답이란 없다. 예낭아이엔씨, 2011.

황충주. 치과 의료사고와 분쟁의 예방 및 대책. 의치학사, 2000:111-118.

황충주 역. 치과의료분쟁. 이렇게 하면 막을 수 있다! 경향 및 대책. 대한나래출판사, 2008.

Bragger U, Karoussis I, Persson R, Pjetrusson B, Salvi G, Lang NP. Technical and biological complications/failures with single crowns and fixed partial dentures on implants: a 10-year prospective cohort study. Clin Oral Implants Res. 2005;16:326-334.

Caissie R, Landry PE, Paquin R, Champigny MF, Berthod F. Quantitative method to evaluate the functionality of the trigeminal nerve. Journal of oral and maxillofacial surgery : official journal of the American Association of Oral and Maxillofacial Surgeons 2007;65(11):2254-9.

Creugers NHJ, Kayser AF, van's Hof MA. Meta-analysis of durability data on conventional fixed bridges. Community Dent Oral Epidemiol 1994;22:448-452.

Eliav E, Gracely RH, Nahlieli O, Benoliel R. Quantitative sensory testing in trigeminal nerve damage assessment. J Orofac Pain 2004;18(4):339-44.

Fikackova H, Ekberg E. Can infrared thermography be a diagnostic tool for arthralgia of the temporomandibular joint? Oral surgery, oral medicine, oral pathology, oral radiology, and endodontics 2004;98(6):643-50.

McBride ED. Disability evaluation and principles of treatment of compensable injuries. 1936 초판, 1963년 6판.

Pjetrusson BE, Tan K, Lang NP, Bragger U, Egger M, Zwahlen M. A systematic review of the survival and complication rates of fixed partial dentures (FDPs) after an observation period of at least 5 years. I. Implant-supported FDPs. Clin Oral Implants Res. 2004;15:625-642.

Sang CN, Max MB, Gracely RH. Stability and reliability of detection thresholds for human A-Beta and A-delta sensory afferents determined by cutaneous electrical stimulation. J Pain Symptom Manage 2003;25(1):64-73.

Scurria MS, Bader JD, Shugars DA. Meta-analysis of fixed partial denture survival: Prostheses and abutments. J Prosthet Dent 1998;79:459-464.

Survey of drug usage in dental practice, 1969. II. Narcotics registry; courses taken relating to drug therapy; professional society meetings attended. Bureau of Economic Research and Statistics. J Am Dent Assoc 1970;81(6):1402-1404.

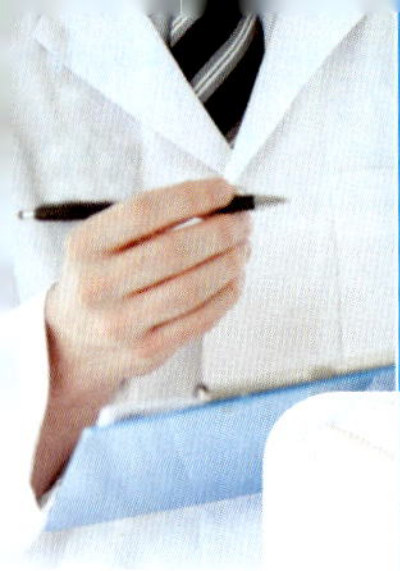

찾아보기

저자 약력(가나다순)

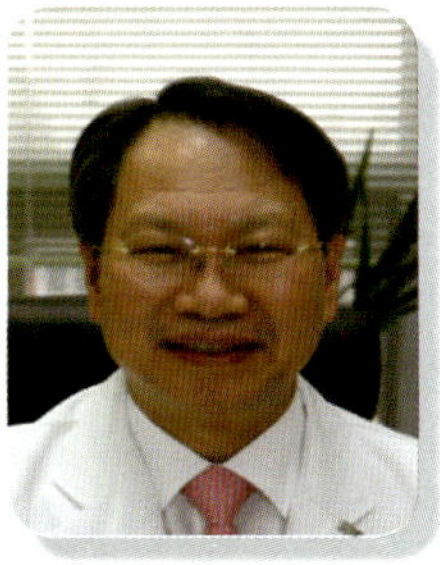

김명래

1973 서울대학교 치과대학 졸업
1973-76 연세대학교 치과대학 구강외과 수료
1979 연세대학교 치의학 박사
1978 이화여자대학교 부속병원 치과 과장
1981 이화여자대학교 의과대학 조교수
1983 일본 Tokyo 치과대학
1985 미국 Univ. of Michigan 방문교수
1988 미국 Univ. of Florida post-Doc Fellow
1989 미국 Harvard Univ., MGH clinical fellow
1995 덴마크 Royal College, 독일 Wurzburg Univ. 방문교수
1984-2004 대한구강악안면외과학회 총무, 학술, 국제, 재무, 공보, 기획, 전문의 간사, 감사
2000 대한악안면성형재건외과학회장
2002 대한구강악안면임플란트학회장
2003 이화여자대학교 임상치의학대학원장, 임상치의학대학원교육협의회장
현재 이화여자대학교 의학전문대학원 교수, 임상치의학대학원 겸임교수

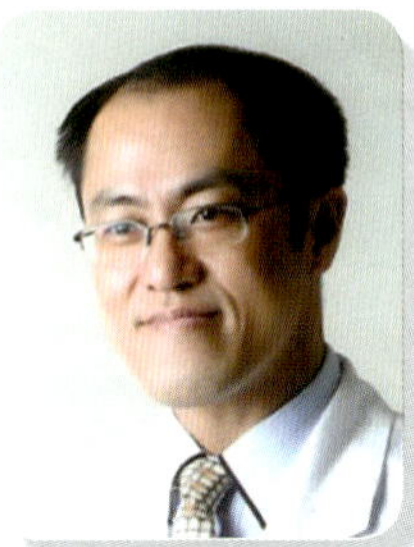

김영균

1986 서울대학교 치과대학 졸업
1986-89 서울대학교병원 치과진료부 구강악안면외과 전공의
1987-94 서울대학교 대학원 치의학 석사 및 박사
1989-92 육군 치과군의관 복무
1992-97 조선대학교 치과대학 전임강사 및 조교수
1998-2003 대진의료재단 분당제생병원 치과 구강악안면외과장
2003-12 분당서울대학교병원 치과 과장 겸 부교수
2009-현재 서울대학교 치의학대학원 치의학과 기금부교수
논문: Development of a novel bone grafting material using autogenous teeth 외 440편
저서: 임프란트의 모든 것 Q & A로 배운다. Vol. 1, 2 외 51편

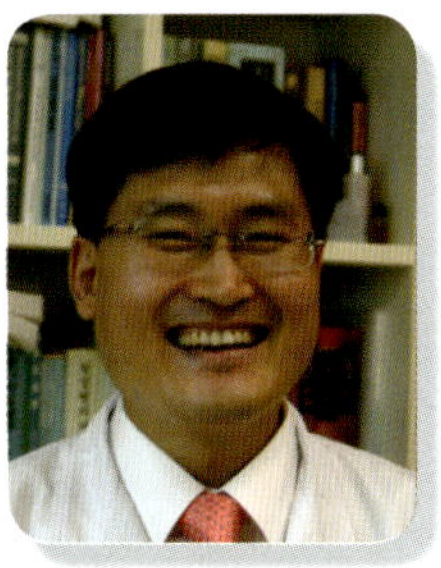

안종모

1990 조선대학교 치과대학 졸업
2001 연세대학교대학원 치의학 박사
2001-현재 조선대학교 치의학전문대학원 교수
2006-07 미국 네브라스카주립치과대학 방문교수
2012-현재 대한안면통증·구강내과학회 부회장
대한레이저치의학회 부회장
조선대학교 치과병원 병원장

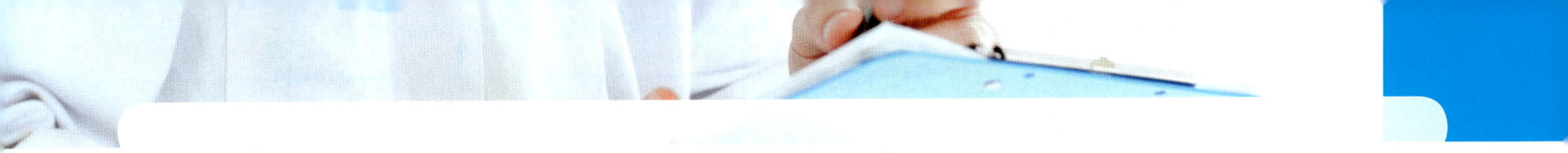

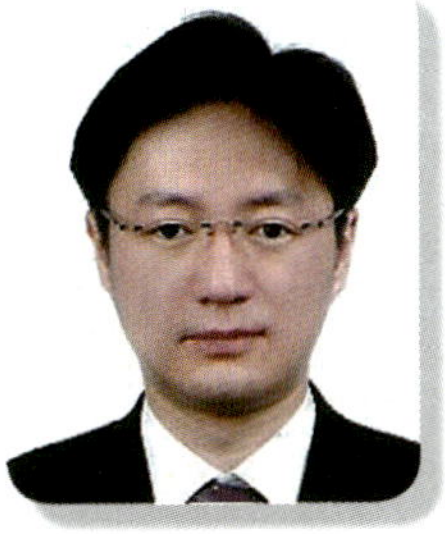

양승욱

1989 서울반포고등학교 졸업
1995 서울대학교 치과대학 졸업
2004 사법연수원 수료(33기)
현재 한국의료분쟁조정중재원 비상임감정위원
대한치과의사협회 고문변호사
대한치과의사협회 의료광고심의위원회 위원
양승욱법률사무소 변호사

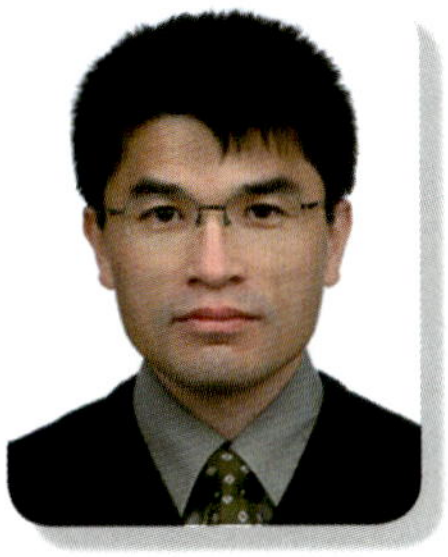

윤필영

1995 서울대학교 치과대학 졸업
1998 서울대학교대학원 치의학과 석사
2005 서울대학교대학원 치의학과 박사
2002-03 서울대학교병원 구강악안면외과 임상강사
2003-05 분당서울대학교병원 치과 임상강사
2005 분당서울대학교병원 치과 촉탁조교수
2005-11 분당서울대학교병원 치과 임상조교수
2011-현재 분당서울대학교병원 치과 임상부교수
2012-현재 분당서울대학교병원 치과 과장

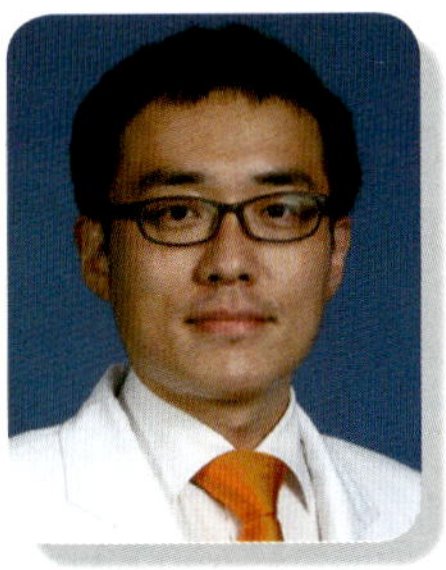

최용훈

2001 경북대학교 치과대학 졸업
2001-04 경북대학교 치과병원 보존과 전공의
2004 서울대학교 치과대학 치과보존학교실 석사
2004-07 육군 치과군의관 복무
2012 서울대학교 치과대학 치과보존학교실 박사
2008-현재 분당서울대학교병원 치과 보존과 조교수
대한치과보존학회 정회원
미국근관치료학회 정회원
자연치아 아끼기 운동 이사
논문: 의도적 재식술을 위한 비외상성 안전발치법 등
저서: 치아를 이용한 다양한 이식술(2011)

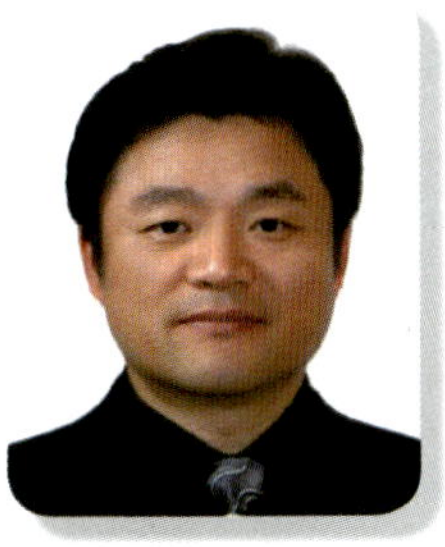

한성희

서울대학교 치과대학 졸업
서울대학교 치과대학원 구강악안면외과 석사 및 박사
서울대학교 치과대학병원 구강악안면외과 전공의 수료
서울대학교 치과대학 구강악안면외과 겸임교수
한림대학교 의과대학병원치과 외래교수
카톨릭대학교 의과대학병원 치과 외래교수
전 대한치과의사협회 회원고충처리위원회위원장
전 경기도치과의사협회 부회장
전 대한스포츠치의학회 부회장
현재 대한치과의사협회 의료분쟁조정위원회 조정위원
대한구강악안면외과학회 의료사고대책위원회 위원장
서울대학교 치과대학 총동창회 부회장

치과의사를 위한

의료문서 작성법

발행일　2013년 3월 10일
저　자　김 명 래 외
발행인　최 용 원
편　집　하 재 철
표　지　하 재 철
발행처　**대한나래출판사**
등　록　제2012-000051호(1994. 12. 14)

주　소　서울특별시 성동구 성수2로 147 (성수동2가 289-319번지)
아이에스비즈타워 903호
전　화　(02) 922-7080
팩　스　(02) 922-0841
이메일　dhpub@chol.com

ISBN 978-89-5741-275-6　　정가 80,000원